PROF. DR. MED. OLAF ADAM | DR. YVONNE BRAUN

DIE ZUCKER-
FETT-FALLE

Wie Sie den
größten **Dickmacher**
besiegen

ESSEN, WIE ES ZU MIR PASST 6

SO ENTKOMMEN SIE DER ZUCKER-FETT-FALLE! 58

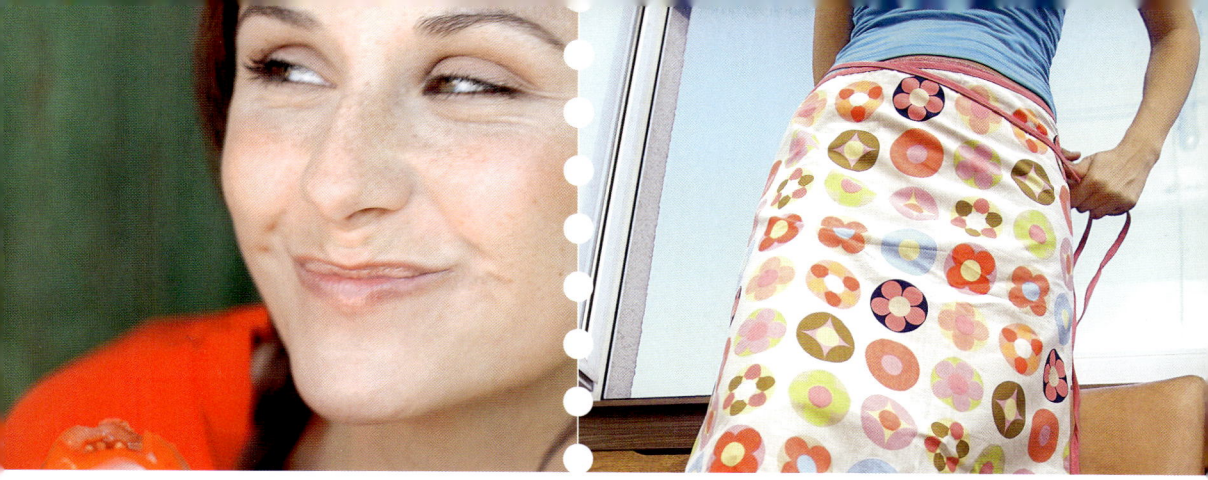

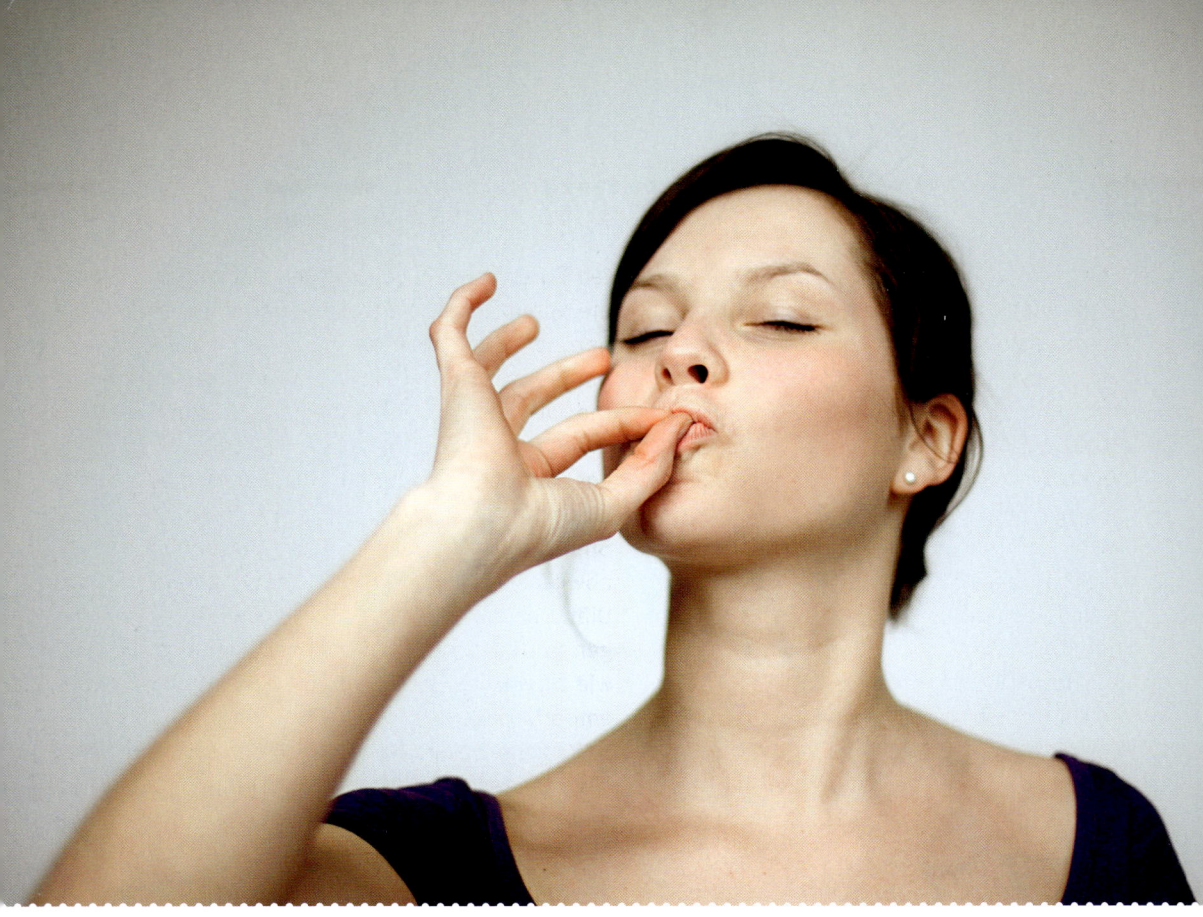

Liebe Leserinnen und Leser,

als Kind war ich zwar ein guter Turner, aber leider deutlich übergewichtig. Deshalb musste ich oft Hänseleien von meinen Mitschülern erdulden. An diese Leidenszeit kann ich mich nur zu gut erinnern. Auch meine beiden Schwestern und meine Großmutter litten unter Übergewicht. Heute hat sich das glücklicherweise alles geändert. Meinen Schwestern und mir ist es gelungen, mit einer Methode, die auf dem Wissen um die Stoffwechselvorgänge im Körper beruht, unser Körpergewicht zu normalisieren. Alle mit dem Übergewicht verbundenen Nachteile gehören so der Vergangenheit an. Zudem beschäftige ich mich als Ernährungswissenschaftler seit vielen Jahren mit Strategien, wie man genussvoll essen und dabei schlank bleiben kann.

Ich freue mich, Ihnen in diesem Ratgeber eine erfolgreiche und im Alltag leicht umsetzbare Ernährungsweise zu präsentieren, mit der Sie dauerhaft Ihr Wunschgewicht erreichen und es auch problemlos halten können: die Zucker-Fett-Trennkost. Diese an der Ludwig-Maximilians-Universität in München wissenschaftlich überprüfte Methode bietet Ihnen (und Ihrer Familie) die Möglichkeit, sich abwechslungsreich, gesund und jederzeit gut versorgt mit allen wichtigen Nährstoffen zu ernähren – und das ganz ohne Kalorien- oder Fettpunktezählen.

Vor allem wünsche ich mir, dass Sie Ihre Mahlzeiten wieder genießen können und das Essen nicht mehr als Belohnung oder zur Stressbewältigung einsetzen müssen. Denn so tappen Sie allzu schnell in die gefährliche Zucker-Fett-Falle. Und die ist gnadenlos. Wenn Sie hineingeraten sind, nehmen Sie zwangsläufig zu. Tatsächlich ist Stress ein wichtiger Faktor, der wesentlich zum Übergewicht beiträgt. Die unter Stress vom Körper gebildeten Stresshormone machen nicht nur hungrig, sobald der Stress nachlässt. Viel schlimmer ist, dass sie uns auf Dauer krank machen durch das Zuviel an Energie, das wir infolgedessen aufnehmen und dann auf den Hüften oder am Bauch mit uns herumtragen. Ein Freund sagte mir in diesem Zusammenhang einmal »Wir brauchen nicht mehr Sterne-Köche, die noch mehr leckere Rezepte erfinden. Was wir brauchen, sind Menschen, die ihr Essen wirklich genießen.« Uns ist in der Hektik des Alltags dieser Genuss abhanden gekommen. Dabei bedeutet Genuss immer auch Entspannung – und dieses angenehme Gefühl sorgt dafür, dass wir uns beim Essen nicht überessen.

Sie werden in diesem Buch nicht erfahren, wie viele Kalorien Sie täglich zu sich nehmen sollen. Allein durch die Strukturierung Ihrer Mahlzeiten im Rahmen der Zucker-Fett-Trennkost, die sich am Biorhythmus des Stoffwechsels und an den echten Bedürfnissen unseres Körpers orientiert, werden Sie langsam, aber sicher abnehmen! Das Prinzip ist denkbar einfach: Morgens und mittags gibt es fettarme, aber kohlenhydratreiche Mahlzeiten (Low Fat). Abends essen Sie kohlenhydratarm (Low Carb). In dieser Trennkost sind erstmals die Vorzüge von zwei etablierten Ernährungsweisen zur Gewichtsabnahme vereint. Ihre Nachteile – bei einer reinen Low-Fat-Diät muss man auf die Fettpunkte achten, bei einer reinen Low-Carb-Diät mühsam die Kohlenhydrate in Gramm berechnen – sind in der Zucker-Fett-Trennkost aufgehoben. Der unschlagbare Vorteil dieser revolutionären Ernährungsform: Ihr Speiseplan gestaltet sich wesentlich abwechslungsreicher als bei jeder anderen Diät, und am Ende jedes Tages sind Sie mit genau den richtigen Nährstoffen versorgt, wie sie von den Gesellschaften für Ernährung empfohlen werden.

Wir zeigen Ihnen auf den nächsten Seiten, wie der menschliche Stoffwechsel funktioniert und warum wir bei unserer modernen Lebensweise so leicht zunehmen und nur schwer abnehmen. Ferner stellen wir Ihnen Möglichkeiten vor, wie Sie neue Gewohnheiten entwickeln und sich einen aktiveren, positiven Lebensstil aneignen, bei dem die Entspannung und auch der gesunde Schlaf eine wesentliche Rolle spielen. Nicht zuletzt ist es uns ein besonderes Anliegen, Ihnen zu zeigen, wie Sie, ausgerüstet mit Tipps zum richtigen Einkaufen und Vorrathalten, den – leider allzu oft zucker- und fetthaltigen – Verführungen der Lebensmittelindustrie und der Werbung entgehen. Abgerundet wird dieser Ratgeber durch eine Vielzahl von feinen Rezepten, die, schnell und einfach zubereitet, absolut alltags- und bürotauglich sind.

Viel Spaß am Essen und Freude an Ihrem neuen Wohlfühlgewicht wünschen

Prof. Dr. med. Olaf Adam
Dr. Yvonne Braun

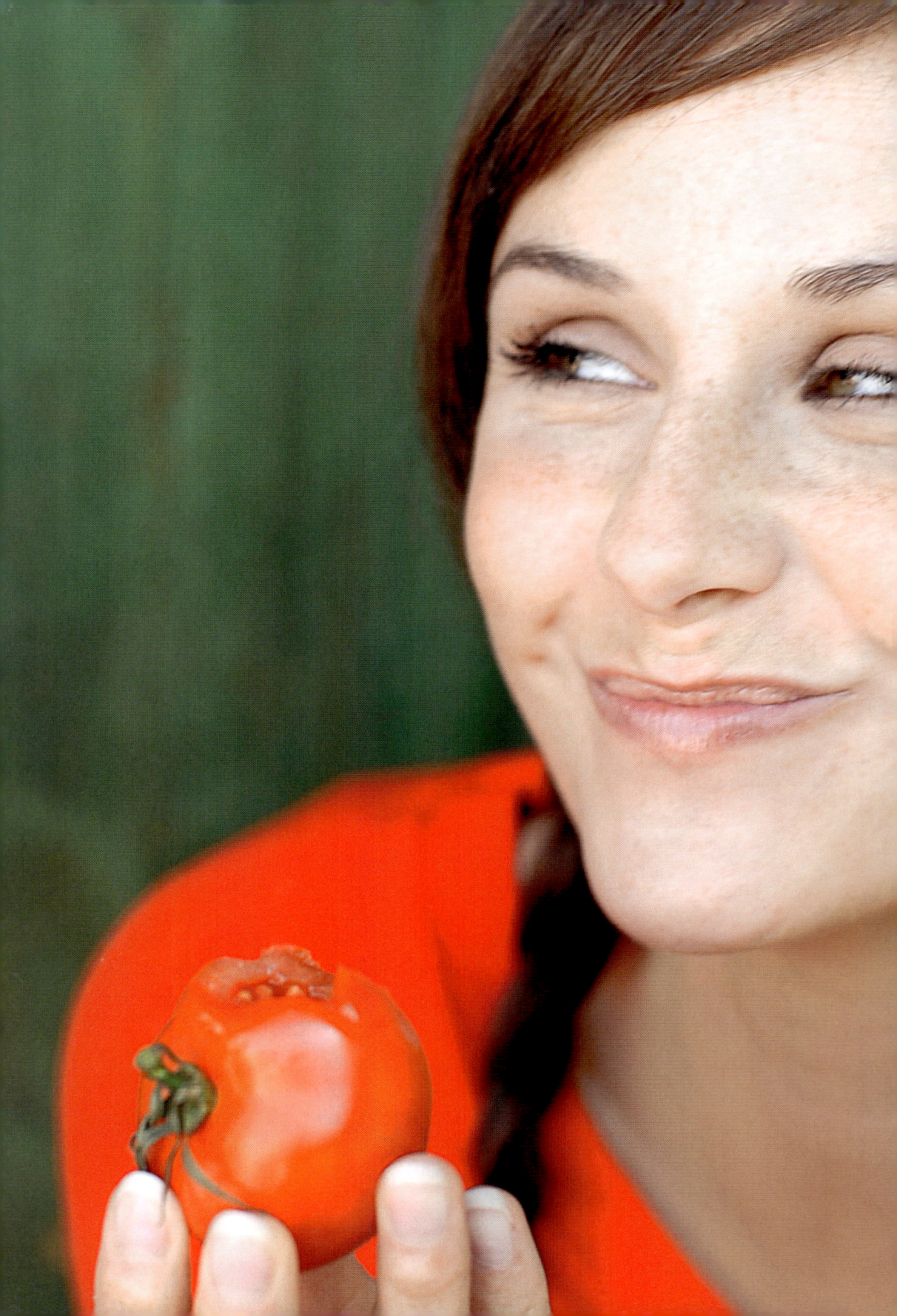

Essen, wie es zu mir passt

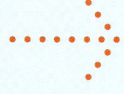 Wir nehmen eher zu als ab. Und das, obwohl wir uns nichts mehr wünschen, als endlich richtig und gut zu essen.

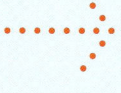 Unser Stoffwechsel tickt noch so wie der unserer Ururahnen. Und wie sie lieben wir Zucker und Fett. Ein echtes Problem im modernen Ernährungs-Schlaraffenland.

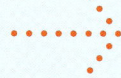 Für gesundes Abnehmen brauchen wir ein wenig Zeit, guten Willen, leckere Zutaten und morgens und mittags Low-Fat und abends Low-Carb.

KAPITEL 1

Alles Wichtige auf einen Blick

⋯⋮ Warum zunehmen leichter ist als abnehmen

siehe Seite **11**

Der Kampf gegen die Pfunde wird für immer mehr Menschen zum Alltagsthema oder -problem. Studien zeigen, dass wir alle nur eines wollen: uns anders ernähren, als wir es derzeit tun. Denn unsere Ernährung ist häufig zu süß, zu fett und zu viel und sorgt für ungeliebte Veränderungen der Figur und des Wohlbefindens. Tatsächlich scheint die Sache mit dem Essen heutzutage im Wunderland der Lebensmittelvielfalt eine wesentlich komplexere Angelegenheit zu sein als bisher angenommen. Diäten im klassischen Sinn haben ausgedient. Worauf es wirklich ankommt, ist eine vielseitige, stoffwechselgerechte Ernährungsweise, die zur guten Gewohnheit wird.

⋯⋮ Stoffwechselgerecht essen siehe Seite 17

Der menschliche Stoffwechsel hat sich – im Gegensatz zum menschlichen Gehirn – seit der Altsteinzeit nicht wesentlich verändert.
Der menschliche Körper:
› Kann unermesslich viel Fett für Notzeiten speichern
› Liebt die Geschmacksrichtungen »süß« und »fett«
Das suggeriert ihm seit alters her einen Überlebensvorteil.
Um reibungslos zu funktionieren und gesund zu bleiben, braucht der Körper:
› eine ganz bestimmte Zusammensetzung der Nahrung
› regelmäßige Bewegung

⋯⋰ Der richtige Zucker siehe Seite 29

Zucker ist der Lieblingsbrennstoff unseres Körpers und vor allem unseres Gehirns. Sobald die Reserven zur Neige gehen, gerät das Gehirn in Panik und entwickelt schnell Heißhunger auf Schokolade, Gummibärchen, Wurstbrot & Co. Dabei nehmen wir, ohne es zu wollen, oft zu viel des Guten zu uns. Der Trick: Versorgen Sie Ihren Körper ausreichend und regelmäßig mit gesundem Zucker. Den gibt es tatsächlich, denn Kohlenhydrate sind nicht gleich Kohlenhydrate. Sie unterscheiden sich in ihrem Aufbau und damit auch in ihrer Wirkung auf den Blutzuckerspiegel. Verzichten Sie weitgehend auf Haushaltszucker und Fruktose. Setzen Sie auf Zucker, der den Blutzuckerspiegel nur langsam ansteigen lässt und lange Zeit stabil hält. Auf der sicheren Seite sind Sie mit vielen Obstsorten, Gemüse und Vollkornprodukten. So bremsen Sie den gefährlichen Süßhunger geschickt aus.

⋯⋰ Die richtigen Fette siehe Seite 40

Fett ist ein lebensnotwendiger Bestandteil unserer Nahrung und ein fantastischer Energiespeicher, der das Überleben in Notzeiten garantiert. Es gibt bei Fetten jedoch große Unterschiede. Am wichtigsten sind die im Fett enthaltenen Fettsäuren. Aber auch Vitamine und sekundäre Pflanzenstoffe in pflanzlichen Ölen sind bedeutsam. Gesättigte Fettsäuren aus tierischen Fetten (Butter, Schmalz, Wurst, fettes Fleisch) sollten weniger oft auf dem Speiseplan stehen. Ungesättigte Fettsäuren, wie etwa in Olivenöl, senken das ungünstige LDL-Cholesterin und dürfen häufiger verzehrt werden. Wichtig für die optimale Gesundheitsvorsorge sind die mehrfach ungesättigten Omega-3- und Omega-6-Fettsäuren aus Pflanzenölen (z. B. Distel-, Soja-, Raps- oder Leinöl) sowie fettreichem Seefisch. Zwei Fischmahlzeiten pro Woche sollten deshalb auf den Tisch kommen. Hochwertige Öle gehören in einer gesunden Küche zur Standardausstattung.

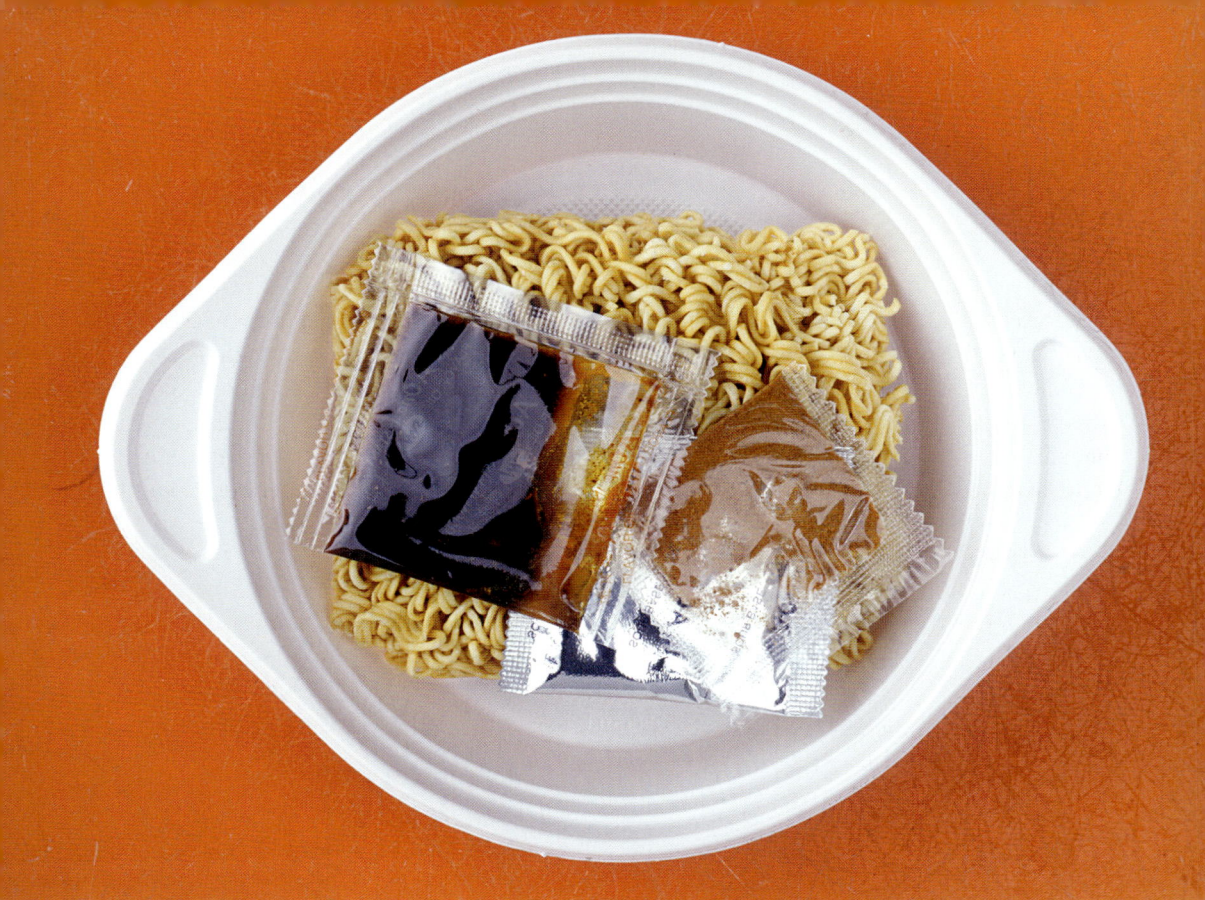

SIND WIR WIRKLICH, WAS WIR ESSEN?

ES IST NOCH GAR NICHT SO LANGE HER, da ging die Mutter vormittags, wenn ihre Lieben bei der Arbeit oder in der Schule waren, zum Milchmann, zur Gemüsefrau und zum Metzger. Sie kaufte ein, was im Angebot war, und kochte daraus ein Mittag- oder Abendessen. Saß die Familie dann zusammen am Tisch, wusste jeder, was er auf dem Teller hatte. Und anschließend erhob man sich satt und wohlgenährt, ohne auch nur einen Gedanken an Kalorien, Übergewicht und gefährliche Zivilisationskrankheiten zu verschwenden. Kein Mensch machte sich beim Essen Gedanken über Inhaltsstoffe, Zusatzstoffe mit E-Nummern oder Vitalstoffe und andere Zutaten, über die heute Ernährungswissenschaftler, Ärzte und Lebensmittelchemiker wortreich diskutieren.

Gut fünfzig Jahre ist es nun her, seit diese ruhigen Zeiten, in denen Essen und Trinken einfach noch den Magen zusammenhielten, ihr Ende fanden. Und natürlich gab es auch schon Ende der Sechzigerjahre des vorangegangenen Jahrhunderts Wirtschaftswunder-Wohlstandsbäuche, weil ein Übermaß an Zucker und Fett im Essen immer schon dick machte. Trotzdem war die Mehrheit der Erwachsenen damals noch das, was wir heute unter normalgewichtig verstehen. Dicke Kinder waren eine Seltenheit.

Nun nehmen aber seit einigen Jahren auf der ganzen Welt immer mehr Menschen zu, und zwar so, dass ihr Übergewicht sie sogar krank macht. Da stellt sich die Frage: Wie kam es in so kurzer Zeit dazu, dass nicht nur über die Hälfte der Deutschen zu viele Kilos auf die Waage bringen, sondern zugleich auch noch in Europa die Schwerstgewichte unter den Schwergewichtigen leben? Und warum sind hierzulande so viele Kinder und Jugendliche im Alter von drei bis 17 Jahren – ganze 1,9 Millionen – übergewichtig? (Quelle: Gesundheitsbericht des Robert-Koch-Instituts, 2007).

ESSEN HEUTE – EIN PROBLEM

Natürlich ist die massive Zunahme von Übergewicht in der Bevölkerung kein rein deutsches Problem. Es entwickelt sich so oder so ähnlich in vielen Industrienationen und mittlerweile auch in aufstrebenden Ländern. Die USA sind im weltweiten Vergleich trauriger Vorreiter. Ernährungswissenschaftler und -mediziner wissen, dass der Negativtrend viel damit zu tun hat, dass es für uns immer schwieriger und undurchsichtiger wird, eine aus gesundheitlicher (und figurtechnischer) Sicht günstige Ernährung von einer ungünstigen zu unterscheiden. Denn eine gesunde, ausgewogene Ernährungsweise kann bei einem gleichzeitig aktiven Lebensstil nie dick machen – sagen zumindest die Ernährungsmediziner. Doch die Lebensmittelindustrie macht es uns auch verdammt schwer, ungesunde Nahrungsmittel zu entlarven.

EPIDEMIE *ÜBERGEWICHT*

Übergewicht und Fettleibigkeit haben sich laut dem Präsidenten der EASO (European Association for the Study of Obesity), Jean-Michel Oppert, zu einer weltweiten Epidemie entwickelt und sind damit zu einer ernsthaften Belastung für das Gesundheitssystem geworden. Kostspielige und schwer zu behandelnde Krankheiten wie Typ-2-Diabetes sowie Herz-Kreislauf- und Tumorerkrankungen sind oft die Folgen. Dies hat nicht nur dramatische Auswirkungen für die Betroffenen. Auch die Wirtschaft bekommt die Last der überschüssigen Kilos zu spüren: Sechs Prozent der Ausgaben der Gesundheitssysteme in der EU gehen heute auf von Übergewicht verursachte Krankheiten zurück. In Deutschland sind das zwischen 10 und 20 Milliarden Euro. Energisch forderte die Weltgesundheitsorganisation (WHO) die Politik zum Handeln auf. Ihre Forderung lautet : Die Werbung für fett- und zuckerhaltige Nahrungsmittel solle eingeschränkt und die Menschheit sportlicher werden.

KEINE ZEIT FÜR EINE GESUNDE KÜCHE

Was ist schuld am Übergewicht? Verschiedene Faktoren spielen dabei eine Rolle: Für Kinder ist es nicht einfach, sich gesund zu ernähren, wenn dies zu Hause nicht gelebt wird. Deshalb wird diese Aufgabe heute häufig an Kindergärten und Schulen delegiert, in denen schon die Kleinen lernen, was gesund ist. Ernährungsführerscheine sollen dabei helfen, das Bewusstsein der Kinder für das richtige Essen und Trinken zu wecken. Nur sind die Kleinen daheim nicht für die Einkäufe zuständig ...

Die meisten von uns wissen, dass etwas mit ihrer Ernährung nicht ganz optimal läuft. Viele beklagen, dass sie sich keineswegs so ernähren, wie sie es eigentlich wollen. Jeder dritte Berufstätige kennt keine festen Essenszeiten mehr, jeder zweite kann nur an den Wochenenden vernünftig essen. Das liegt unter anderem am Alltagsstress und am ständigen Termindruck. Hinzu kommt, dass immer mehr Frauen, deren Platz früher traditionellerweise in der Küche und bei den Kindern war, heute arbeiten gehen und abends dann verständlicherweise keine Lust mehr haben, groß an den Töpfen zu zaubern.

Es gibt zwar relativ viele Männer, die gerne kochen und für die eine gesunde, raffinierte Küche zu einem trendigen Lebensstil gehört. Nur lässt der Berufsalltag nicht allzu viel Zeit dafür. Die übrigen Männer hingegen überlassen diesen wichtigen Job lieber ihrer Partnerin, die auch einmal ein Spiegelei mit Bratkartoffeln zaubert, oder der Mikrowelle, in der sich bequem die Dosenravioli erwärmen lassen. Und bei diesen Zucker-Fett-Kombinationen schlägt schnell die Zucker-Fett-Falle zu (siehe auch Seite 20 f.)!

DARF'S NOCH EIN BISSCHEN MEHR SEIN?

Im »Journal of the American Dietetic Association« zeigten Prithiva S. Chanmugam und Kollegen 2003, dass sich die Ernährungsgewohnheiten der Amerikaner im Untersuchungszeitraum zwischen 1989 und 1996 geändert hatten. Es wurden mehr Kalorien, insbesondere mehr Kohlenhydratkalorien (also Zucker), aber auch mehr Fettkalorien verzehrt. Außerdem: Die Essensportionen für alle üblichen Lebensmittel vergrößerten sich – mit Ausnahme der Pizza. Diese Entwicklung macht sich auch in den EU-Ländern bemerkbar: In vielen Restaurants gibt es sehr viel zu essen, und das zu unfassbar günstigen Preisen. Da holt man sich doch gerne noch eine zweite Portion.

(GEM)EINSAME MAHLZEITEN

Als weiterer ernst zu nehmender Faktor für die abnehmende Lust am Kochen und den zunehmenden Verzehr von zucker- und fetthaltigen Speisen in unseren Küchen gilt die steigende Anzahl von Single- und Zwei-Personen-Haushalten. Hier wird nicht mehr regelmäßig gekocht. Stattdessen greift man zu Zucker-Fett-Kombinationen: morgens zum Croissant, mittags zur Pizza oder zum Burger und abends zur schnellen Brotzeit mit Wurst und Käse. Zwischendurch gibt es zucker- und fettreiche Snacks, wie Cola oder Schokoriegel, mit deren Unterstützung das Fett sicher auf den Hüften verbleibt.

Auch die wachsende Mobilität, die heute von vielen Berufstätigen verlangt wird, und wachsender Stress im Berufsalltag sorgen für ungünstige Ernährungsweisen. Dabei messen die meisten Menschen einer gesunden Ernährung, die nicht dick macht, eine große bis sehr große Rolle in ihrem Leben bei. Für viele bedeutet ausgewogene Ernährung sogar ein wichtiges Stück Lebensqualität. Trotzdem gab jeder fünfte Befragte der Nestlé-Studie an, öfter zwischendurch zu essen, ohne Hunger zu haben, und dann auch noch meist zu viel des Guten.

Was die Befragung ebenfalls deutlich macht: Das Wissen um Ernährung hat zugenommen. Nur: Wie bekommen wir das so einfach hin, gesund, genussreich und maßvoll zu essen und zu trinken? In einem stressigen Alltag mit Fehlinformationen durch die Werbung? Ein schier unmögliches Unterfangen, aufwendig zu kochen. Schließlich soll das Kochen schnell gehen und bequem sein und das Ergebnis gut schmecken. Leider schlägt gerade bei dem so verständlichen Wunsch nach schnell und bequem eine Falle zu.

VORSICHT, FALLE: ZU SÜSS UND ZU FETT

Wenn es schnell gehen soll, kommen meist Zucker und Fett zusammen auf den Teller. Das befriedigt die Gelüste unseres Steinzeitprogramms, die tückischen Folgen inklusive. So werden wir schnell dick, auch wenn wir gar nicht viel davon verzehren! Zudem sorgt eine kleine Portion Lasagne in Kombination mit einer kalorienreduzierten Light-Cola nur für ein ganz kurzes Sättigungsgefühl und kurz darauf für schnellen Appetit. Am besten auf etwas Süßes ... (siehe Seite 49 ff.).

Um es kurz zu fassen: Unser Stoffwechsel ist – in unserer Umwelt – für die Kombination aus Zucker (Kohlenhydraten) und Fett einfach nicht gemacht (siehe Seite 16 ff.). Trotzdem tappen wir – ohne es zu wissen und vor allem zu wollen – zu oft in die Falle. Denn Zucker und Fette lassen sich gut in Nahrungsmitteln verstecken, ohne dass wir sie bemerken (s. Seite 14). In diesem Buch zeigen wir Ihnen, wie Sie Zucker- und Fettfallen ganz schnell entlarven und dank der fix zubereiteten, leckeren Schlankrezepte ab Seite 125 nie mehr zunehmen! Noch besser: Wenn Sie Ihren Lebensstil ein bisschen umstellen, also maßvoll aktiv werden und auch konsequent darauf achten, Entspannungsphasen einzuhalten, dann nehmen Sie langsam, aber sicher und mit Genuss ab und halten auch dauerhaft Ihr Gewicht.

Erschwerend zur ständig lauernden Zucker-Fett-Falle kommt hinzu, dass wir uns im Alltag meistens zu wenig bewegen, dafür aber zu viel Zeit im Auto, vor dem Computer oder dem Fernseher verbringen und deshalb weniger Kalorien verbrennen, als wir aufnehmen.

Stress, Termindruck und der Wunsch nach schnell zubereiteten, leckeren Mahlzeiten lassen uns ständig in die Zucker-Fett-Falle tappen. Damit ist jetzt Schluss!

ESSEN GEGEN DEN STRESS

Die meisten Menschen, egal ob berufstätig oder Mutter und Hausfrau, haben in irgendeiner Form Stress, gegen den sich nicht viel machen lässt. Denn Stress durch Zeitdruck und ein Übermaß an zu erledigenden Aufgaben, gesteigert durch fehlende Entspannungsphasen, gehört zum modernen Alltag wie die Mammutjagd zu dem unserer Ururahnen. Da hilft offenbar nur eines: futtern.

Und noch nie gab es ein so reichliches Angebot an Leckereien, die reich an dick machendem Zucker und Fett sind. Bunt bestückte Supermarktregale, prall gefüllte Tiefkühlboxen und günstige Großpackungen sind das Schlaraffenland des modernen Menschen. Was das Herz begehrt, und meist noch viel mehr, landet im Einkaufskorb, später auf dem Tisch und dann auf unseren Hüften. Fett und Zucker, versteckt im Wurst- oder Käsebrot, der Butterbrezel und der Pasta, im Croissant, trockenen Keksen, in vielen Fertigprodukten sowie in Süßigkeiten, Schokolade oder Speiseeis, sorgen dafür, dass sich unsere Fettzellen immer weiter aufplustern und geradezu süchtig nach mehr verlangen (siehe hierzu auch Seite 79).

WARUM WIR SÜSSES UND FETTES SO GERNE MÖGEN

Tatsächlich gilt die Zucker-Fett-Falle als das Hauptübel für die Entwicklung von ungünstigen Essgewohnheiten (z. B. Süßigkeiten snacken), Heißhungerattacken, Stressessen und infolgedessen von Übergewicht und schwer behandelbaren Stoffwechselbeschwerden. Wir wissen heute, dass der Mensch seit Urzeiten die Kombination von süß und fett unwiderstehlich findet.

Denn diese Geschmacksrichtung bzw. die Kalorienspeicherung, die dahintersteckt, sorgte dafür, dass die Energiespeicher lange gefüllt blieben und auch wochenlange Hungerperioden überstanden werden konnten. Nur kommt Letzteres bei Menschen, die in der westlichen Welt leben, kaum noch vor. Stattdessen lauern Lebensmittel mit einem hohen Zucker- und Fettgehalt in jedem Supermarktregal, in jeder Kantine und an jeder Tankstelle.

SÜSS = SICHER

Schon Babys lieben Süßes. Da der Hör- und Sehsinn eines Säuglings im ersten Lebensjahr noch nicht ausgereift sind, hat die Natur vorgesorgt. Schmecken, Riechen und Fühlen ersetzen die anderen Sensoren. Das erste Geschmackserlebnis der Winzlinge ist auf jeden Fall süß: die Muttermilch (oder Ersatzmilch aus dem Fläschchen – der Fettanteil von beiden beträgt 3,5 Prozent). So ist der Geschmack »süß« von Anfang an verbunden mit dem guten Gefühl von Schutz und Geborgenheit. Der Ernährungspsychologe Professor Dr. Volker Pudel nennt den süßen Geschmack daher den »Sicherheitsgeschmack der Evolution«. Bestätigt wurde dies in Versuchen: Je süßer ein Getränk, desto mehr wurde vom Säugling danach verlangt. Ein ähnliches Verhaltensmuster haben die Erwachsenen. Nach dem Essen rundet das süße fettreiche Dessert das kulinarische Erlebnis ab.

AB JETZT HEISST DIE DEVISE: UMDENKEN UND SCHLANK WERDEN

Um der Zucker-Fett-Falle zu entkommen, heißt es also umdenken. Vergessen Sie alles, was Sie bisher über Diäten und angeblich gesunde Abnehmstrategien gehört haben. Denn nein, wir wollen keineswegs das sein, was wir essen! Wir tragen aber ein schweres Erbe mit uns herum, in Form eines altertümlichen Stoffwechsels, der nicht an das von einer boomenden Lebensmittelindustrie auf den Markt geworfene Überangebot von unzähligen fett- und zuckerreichen Getränken und Nahrungsmitteln angepasst ist.

Holen Sie Ihren Partner und Ihre Familie mit ins Boot. Sie werden sehr schnell sehen, dass jeder – ob groß, ob klein, ob dicker oder dünner – von der Ernährungsumstellung auf die Zucker-Fett-Trennkost profitieren wird. Denn hier geht es nicht nur um das Vermeiden von Fehlern, die sich schnell auf den Hüften breitmachen. Hier geht es auch um ein gesünderes, besseres, qualitativ hochwertiges Essen, das gemeinsam genossen einfach noch mehr Freude macht.

Wie Sie mit dem entsprechenden Knowhow nicht mehr in die tückische Ernährungsfalle tappen, von heute an einfach besser essen und Ihr Wunschgewicht erreichen und auch halten, und wie Sie und Ihre Familie einen gesunden Lebensstil pflegen können, zeigen wir Ihnen auf den nächsten Seiten.

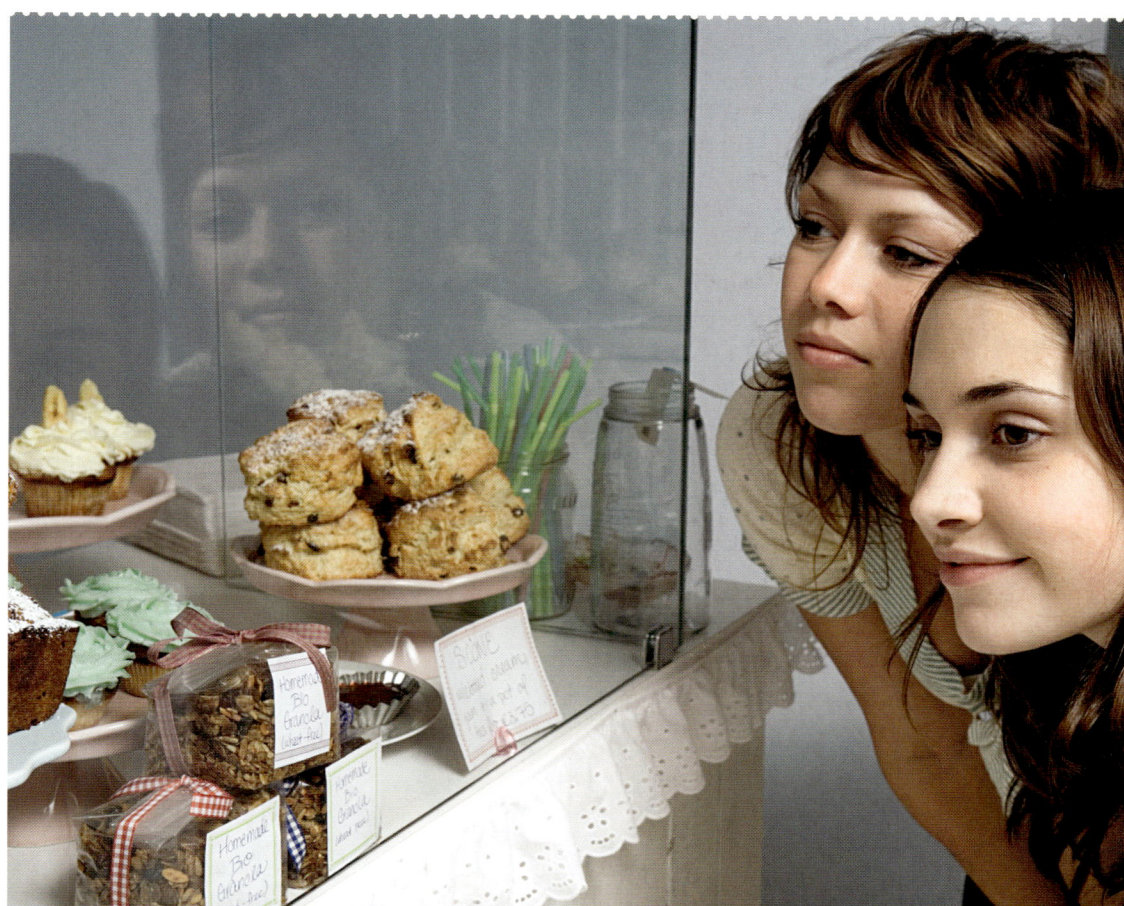

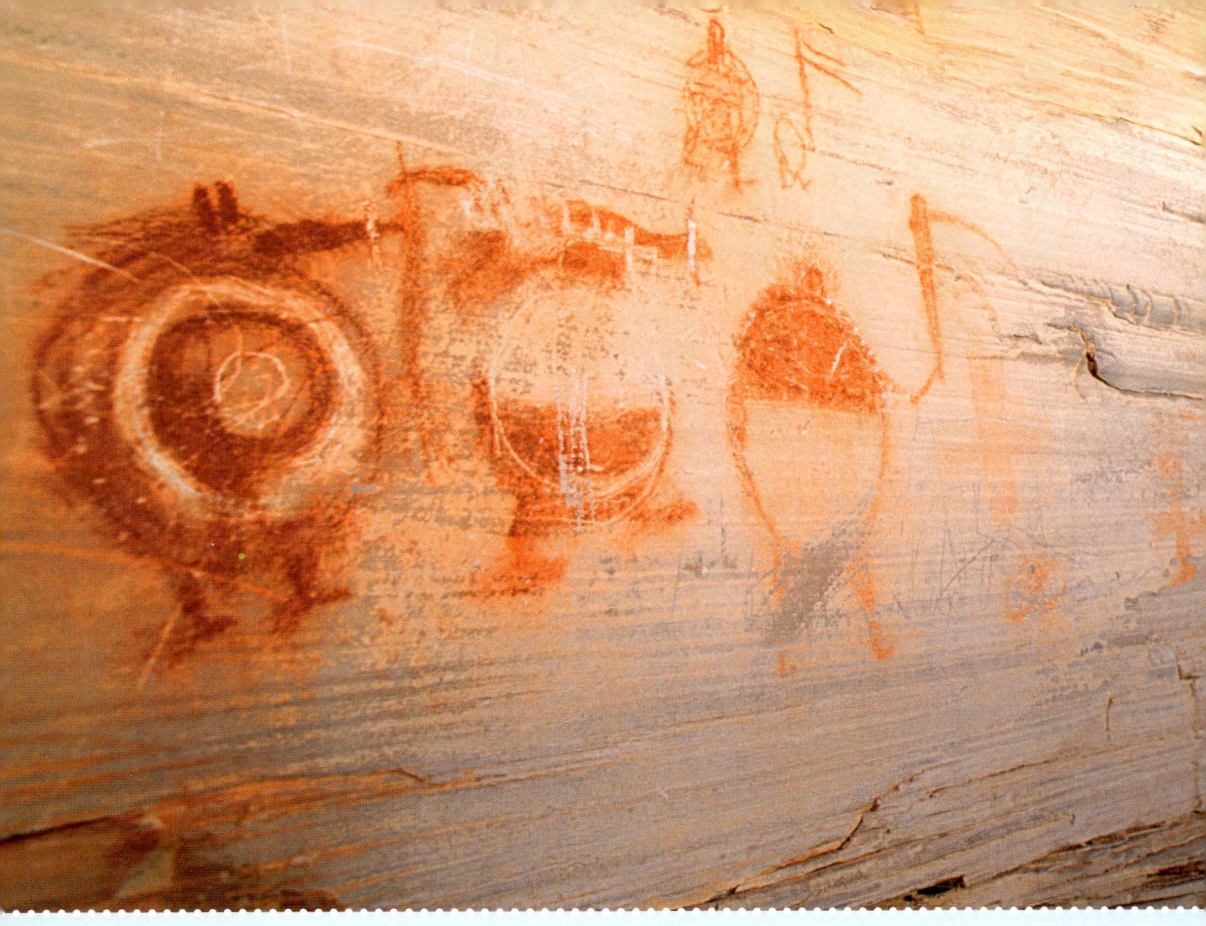

UNSER ERBE
AUS DER STEINZEIT

LANGFRISTIG EIN GESUNDES GEWICHT zu erreichen, es zu halten und den Folgeerscheinungen von Übergewicht – den sogenannten Zivilisationserkrankungen – erfolgreich vorzubeugen oder den Verlauf einer bestehenden Erkrankung positiv zu beeinflussen, ist erklärtes Ziel vieler Menschen. Dabei ist eines von entscheidender Bedeutung: Wir sollten uns vergegenwärtigen, dass kein Mensch in unserem Kulturkreis biologisch für unsere moderne bewegungsarme und zucker- bzw. fettreiche Lebensweise geschaffen ist. So gab es nach dem Zweiten Weltkrieg in Deutschland so gut wie keinen Diabetes Typ 2, heute leiden 6 bis 8 Millionen Deutsche daran. Unser Genpool hat sich in dieser kurzen Zeit nicht verändert, wohl aber die Lebensbedingungen, denen wir ausgesetzt sind.

Knapp 10 000 Jahre sind seit der Altsteinzeit vergangen. Aber auch wenn sich unser Gehirn in dieser im Rahmen der Menschheitsentwicklung sehr kurzen Zeit vergrößert hat und uns so zum Homo sapiens (lateinisch »weiser Mensch«) werden ließ – für die notwendigen Stoffwechselanpassungen des Menschen an den modernen bewegungsarmen und übersättigten Lebensstil war die Zeit viel zu kurz. Aus evolutionärer Sicht sind wir nach wie vor dafür gemacht, pro Tag 10 bis 20 Kilometer zu gehen und zu laufen und nur hin und wieder – wenn es etwas Besonderes sein soll – etwas Fettes und Süßes zu essen. Biologisch betrachtet ist unser moderner Lebensstil, in den wir hineingeboren wurden und den wir nur deshalb als »normal« erleben, also alles andere als normal.

ALLESESSER MENSCH

Der Alltag unserer Vorfahren war nur von einer Tätigkeit bestimmt: der ständigen Suche nach Nahrung für sich und ihre Sippe. Die Versorgung mit Fleisch (tierisches Eiweiß und Fette, auch enthalten in Vögeln und Fischen) wurde durch den Jagderfolg bestimmt. Nüsse, Wurzeln, Früchte und Kräuter und noch später Getreide (Kohlenhydrate und pflanzliche Öle) gab es nur zu bestimmten Jahreszeiten. Die zucker- und fetthaltigen Nüsse fanden Steinzeitmenschen nur vor dem Winter und der nun folgenden Hungerperiode. Heute machen wir uns keine Vorstellung davon, dass diese Lebensumstände bis ins Industriezeitalter hinein Normalität waren. Wenn auch die Jagd nicht länger den Alltag prägte, das Nahrungsangebot blieb begrenzt. Erst die Verfügbarkeit von Kohle und Maschinen im Zuge der industriellen Revolution erlaubte es,

seit etwa 1900 Zucker und Fett in größeren Mengen herzustellen, sodass breite Bevölkerungsschichten damit versorgt werden konnten. Noch 1929 priesen Ärzte die nährenden Eigenschaften des Zuckers. Der allgemeine Fettverzehr begann mit der Erfindung der Margarine im Jahr 1920 zu steigen. Ständig steht uns die Kombination von Fett und Kohlenhydraten erst seit etwa 1960 zur Verfügung – nach dem Einzug des Kühlschranks in die Haushalte.

Von der Steinzeit bis zum Beginn des 20. Jahrhunderts gab es die Kombination von zucker- und fettreichen Lebensmitteln nur ausnahmsweise. Die Jäger und Sammler lebten entweder von fettarmem Fleisch (»Low-Carb«) oder pflanzlicher Kost aus Wurzeln, Pilzen, Früchten und Kräutern (»Low-Fat«).

DEVISE: FETT SPAREN FÜR NOTZEITEN

Essen, Bewegung, Hunger und wieder Essen bestimmten beim Menschen in der Steinzeit den Stoffwechselrhythmus dieses Allesessers. Die besten Überlebenschancen hatte dabei derjenige Viel- und Schnell(fr)esser, der sich gleich nach der Mahlzeit zur Ruhe begab und die verzehrte Nahrung so am besten speichern konnte. Ausreichend große Fettdepots sorgten auch in Zeiten des Mangels für eine ausreichende Versorgung mit Energie. Wer also am besten speichern konnte, lebte am längsten. Und je mehr, desto besser. Deshalb hat unser Gehirn auch keine Sensoren für »zu viel Fett« oder »zu viel Kohlenhydrate« entwickelt. Wohl aber für »zu wenig«. Kohlenhydrate kann der Körper übrigens kaum speichern. Dafür sorgen sie im Gegenzug dafür, dass jedes gleichzeitig verzehrte Quäntchen Fett sofort in die Depots wandert – für die nächste Hungerperiode. Der Hunger plagt den modernen Menschen genauso wie seinen Vorfahren. Nach dem Stress eines Kampfes war der Steinzeitmensch besonders hungrig – die verbrauchte Energie sollte so schnell wie möglich – am besten mit einem kleinen Überschuss für den nächsten Kampf – wieder zur Verfügung stehen.

Die Verbindung von Stress und Hunger besteht bis heute, nur erleben wir Stress nicht mehr zusammen mit körperlichen Extremleistungen. Im Gegenteil: Wir verbrauchen bei unserem Alltagsstress gar keine oder kaum Energie. Deshalb werden die unter Stress verzehrten Energieüberschüsse in die Fettzellen geschleust. Diese lebensnotwendigen Reserven boten in Urzeiten einen echten Überlebensvorteil, weshalb sie fest in unseren Erbanlagen verankert wurden und uns bis heute dazu veranlassen, süß und fett zu bevorzugen, uns den Teller am Büfett voll zu laden, schnell zu essen und nach einer üppigen Abendmahlzeit einen Fernsehabend auf der Couch zu genießen.

WENN DAS SPARPROGRAMM LÄUFT

Aber mehr noch: Damit der Mensch in der Steinzeit überhaupt überleben konnte, entwickelte sein Stoffwechsel zudem – wie auch der Stoffwechsel von Tieren – ein Sparprogramm. Das wurde (und wird) sofort eingeschaltet, sobald die Nahrung verdaut war und kein Nachschub erfolgte.

Mit dem Sparprogramm benötigt der Körper kaum Energie. Aktivitäten wie Abwehrstoffe bilden, kreativ denken und die Zellerneuerung werden abgeschaltet. Ist wieder Nahrung vorhanden, wird umso mehr Energie in Form von Fett gespeichert. Das kennen wir als Jo-Jo-Effekt bei Crashdiäten.

Das Fettsparprogramm steckt also tief in unseren Genen. Genauso tief verwurzelt ist jedoch das Bedürfnis nach Bewegung. Schließlich vollbrachten unsere Vorfahren Tag für Tag athletische Höchstleistungen, egal ob sie Nahrung suchten, Tieren nachstellten oder ihre Unterkünfte bauten. In den erfolgreichen Überlebenden entwickelte sich so im Laufe der Jahrtausende ein biologisches Programm zur Sicherung der eigenen Art, das bis zum heutigen Tag weitervererbt wurde. Es bürgt für optimale Abläufe im Körper, aber eben nur, solange ein Mensch sich jeden Tag bewegt und nach steinzeitlichen Maßstäben lebt und isst – also nicht in die Zucker-Fett-Falle tappt.

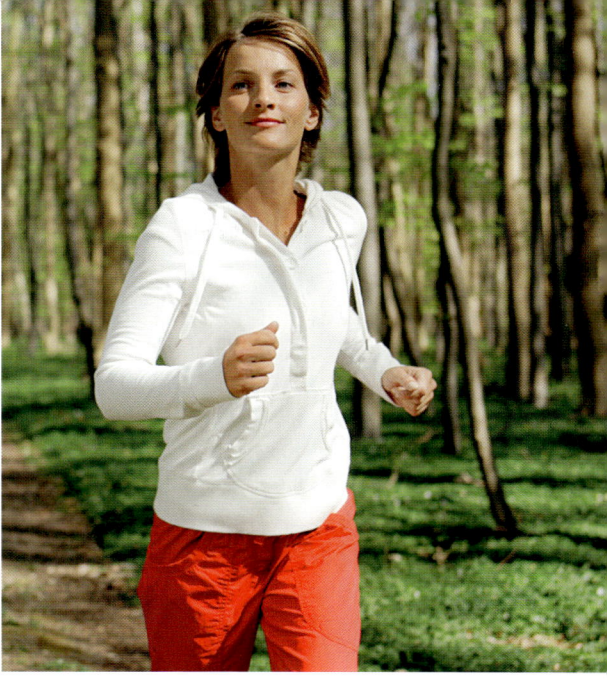

Es gibt gute Gründe, sich auf unsere steinzeitlichen Wurzeln zu besinnen. Leben Sie morgens und mittags wie ein Sammler und setzen Sie auf fettarme pflanzliche Kost. Abends ernähren Sie sich wie ein Jäger mit kohlenhydratarmer und eiweißreicher Kost aus Fleisch und Fisch. Wenn Sie sich dann noch ausreichend bewegen, erfüllen Sie alle Voraussetzungen, um schlank zu werden und zu bleiben. Und: Wie in der Steinzeit sollte der Stressabbau am besten durch Bewegung erfolgen. Machen Sie vor dem Abendessen einen kleinen Spaziergang oder ein wenig Gymnastik und nehmen Sie anschließend ein erholsames Bad.

WIE DER MENSCHLICHE STOFF-WECHSEL ARBEITET

Unser Körper benötigt unentwegt Energie für seinen Zellstoffwechsel (so nennt man den Auf-, Ab- und Umbau sowie die Reparatur und die Versorgung der Zellen mit Energie, Vitaminen und Spurenelementen) und damit für alle Wachstumsprozesse, für die konstante Aufrechterhaltung der Körperwärme (37 °C), für Stoffwechselleistungen wie Verdauung, Neubildung und Abbau von Körpersubstanz, Ausscheidungsprozesse und jede Art von Bewegung, egal ob wir denken, atmen, lachen oder laufen. Tatsächlich wird der Großteil der Nahrungsenergie – etwa 60 Prozent – für den Erhalt des Körpers aufgewendet. Der Energiebedarf für unser übliches

Tagesgeschäft ist weitaus niedriger (siehe auch Kapitel 2). Aus diesem Grund braucht der Körper zu jedem Zeitpunkt die passenden Nährstoffe.

Als Brennstoff benötigen Gehirn und Nerven sowie unsere Muskeln ganz bestimmte Energieträger: Zuerst bedienen sie sich immer aus den Zuckervorräten (Glukose) im Blut sowie aus den Reservoiren von Leber- und Muskelzellen. Wenn die Zuckervorräte zur Neige gehen, machen sich die Muskeln an das Fett heran, das sie aus der Nahrung oder aus dem Fettgewebe holen.

Damit der Prozess der Energiegewinnung überhaupt ablaufen kann, müssen wir aber noch andere Nährstoffe zu uns nehmen. Man nennt sie Mittler- oder Hilfssubstanzen. Dazu gehören die Vitamine und Mineralstoffe. Als Ersatz für abgebaute Körpersubstanz brauchen wir wiederum zum Aufbau körpereigener Eiweiße (Muskeln) bestimmte Eiweißbausteine (Aminosäuren), für den Aufbau von Struktur- und Zellmembranen bestimmte Fettsäuren und für den Aufbau und Erhalt von Knochen und Zähnen Mineralstoffe (beispielsweise Kalzium, Phosphor).

WIR LIEBEN ZUCKER!

Allein unser Gehirn verbraucht täglich zehn Esslöffel Traubenzucker (140 Gramm Glukose). Darauf gründet die Theorie des selbstsüchtigen Gehirns (»selfish brain«), das zuerst seinen eigenen hohen Zuckerbedarf deckt, bevor der übrige Organismus zu seinem Recht kommt. Nicht umsonst gilt Süßes auch als ideales Gegenmittel bei Konzentrationsschwäche oder wenn die Nerven blank liegen. Reiner Traubenzucker und auch Haushaltszucker gelangen fix ins Blut und von dort in die grauen Zellen. Stärkehaltige Lebensmittel wie Kartoffeln oder Brot werden im Darm zu Zuckermolekülen aufgespalten, und schon hat der Körper seine Portion des begehrten Brennstoffs. Auch Fette und Eiweiße können wir in Energie umwandeln. Das dauert aber und ist ein weit mühsameres Geschäft als die Umwandlung von Zucker.

Zuckerüberschüsse werden in Form von Glykogen in Muskeln und der Leber eingelagert. Der Zucker kann dann durch Muskelaktivität verbrannt werden. Unser Fettgewebe unter der Haut und insbesondere im Bauch hingegen kann weit mehr Energie speichern als nur ein Kilogramm. Seine Speicherfähigkeit ist unbegrenzt.

Immer wenn wir hungern oder auch bei einer Fastenkur bedient sich unser Körper aus diesem Fettspeicher. Das passiert auch während der nächtlichen Fastenphase im Schlaf. Das Gehirn bedient sich in dieser Zeit aus dem Speicherzucker. Leidet ein Mensch einen vollen Tag Hunger, werden die zur Neige gehenden Glykogenvorräte nur noch für das Gehirn reserviert. Jetzt zapft die Leber körpereigene Strukturen an, um so Eiweiß in Glukose umzuwandeln. In diesem Fall schrumpfen die Muskeln, deren Baustoff Eiweiß ist. Ein bekannter Effekt von Hungerkuren: Da die Muskelmasse schrumpft und der Grundumsatz sinkt, nehmen die Betroffenen nach der Diät umso schneller zu. Einzige Gegenmaßnahme: regelmäßige Bewegung. Denn Muskeln, die trainiert werden, schrumpfen nicht (siehe Seite 77).

WIE WIR ZUNEHMEN

Damit der Zucker schnell in den Zellen landet, um sie mit Energie zu versorgen, braucht er einen Helfer: das Insulin. Es spielt eine zentrale Rolle beim Dickwerden und Aufplustern der Fettzellen. Das Glukagon hingegen gilt als »Schlankmacher« (siehe hierzu auch Seite 26). Der komplexe Ablauf des Zuckerstoffwechsels wird von Insulin und Glukagon gemeinsam gesteuert. Die Wirkung des Botenstoffs Insulin entspricht dem eines Schlüssels. Die Schlösser, in die dieser Schlüssel passt, befinden sich an der Außen-

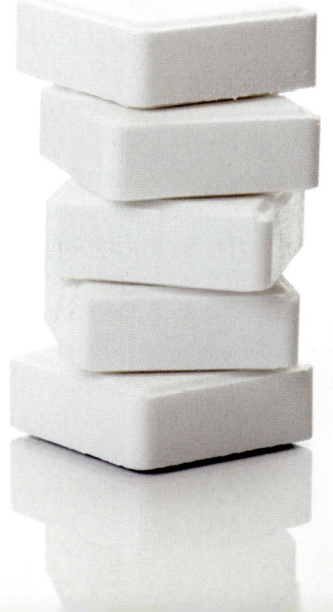

wand (Membran) fast aller Zellen, besonders der Muskelzellen (Insulinrezeptoren). Hergestellt wird das Insulin, wie auch das Glukagon, in der Bauchspeicheldrüse.

Insulin kommt nach dem Verzehr von Kohlenhydraten ins Spiel: Es sorgt bei einem Anstieg des Blutzuckerspiegels über einen bestimmten Wert dafür, dass der Zucker aus dem Blut in die Zellen gelangt, der Blutzucker also gesenkt wird. Dabei wird auch Glykogen gebildet, das in der Leber gespeichert und als Energievorrat genutzt wird. Das ist auch beim Sport wichtig, denn der Zucker der muskeleigenen Zuckerspeicher reicht nur für einen 100-Meter-Lauf. Dann muss das in der Leber gespeicherte Glykogen mobilisiert werden, indem das Glukagon im Blut ansteigt. Gemeinsam sorgen Insulin und Glukagon bei einer ausgewogenen Ernährungsweise dafür, dass Zucker in der richtigen Menge im Blut zur Verfügung steht.

Nach jeder Mahlzeit werden die verzehrten Kohlenhydrate im Darm zu Zucker aufgeschlossen: Der Blutzucker steigt an und wird über das Insulin wieder gesenkt, weil es den Zucker aus dem Blut in die Zellen schleust. Gleichzeitig schickt das Insulin das gesamte in der Mahlzeit enthaltene Fett in die Fettspeicher. Eiweiß dagegen hat keine Speicher im Körper. Es wird sofort zur Ergänzung des Bedarfs an Immunglobulinen (Antikörpern), Enzymen und Wirkstoffen zum Muskelaufbau oder zur Zellbildung verwendet. Im Bedarfsfall formt der Körper Eiweiß zu Blutzucker um, oder er scheidet es – wenn der Bedarf überschritten wird – über die Nieren aus. Das kann zu Bluthochdruck führen (siehe auch Atkins-Diät, Seite 37). Wird mit dem Zucker gleichzeitig Fett aufgenommen, werden Re-serven angelegt. Der Abbau von bereits vorhandenen Fettreserven wird blockiert. Erst wenn der Blutzuckerspiegel nach einer Essenspause wieder gesunken ist, wird die Ausschüttung von Insulin gebremst, und die Fette dürfen aus dem Reservoir. Damit der Blutzuckerspiegel nicht zu rasch unter die kritische Grenze von etwa 80 mg/100 ml absinkt, wird Zucker aus der Leber freigesetzt, das Glukagon im Blut steigt an. Aber auch Eiweiß wird nun vermehrt in Zucker umgewandelt, um dem Gehirn als Betriebsstoff zu dienen. Für den übrigen Körper stehen dann die Fette aus den Speichern zur Verfügung. Wenn auch der Zucker in der Leber fast aufgezehrt ist, muss sich das Gehirn widerwillig an Fette gewöhnen. Dazu wandelt der Körper die Fette zu wasserlöslichen Substanzen um (Ketonkörper, siehe Seite 37), die wie Zucker zum Gehirn vordringen und ihm als Ersatznahrung dienen. Die schmeckt dem Gehirn aber überhaupt nicht.

Nicht immer ist zu viel Körperfett die Ursache für eine Gewichtszunahme. Auch Wassereinlagerungen im Gewebe, sogenannte Ödeme können dafür verantwortlich sein. Das ist beim Abnehmen nicht selten der Fall und oft die Ursache, warum es »nicht weitergeht«. Lassen Sie sich dadurch nicht entmutigen. Nach zwei Tagen regelt sich das von alleine. Und: Je älter wir werden, desto langsamer laufen die Stoffwechselprozesse ab. Da viele ältere Menschen sich zudem zu wenig bewegen, bewegt sich die Gewichtskurve wie von selbst nach oben.

FETTZELLEN – WICHTIGE STEUEREINHEITEN

Unser Körper ist ein Wunderwerk, in dem alle Funktionen fein aufeinander abgestimmt und miteinander vernetzt sind. Deshalb sind auch unsere Fettzellen (Adipozyten) im Unterhaut- oder Bauchfett keineswegs der Feind in unserem Körper. Solange sie nicht durch eine zu kohlenhydrat- und fettreiche Kost und einen inaktiven Alltag gequält werden, arbeiten sie als Speicher- und Steuereinheiten des Stoffwechsels mit dem Gehirn, der Leber, der Bauchspeicheldrüse und dem Immunsystem zusammen.

In jeder Fettzelle steckt nicht nur ein Öltropfen für harte Zeiten. In bestimmten Fettzellen entstehen Boten- und Signalstoffe, die nicht nur Hunger und Sättigung, sondern auch den Stoffwechsel steuern. Etwa 40 davon sind bereits entschlüsselt, noch mehr warten darauf, entschlüsselt zu werden. Diese hochaktiven Fettzellen befinden sich ausschließlich im Bauchfett, und zwar in dem Fett um die Darmschlingen und inneren Organe. Auf ihrer Oberfläche (Membran) befinden sich zudem jede Menge Stellen zum Andocken für verschiedenste Botenstoffe (Rezeptoren). Stresshormone wie Cortisol oder Adrenalin, das Stoffwechselhormon Insulin, die Geschlechtshormone Östrogen oder Testosteron oder auch Blutdruckregulatoren wie Angiotensin finden hier Anschluss, um so auf die benachbarten Gewebe oder den ganzen Organismus zu wirken. Gleichzeitig wacht dieses Fett um den Darm darüber, ob genug Fett verzehrt wurde. Im Normalfall melden Botenstoffe wie Cholezystokinin, Leptin oder Adiponectin und viele andere dem Gehirn fortwährend die Sachlage. Die meisten dieser Botenstoffe entstehen erst dann, wenn die Nahrung vom Magen schließlich in den Darm gelangt. Das dauert dann mindestens 20 Minuten. Deshalb kommt das Sättigungsgefühl nach einer fettreichen Mahlzeit erst spät – oft, nachdem wir bereits den dreifachen Bedarf an diesen Stoffen im Magen haben.

> Fettzellen haben die verhängnisvolle Fähigkeit, sich bis auf das 200-Fache ihrer ursprünglichen Größe aufzublasen – und das in fast allen Körperteilen.

ENDLOSE SPEICHERMÖGLICHKEITEN

Die Hauptaufgabe der Fettzellen ist die Fettspeicherung, und zwar immer, wenn sich die Gelegenheit dazu ergibt. So können die Fettzellen zu den größten Zellen des Körpers heranwachsen. Sogar in der Leber, dem Herzen und den Gefäßen, wo sie großen Schaden anrichten. Solange wir uns bei jeder Mahlzeit mit der Zucker-Fett-Kombination belasten, werden die Fettzellen größer und größer, und insbesondere die hormonaktiven

Fettzellen um den Darm nehmen zu. Ab einer gewissen Größe wird die Abgabe verschiedener Hormone in das Blut gestört, krankhafte Reaktionen oder Störfälle werden ausgelöst.

Daneben gibt es noch eine besondere Fettart, die nur für den Wärmehaushalt des Körpers zuständig ist: die sogenannten braunen Fettzellen. Denken Sie an die Tiere mit Winterschlaf. Bei ihnen sinkt die Körpertemperatur in der kalten Jahreszeit und steigt im Frühjahr wieder, ohne dass die Tiere etwas dazu tun. Verantwortlich dafür ist eben jenes braune Fettgewebe, das der Erwärmung in der Aufwachphase dient. Auch wir Menschen besitzen noch Reste dieses braunen Fettgewebes. Wer besonders gut damit ausgestattet ist, gehört zu den glücklichen Personen, die nie zunehmen, obwohl sie in der Lage sind, riesige Portionen zu vertilgen. Überschüssige Energie verwandeln sie statt in Zusatzpfunde einfach in Wärme! Vor Kurzem erst haben Forscher festgestellt, dass man diese braunen Fettzellen aktivieren kann, indem man sich ruhig einmal kühleren Temperaturen aussetzt, ohne sich warm einzuhüllen oder die Heizung hochzudrehen. Auch Sport wirkt anregend auf diese Wärme produzierenden Zellen. Die Pharmaindustrie ist bereits dabei, Medikamente zu entwickeln, die weißes Fettgewebe in braunes verwandeln sollen. Die Rettungsringe um den Bauch würden dann einfach zu Wärme verbrannt werden. Bis es allerdings so weit ist, verlassen Sie sich lieber auf die Zucker-Fett-Trennkost. Auch sie regt das braune Fettgewebe und die Fettverbrennung an. Wenn Sie Ihre abendliche Low-Carb-Mahlzeit genießen, steigt über Nacht die Wärmeproduktion und hilft Ihnen beim Schlankwerden und -bleiben.

SATT ODER DOCH HUNGRIG?

Sie haben vor kaum zwei Stunden Ihre letzte Mahlzeit zu sich genommen und sind schon wieder hungrig? Ob wir satt sind oder Appetit haben, entscheidet nicht nur unser voller Magen, sondern vor allem das Gehirn, das über die Botenstoffe aus dem Magen-Darm-Trakt die entsprechenden Signale erhält. Im Zwischenhirn, genauer gesagt im Hypothalamus, werden diese Botenstoffe in Nervenimpulse umgewandelt. Mit diesen Impulsen werden Hunger und Sättigung gesteuert, wird die Nahrungssuche veranlasst und durch den Geruch leckerer Speisen zum Essen animiert. Die Signale dieser Botenstoffe, die in Magen und Darm gebildet werden, geben dem Gehirn Auskunft darüber, wie lange die Energievorräte im Körper noch reichen. Vor allem der Blutzuckergehalt ist ein Auslöser für Hunger oder Sättigung. Je höher der Blutzuckerspiegel, desto höher die Insulinkonzentration und desto höher das Sattheitsgefühl. Denn im Hypothalamus signalisiert ein hoher Insulinspiegel die Reduktion von Botenstoffen, die Hunger auslösen, wie etwa das Neuropeptid Y (NPY).

Ebenfalls zuständig für die Entstehung von Appetit oder das Gefühl von Zufriedenheit sind Serotonin oder Dopamin (siehe Seite 50 f.) sowie das Appetit-Kontroll-Hormon Leptin (siehe Seite 54). Nicht zuletzt entscheiden Gewohnheiten oder unser Biorhythmus darüber, ob wir Appetit bekommen oder satt sind.

SO GERÄT DER STOFFWECHSEL AUS DEM GLEICHGEWICHT

Befindet sich ständig zu viel Insulin im Blut, werden die Insulinrezeptoren an den Muskel- und Fettzellen mit der Zeit unempfindlich (Insulinresistenz) und reagieren nicht mehr auf ihren Schlüssel. Die Folge: Es kommt zu einem Nährstoffstau im Blut. Diesen Zustand nennt man medizinisch Hyperinsulinämie. In der Folge kann der Zucker nicht mehr in die Zellen gebracht werden, der Zuckerstoffwechsel bricht zusammen, und der Mensch erkrankt an einem Typ-2-Diabetes.

Wir wissen nun, dass es zwei Arten von Brennstoffen für unseren Körper gibt, die täglich in unserer Nahrung stecken: Fett und Kohlenhydrate. Wenn beide Energieträger in der Mahlzeit sind, so verwendet der Körper die Kohlenhydrate und speichert das Fett. Bekommt er nur Kohlenhydrate, so bräuchte er jeden Tag etwa 60 Kartoffeln, um sein Gewicht zu halten. Da das menschenunmöglich ist, sind die Low-Fat-Diäten alle kohlenhydratliberal. Das heißt, man kann so viele Kartoffeln oder stärkehaltige Produkte essen, wie man möchte. Erst wenn die verzehrten Kohlenhydrate aus dem Blut verschwunden sind und der Insulinspiegel abgesunken ist, verbrennen wir Fett. Nach einer Low-Fat-Mahlzeit ist dies – wie meine Untersuchungen und die anderer Forscher gezeigt haben – sicher nach vier Stunden der Fall. Sobald die Fettverbrennung eingesetzt hat – bei niedrigem Insulinspiegel –, strömen die Fette aus den Depots in das Blut. Wird dann eine Low-Carb-Mahlzeit ohne Kohlenhydrate verzehrt, kann das Fett aus der Mahlzeit nicht gegen den Strom in die Depots gelangen. Stehen abends ein Steak oder ein Fischfilet mit Gemüse auf dem Speiseplan, eine Portion Tomaten mit Mozzarella oder Spargel mit Schinken, kann das Fett darin nicht in die Speicher gelangen. Allerdings nur, solange der Insulinspiegel niedrig ist und es weder Brot noch Kartoffeln, Nudeln oder Reis dazu gibt. So regt die Low-Carb-Mahlzeit die Verbrennungsmaschinen in den kleinen Zellorganellen an. Und das hilft aktiv dabei, abzunehmen.

Dagegen fördern Käsebrote und Schinkensandwiches, begleitet von einem Bierchen oder einem Glas Wein, die Fettspeicherung, da sie alle Fett und Kohlenhydrate enthalten. Von Alkohol ist beim Abnehmen abzuraten, auch wenn er nicht das Insulin erhöht. Da Alkohol fast genauso viele Kalorien wie Fett hat (7 kcal pro Gramm), dauert es ziemlich lange, bis er verbraucht ist. Die Gefahr, dass in dieser Zeit Kohlenhydrate und Fett im Blut zusammentreffen, ist hoch.

> Ein hoher Insulinspiegel durch kohlenhydrathaltige Mahlzeiten führt dazu, dass alles gleichzeitig verzehrte Fett gespeichert wird. Alkohol fördert die Fettspeicherung zusätzlich.

DER FAKTOR STRESS: LUST AUF SÜSSES UND FETTIGES

Stress gibt es keineswegs erst seit dem Einzug der Moderne. Sicher, wir leben in beschleunigten Zeiten. Doch Stress kannten bereits unsere Vorfahren: Bei der Nahrungssuche, auf der Jagd oder in Situationen, in denen es um Leben oder Tod ging, lief ein biologisches Programm ab, das das Überleben sichern sollte. Dieses Programm läuft auch bei uns ab, wenn wir beispielsweise mit dem Auto im Stau stehen, aber ganz schnell zu einem wichtigen Termin müssen, wenn unser Baby nachts häufig weint, weil es Bauchweh hat, oder wenn wir nach einem Zehn-Stunden-Tag das Gefühl haben, wir bräuchten noch mal zehn Stunden, um unsere To-do-Liste abzuarbeiten. Durch die Ausschüttung von Stresshormonen geraten wir in Alarmbereitschaft. Das ist wichtig, denn nur so können wir im Zweifelsfall richtig reagieren: kämpfen oder fliehen (»fight-or-flight-reaction«). So gesehen ist Stress etwas durchaus Positives, da er uns in einen Zustand höchster Leistungsbereitschaft versetzt.

Unangenehm wird es erst, wenn sich die Stressreaktion nicht in Bewegung entladen kann und unsere Probleme bestehen bleiben. Dann bleiben wir gewissermaßen auf einem Übermaß an Stresshormonen sitzen, die nicht durch Bewegung abgebaut werden. Das gestresste Gehirn funktioniert wie in der Steinzeit. Es nimmt an, dass der Stress mit großem Energieverbrauch verbunden ist. Schließlich musste der Steinzeitmensch in der Lage sein, zu fliehen oder zu kämpfen. War die Belastungssituation überstanden, musste das Gehirn für möglichst schnellen Energienachschub sorgen.

Heutzutage funktioniert das noch genauso: Nach einem stressreichen Tag haben unsere grauen Zellen Heißhunger. Fett und Zucker stehen auf dem Programm, am besten in Form einer deftigen Pizza oder als Nudeln mit Sahnesoße und danach ein paar Lieblingspralinen oder ein Stück Schokokuchen. Warum diese Kombination jetzt so gut schmeckt? Sie liefert rasch viele Kalorien.

Wer dauerhaft unter Stress steht, und das betrifft Mütter mit kleinen Kindern genauso wie Frauen und Männer mit einem 16-Stunden-Tag, und diesem nicht durch positive Reaktionen begegnen kann (z. B. kreative Problemlösungen), bleibt dauerhaft auf »fight-or-flight« gepolt. Das heißt: Der Cortisolspiegel bleibt – auch abends nach der Arbeit – erhöht, und der Hunger auf Kalorienbomben stellt sich unweigerlich ein.

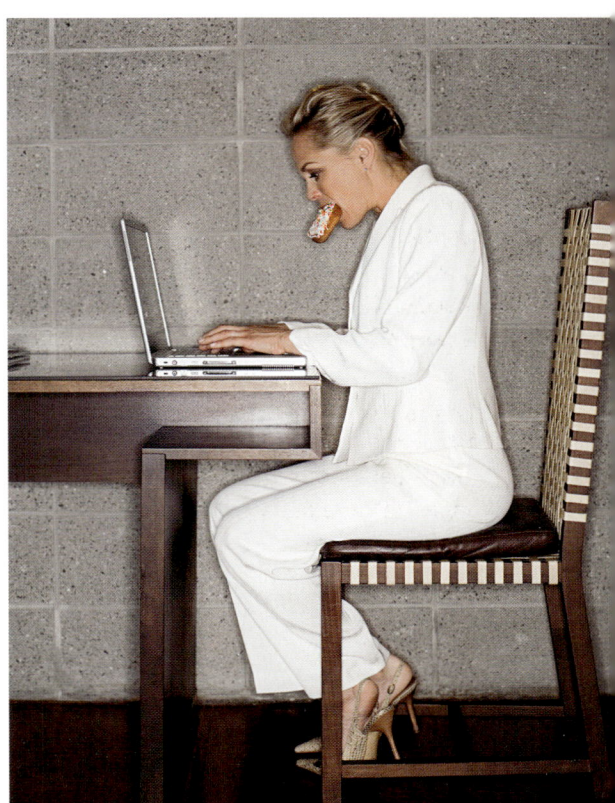

WIE DIE STRESSSPIRALE IN GANG GESETZT WIRD

Bei jeder Aufregung, Anstrengung oder Überforderung passiert Folgendes: Im Gehirn, genauer gesagt im limbischen System – das ist einer der entwicklungsgeschichtlich gesehen ältesten Teile unserer Steuerzentrale im Kopf –, wird das Corticotropin freisetzende Hormon (CRH) ausgeschüttet.

Im limbischen System befindet sich der Mandelkern (Amygdala). Dieser kleine, fast unscheinbare Bereich ist der »Herrscher«, der über unsere Gefühle und damit über alle wesentlichen Entscheidungen in unserem Leben regiert. Entsteht das CRH durch negative Gefühle, weil wir uns unter Druck gesetzt und vielleicht ohnmächtig fühlen, dann schüttet die Nebennierenrinde das Stresshormon Cortisol aus. Jetzt sind wir hellwach und können rasch handeln.

Auch Acetylcholin, einer der wichtigsten Botenstoffe, wird ausgeschüttet, was wiederum die Produktion von Adrenalin und Noradrenalin anregt. Jetzt geht unser Puls nach oben, wir atmen schneller und sind zu allem bereit. Idealerweise entladen wir unser Stressgefühl – nach dem Vorbild unserer Urahnen – körperlich. Das heißt im Klartext: weglaufen oder kämpfen. Tatsächlich empfehlen Stressforscher, in einer akuten Stresssituation zu laufen, Treppen zu steigen, herumzuspringen oder einen Spaziergang um den Block zu machen ...

Insofern ist der Zusammenhang von Stress und Gewichtszunahme heute wissenschaftlich gut belegt und gilt laut WHO als eine der häufigsten Ursachen für Erkrankungen und ein geschwächtes Immunsystem. Die gute Nachricht: Auch mit Dauerstress lässt sich positiv umgehen. Und den Hungergefühlen können Sie durch die richtige Ernährungsweise – regelmäßige, genussvoll verzehrte Mahlzeiten, bei denen Zucker und Fett getrennt wurden – getrost nachgeben, ohne danach von Schweregefühlen, Gewichtszunahme und einem schlechten Gewissen (»Mein Gott, habe ich jetzt aber zugeschlagen!«) geplagt zu werden.

WIE DER FETTABBAU FUNKTIONIERT

Vergessen Sie Diäten und Hungerkuren! Sie haben alle eine Gemeinsamkeit: Auf Dauer machen sie immer dicker, weil sie den Grundumsatz senken, also die Menge an Kalorien, die wir für Herzschlag, Körpertemperatur, Verdauung, Atmen oder Schlafen brauchen (siehe auch Seite 20).

Wie bekommen wir aber unser Fett wirklich weg? Fettabbau nennt man einen Verbrennungsvorgang in unserem Stoffwechsel, bei dem Energie freigesetzt wird. Er ist für die Energieversorgung unseres Körpers unerlässlich. Hormone, bestimmte Substanzen in Lebensmitteln und vor allem auch Bewegung können diesen Vorgang beeinflussen – positiv oder negativ.

› Hormone, die die Fettverbrennung ankurbeln, sind das Wachstumshormon (HGH: Human Growth Hormone), das Stoffwechselhormon Glukagon und Schilddrüsenhormone (Trijodthyronin/T3 und Thyroxin/T4).

Das Wachstumshormon wird von unserer Hirnanhangdrüse hergestellt und ist für alle Wachstums- und Regenerationsprozesse verantwortlich.

Eine Besonderheit ist seine Funktion beim Fettabbau. Denn es sorgt, während wir schlafen, dafür, dass Fett abgebaut wird. Das allerdings nur, wenn wir den Fettabbau nicht durch eine kohlenhydratreiche Mahlzeit (z. B. Nudeln oder Brot) oder Getränke (Bier, Wein, Fruchtsaft) blockieren.

› Das Hormon Glukagon, das in der Bauchspeicheldrüse gebildet wird, bewirkt einen Anstieg der Blutglukose, sobald der Blutzuckerspiegel sinkt.

› Schilddrüsenhormone sorgen für den nötigen Antrieb, sie regulieren den Temperaturhaushalt, stehen in Wechselwirkung mit vielen anderen Hormonen und fördern die Steigerung des Grundumsatzes, indem sie den Abbau von Glykogen und Fett erhöhen. T3 besitzt drei und das T4 vier Jodteilchen. Für die Produktion dieser Hormone benötigt die Schilddrüse also Jod, das durch die Nahrung zugeführt werden muss. Zu den Lebensmitteln, die reichlich Jod enthalten, zählen jodiertes Salz (15–25 mg/kg), Meeresfische wie Thunfisch (72 µg/100 g) und Seelachs (40 µg/100 g) sowie Milch (3 µg/100 g) und Käse (30 µg/100 g). Um den Körper optimal zu versorgen, benötigt ein Erwachsener 180 bis 200 µg Jod pro Tag, dies ist der sogenannte D.A.CH-Richtwert, der für Deutschland (D), Österreich (A) und die Schweiz (CH) gilt. Ist der Hormonspiegel im Blut normal, arbeitet auch der Stoffwechsel normal. Liegen Abweichungen nach oben oder unten vor, kann es zu Problemen kommen. Bei einer Unterversorgung (Hypo-thyreose) verlangsamt sich der Stoffwechsel. Es kommt zu Konzentrationsschwächen, Müdigkeit und Depression sowie zu einer schleichenden Gewichtszunahme. In diesem Fall muss die Jodversorgung, etwa durch die Verwendung von jodiertem Speisesalz, verbessert werden. Lassen Sie eventuelle Schilddrüsenbeschwerden im Zweifelsfall von einem Facharzt (Endokrinologe) abklären.

Schilddrüsenhormone sind ausdrücklich nicht für die Selbstmedikation geeignet, deshalb sind sie verschreibungspflichtig und werden nach dem aktuellen Hormonspiegel dosiert! Zur Gewichtsreduktion sind sie ungeeignet und könnten Ihnen schaden.

› Wenn Sie zum Abendessen Kohlenhydrate, also alle Lebensmittel, die in irgendeiner Form Zucker beinhalten, vermeiden, schonen Sie Ihre Bauchspeicheldrüse und senken Ihren Insulinspiegel. Nicht zuletzt sorgen Sie für einen ungestörten Anstieg des Wachstumshormons im Schlaf, das dafür sorgt, dass Ihre Fettspeicher entleert werden. So entledigen Sie sich langsam, aber sicher Ihrer überschüssigen Fettpolster und sorgen vor allem für einen guten, unbelasteten Start in den Tag.

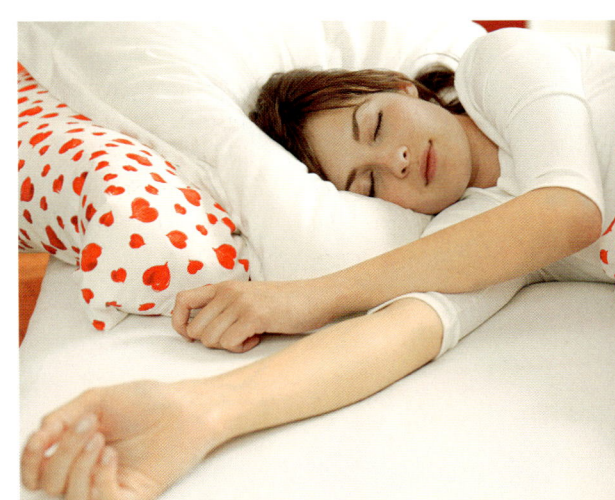

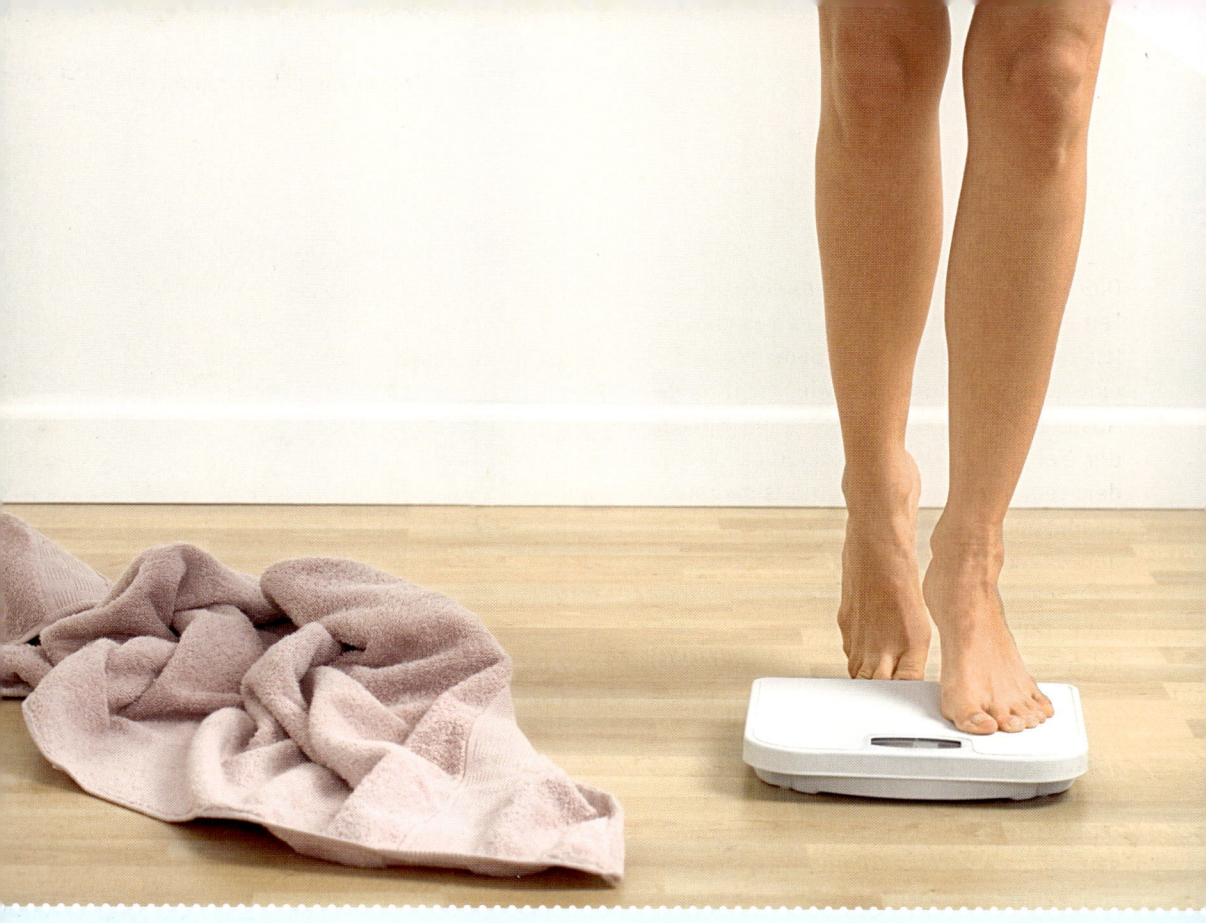

WAS WIR WIRKLICH BRAUCHEN

DIE STOFFWECHSELVORGÄNGE in unserem Körper, die unentwegt ablaufen, sind äußerst komplex. Umso erstaunlicher, dass wir dafür mit nur zwei Energielieferanten auskommen: Fett und Kohlenhydraten. Eiweiß dient nur ausnahmsweise als Energielieferant. Trotzdem ist es gar nicht so einfach, so zu essen, dass wir schlank bleiben. Aber gesund zu essen hat viele Vorteile: Es bringt mehr Lebensqualität, lässt den Zeiger Ihrer Waage langsam, aber sicher nach links rutschen und kann sogar vor Krankheiten schützen.

Und das brauchen wir: Kohlenhydrate, Fette und Eiweiß benötigen wir für den Aufbau und die Funktion unserer Körpergewebe (z. B. Gehirn, Nerven und Muskulatur) und als Energielieferanten, damit wir stehen, gehen, laufen, denken, atmen und schlafen können.

Die Energie wird bei der Verbrennung von Fett oder Kohlenhydraten in den Körperzellen freigesetzt (siehe hierzu Seite 20 ff.). Bei einer Gewichtszunahme wie auch beim Abspecken ist vor allem der Energiegehalt der Nahrungsmittel entscheidend. Neben dem reinen »Brennstoff« für unsere Zellen benötigen wir noch weitere, zum Teil lebensnotwendige (essenzielle) Bestandteile der Nahrung. Dazu gehören Mineralstoffe, Vitamine, Ballaststoffe (unverdauliche, pflanzliche Faserstoffe) und natürlich Wasser.

VON GUTEM UND SCHLECHTEM ZUCKER ...

Kohlenhydrate sollten den größten Teil unserer täglichen Kost ausmachen. Sie machen satt und haben wenig Kalorien. Alle Untersuchungen zeigen, dass kaum ein Erwachsener in Deutschland die empfohlene Menge von etwa 300 Gramm Kohlenhydraten pro Tag erreicht. Dafür wird leicht das Doppelte der empfohlenen Fettmenge von 55 bis 70 g/kg Körpergewicht (Empfehlungen der Deutschen Gesellschaft für Ernährung bei geringer körperlicher Aktivität; bei einer höheren Bewegungsintensität durch einen aktiven Alltag oder regelmäßige Trainingseinheiten ist mehr erlaubt) verzehrt. Beim Sport sichert das Glykogen den schnellen Energienachschub. Deshalb essen Sportler vor Wettkämpfen gerne Nudeln, um genügend Energie für die anstehenden Belastungen zu haben. Tatsächlich ist es so, dass Menschen, die sich ausreichend und regelmäßig bewegen, von Brot, Kartoffeln und Nudeln keineswegs zunehmen. Zum Dickmacher werden diese erst, wenn Fett in Form von Käse, Wurst, Sahne oder Butter dazu verzehrt wird.

---

*DIE 10 REGELN **DER DGE***

Die Deutsche Gesellschaft für Ernährung hat auf der Grundlage aktueller wissenschaftlicher Erkenntnisse folgende Ernährungsempfehlungen formuliert.

› Vielseitig essen *Achten Sie auf eine abwechslungsreiche Auswahl und die passende Kombination von Lebensmitteln.*

› Reichlich Getreideprodukte und Kartoffeln *Sie sind meist fettarm und dafür reich an Vitaminen, Mineralien, Ballaststoffen und sekundären Pflanzenstoffen.*

› Gemüse und Obst *5 Portionen Gemüse und Obst am Tag, möglichst frisch, nur kurz gegart, oder auch 1 Portion als Saft sollten es sein.*

› Täglich Milch und Milchprodukte; ein- bis zweimal in der Woche Fisch; Fleisch, Wurstwaren sowie Eier in Maßen *So versorgen Sie sich optimal mit gesunden Fettsäuren, Mineralstoffen und Vitaminen.*

› Wenig fettreiche Lebensmittel *Mithilfe von zwei Low-Fat-Mahlzeiten pro Tag sind Sie in Sachen Fettverzehr auf der sicheren Seite.*

› Zucker und Salz in Maßen *Würzen Sie mit Kräutern und Gewürzen und wenig Salz. Verwenden Sie jodiertes Speisesalz.*

› Reichlich Flüssigkeit *Wasser ist lebensnotwendig. Trinken Sie rund 1,5 Liter Flüssigkeit jeden Tag.*

› Schmackhaft und schonend zubereiten *Garen Sie bei möglichst niedrigen Temperaturen, kurz, mit wenig Wasser und wenig Fett.*

› Nehmen Sie sich Zeit, genießen Sie Ihr Essen *Bewusstes Essen hilft, richtig zu essen.*

› Achten Sie auf Ihr Gewicht und bleiben Sie in Bewegung *Ausgewogene Ernährung und körperliche Bewegung gehören zusammen.*

NIE MEHR ZUCKER?

*Der wohl häufigste Rat, den Abnehm-
willige zu hören bekommen, ist auf
Zucker am besten gleich ganz zu verzichten und Speisen und Getränke nur noch
mit Süßstoff zu süßen. Dieser sicherlich
gutgemeinte Hinweis muss wirkungslos
bleiben, solange sie nicht zugleich Ihre
gesamte Ernährung – vor allem im Hin-
blick auf Ihren Fettverbrauch – überdenken. Weder sind Zuckerkonsumenten im
Allgemeinen besonders dick, noch ist
jemals jemand alleine durch den Verzicht
auf Zucker schlank geworden, wenn er
zuvor übergewichtig war. Richtig ist:
Zucker veranlasst den Körper dazu, das
(viele) Fett aus der Schokolade, den
Keksen, dem Kuchen oder auch dem
Pfannkuchen in Form von überflüssigen
Pfunden zu speichern.*

*Das heißt im Klartext, dass Sie ruhig
Zucker verwenden können, solange es
nicht in Kombination mit Fett geschieht.
Süßen Sie Ihren Kaffee oder Tee morgens
mit Zucker, wenn Ihnen danach ist. Passen Sie lediglich auf, dass Sie nicht zu viel
verwenden – pro Tasse höchstens einen
Teelöffel voll. Wenn Sie zum Frühstück
dann Ihr Müsli oder Vollkornbrot essen,
so wird der Zucker aus dem Kaffee oder
Tee so sehr „verdünnt", dass der Insulinanstieg im Rahmen bleibt. Dieses Vorge-
hen eignet sich auch für Menschen mit
Diabetes Typ 2. Es ist also nicht der
Zucker, sondern das gleichzeitig gegges-
sene Fett, das uns dick werden lässt.*

KOHLENHYDRATE – DIE WICHTIGSTE ENERGIEQUELLE

Kohlenhydrate sind nicht gleich Kohlenhydrate. Tatsächlich unterscheiden sie sich in
ihrem Aufbau und damit auch in ihrer Wirkung auf den Blutzuckerspiegel. Grundbau-
steine der Kohlenhydrate sind sogenannte
Einfachzucker (Monosaccharide). Es gibt Kohlenhydrate, die nur in dieser Form vorliegen.
Außerdem gibt es Kohlenhydrate, die aus
zwei aneinandergeketteten Einfachzuckermo-
lekülen bestehen (und daher Zweifachzucker
heißen), oder sogar welche, die aus mehreren Hundert Einfachzuckern zusammenge-
setzt sind (sie heißen Mehrfach- oder Viel-
fachzucker). Bevor unser Körper die mit Brot,
Kartoffeln oder Nudeln aufgenommenen Kohlenhydrate wirklich als Brennstoff verwenden
kann, müssen diese im Dünndarm in Einfachzucker zerlegt werden. Das bedeutet natürlich
auch, dass die Einfachzucker (z. B. reiner
Traubenzucker) am schnellsten ins Blut
gelangen und infolgedessen auch den Blutzuckerspiegel und damit die Insulinproduktion in die Höhe treiben.

DICKMACHER: EINFACHZUCKER UND KURZKETTIGE ZUCKER

Alle Einfachzucker und kurzkettigen Zucker
(Glukose, Fruktose, Laktose) in Honig oder
Sirup, aber auch in süßem Obst sowie in
Lebensmitteln, die reich an Haushaltszucker,
Traubenzucker und Malzzucker sind, gehen
schnell ins Blut über und liefern Energie für
alle Muskelaktivitäten und Gehirnleistungen.
Ein Übermaß an Einfachzucker fördert auf
Dauer die Entstehung von Übergewicht sowie
Stoffwechselerkrankungen (Typ-2-Diabetes).
Das liegt daran, dass nach dem Genuss von

Traubenzucker (Glukose) der Blutzucker extrem schnell ansteigt und mit ihm der Insulinspiegel. Nicht ganz so stark fällt die Reaktion auf Haushaltszucker (Glukose + Fruktose) aus, da der Zweifachzucker erst gespalten werden muss und die Fruktose keine Insulinreaktion hervorruft. Extreme Insulinspitzen haben auch ein extremes Absinken des Glukosespiegels zur Folge. Das heißt, wir bzw. unser Gehirn bekommen richtig Hunger, und zwar auf Süßes! Tatsächlich ist der Wille gegen dieses heftige Hungergefühl machtlos. Hilfreich ist allein eine Umstellung der Zuckerversorgung auf Lebensmittel mit langkettigen Kohlenhydraten, die den Zuckerspiegel langsam ansteigen lassen und durch den länger erhöhten Insulinspiegel lange satt machen.

SATTMACHER: LANGKETTIGE KOHLENHYDRATE

Langkettige Kohlenhydrate sind Sattmacher. Um sie aufzuspalten, muss der Körper jede Menge Energie aufbringen. In Form von Stärke stecken langkettige Kohlenhydrate vor allem in pflanzlichen Lebensmitteln, wie Getreide und Getreideprodukten, Hülsenfrüchten, Reis oder Kartoffeln sowie Vollkornnudeln und -brot. Diese Nahrungsmittel sind in der Regel auch reich an Spurenelementen, Mineralstoffen und Vitaminen und schmecken eher neutral. Da der Umwandlungsprozess der langkettigen Kohlenhydrate in Glukose eine ganze Weile dauert, steigen der Blutzucker- und damit auch der Insulinspiegel relativ langsam an. Folglich sind wir nach einer Mahlzeit aus langkettigen Kohlenhydraten deutlich länger satt und haben erst nach einigen Stunden wieder Appetit.

CHOLESTERINSENKER: BALLASTSTOFFE

Langkettige Kohlenhydrate stecken meist voller Ballaststoffe. Sie verbergen sich in Vollkornprodukten, Kartoffeln, Reis oder in Gemüse. Diese Pflanzenfasern sorgen für unser Immunsystem im Darm und wirken anregend auf den Verdauungsprozess. Außerdem helfen sie dabei, den Cholesterinspiegel zu regulieren und eine Insulinüberproduktion zu reduzieren. Ballaststoffreiche Lebensmittel halten außerdem länger satt, wodurch (kalorienreiche) Zwischenmahlzeiten vermieden werden.

Der Begriff »Ballaststoff« stammt aus einer Zeit, in der man diese Nahrungsbestandteile als überflüssig im Rahmen einer gesunden Ernährung angesehen hat. Heute weiß man mehr über ihren gesundheitlichen Wert, insbesondere kennt man ihre verdauungsfördernde Wirkung. Man unterscheidet zwischen unlöslichen (z. B. in der Weizenkleie) und löslichen (z. B. in Obst und Gemüse) Ballaststoffen. Die unlöslichen Ballaststoffe können im Darm aufquellen, binden Flüssigkeit, vergrößern dadurch das Volumen des Darminhalts und beschleunigen so die Darmbewegung. Zudem binden Ballaststoffe Cholesterin, das mit der Galle in den Darm gelangt, sowie andere Stoffwechselprodukte und sorgen für deren Ausscheidung. Auf diese Weise gelangt weniger Cholesterin ins Blut, und der Cholesterinspiegel sinkt. Die löslichen Ballaststoffe haben eine besondere Eigenschaft: Sie sorgen für eine gesunde Darmflora. Sie werden zum Teil im Darm abgebaut und liefern kurzkettige Fettsäuren, die vor Darmkrebs schützen und die Nahrung für eine gesunde Darmflora sind.

ACHTUNG, FRUCHTZUCKER!

Fruchtzucker (Fruktose) hat die größte Süßkraft unter den Zuckern. Im Vergleich zur Glukose ist diese etwa doppelt so hoch. Fruchtzucker steckt in unterschiedlichen Konzentrationen in verschiedenen Gemüse- und süßen Obstsorten. Besonders reichlich kommt der Zucker in Bananen, süßen Birnen, Weintrauben oder Feigen vor. Auch Kürbis, Kohlrabi, Zwiebeln oder Mais weisen relativ hohe Fruktosemengen auf. Da der Fruchtzucker in Obst und Gemüse im Verbund mit Ballaststoffen, Wasser und vielen Vitalstoffen vorkommt, ist gegen einen Verzehr nichts einzuwenden. Trotzdem sollten Sie die Mengen im Auge behalten.

Ganz anders verhält es sich mit der aus den Früchten isolierten Fruktose. Seit etwa drei Jahrzehnten werden in den USA Ketchup, Kuchen, Gebäck, Joghurt und Getränke mit Fruchtzucker gesüßt. Auch hierzulande mischt die Lebensmittelindustrie mittlerweile fleißig Fruktose vor allem in Fruchtsäfte, Konfitüren und Fruchtzubereitungen. Diese Fruktose wird chemisch hergestellt, aus Haushaltszucker gewonnen und industriell aus Mais produziert. Fruktose wird in Lebensmitteln für Diabetiker und als Hauptbestandteil von Maissirup häufig für Erfrischungsgetränke verwendet. Des Weiteren wird Fruktose in Form von Inulin oder Oligofruktose als Zutat in Functional-Food-Produkten eingesetzt. Die Aufschrift »Mit natürlichem Fruchtzucker hergestellt« oder »Nur mit Zucker aus Früchten« soll Gutes verheißen, verschweigt aber etwas ganz Wesentliches, nämlich dass es sich hier um ganz normalen, dick machenden Zucker handelt. Bei vielen Lebensmitteln ist es außerdem äu-

ßerst schwierig, allein anhand der Inhaltsangaben den genauen Fruktoseanteil herauszulesen. In der Schweiz muss gesetzlich nur die Zugabe von reinem Fruchtzucker deklariert werden. Wie viel Fruchtzucker ein mit Fruchtsäften gesüßtes Lebensmittel enthält, das bleibt uns leider verborgen.

Als gesichert gilt: Fruchtzucker ist ein ernstzunehmender Dickmacher! Im Gegensatz zu Traubenzucker steigert Fruchtzucker die Insulinausschüttung (siehe Seite 20 ff.) nicht. Er zirkuliert frei im Blut und wird mit der Zeit von der Leber zu Fetten und nur zum Teil in Glukose umgewandelt. Diese Abbauprozesse fördern die Erhöhung von kleinen

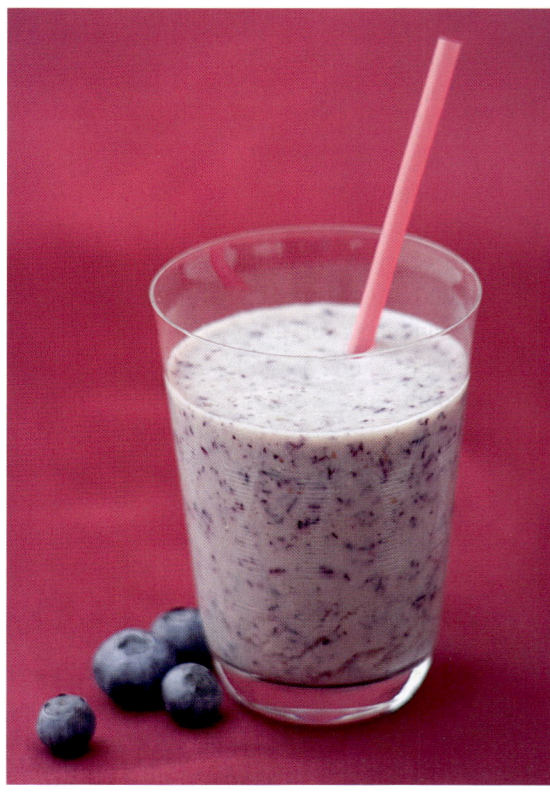

sogenannten LDL-Partikeln im Blut (das »schlechte« Cholesterin) und senken zugleich das HDL-Cholesterin (»gutes« Cholesterin). Auch der Harnsäurespiegel, ein Risikofaktor für die Stoffwechselkrankheit Gicht oder die Entstehung von Nierensteinen, steigt infolge von Fruktosegenuss. Zahlreiche Wissenschaftler sind davon überzeugt, dass der ungeheure Anstieg des Fruktoseverzehrs in den Vereinigten Staaten während der letzten Jahre mitverantwortlich für das epidemieartige Auftreten des Übergewichtes ist. Denn da Fruktose das Insulin nicht erhöht, also nicht satt machen kann, führt dies zum Verzehr von überdurchschnittlich großen Mengen der mit Fruchtzucker versetzten Joghurts und Getränke. Vor allem bei Kleinkindern kann ein übermäßiger Fruktoseverzehr sogar zu Durchfallerkrankungen führen. Untersuchungen aus den USA haben außerdem gezeigt, dass Personen mit hohem Verzehr von Fruchtzucker häufiger am Metabolischen Syndrom (siehe Seite 44) leiden. Die Empfehlung von Fachleuten lautet daher: Mehr als 25 Gramm Fruktose pro Tag sollte es bei gesunden Erwachsenen nicht sein. Das ist bereits mit einem halben Liter Apfelsaft oder drei Birnen erreicht. Auch aromatisierte und gesüßte Tafelwasser enthalten bis zu 45 Gramm Fruktose pro Liter. Das entspricht etwa dem Fruchtzuckergehalt von zehn Orangen oder sieben Äpfeln.

Risikofaktor Fruktose

Ein Übermaß an Fruktose in der Nahrung sorgt für Übergewicht und kann Folgeerkrankungen verursachen, wie den oben erwähnten Anstieg der Harnsäurewerte. In einer 12-jährigen Studie, an der mehr als 46 000 Personen teilnahmen, war das Risiko einer Gicht bei denjenigen, die fünf- bis sechsmal pro Woche mit Fruktose gesüßte Softdrinks zu sich nahmen, im Vergleich zur Kontrollgruppe um 30 Prozent erhöht. Teilnehmer, die täglich zwei oder mehr stark fruktosehaltige Getränke zu sich nahmen, hatten sogar ein um 85 Prozent erhöhtes Gicht-Risiko. Zudem kann es bei reichlichem Genuss von fruchtzuckerhaltigen Produkten zu Übelkeit, Bauchschmerzen und häufig auch zu Durchfallerkrankungen kommen, denn etwa ein Drittel der Deutschen leidet an einer Fruchtzuckerunverträglichkeit.

FRUKTOSEGEHALT IN LEBENSMITTELN PRO 100 GRAMM

Apfel/Kernobst 6 g
Äpfel, getrocknet 30 g
Apfelsaft 6 g
Banane, getrocknet 11 g
Birne 7 g
Cornflakes mit Zucker/Honig 6 g
Diabetikerschokolade 55 g
Diät-Erdbeerjoghurt 6 g
Diätkonfitüre/-marmelade 11 g
Frucht-Honig-Riegel 10 g
Honig 36 g
Limonaden 5 g
Mango 7 g
Müsli mit Milch, Zucker und Obst 5 g
Orangensaft 4 g
Rosinen 33 g
Traubensaft 7 g
Weintrauben 8 g
Zitrusfrüchte 4 g

TEST
WELCHER ZUCKER-TYP BIN ICH?

Wenn Sie wissen möchten, wie es wirklich um Ihr Verhältnis zu Kohlenhydraten und Süßem steht, beantworten Sie einfach spontan die nächsten Fragen.

1. Sie öffnen eine Tafel Schokolade. Wie geht es weiter?

a *Ich esse ein kleines Stückchen, dann kommt die Tafel zurück in den Schrank oder die Schublade – bis zum nächsten Mal.* ○

b *Ich nehme mir vor, nur einen Riegel zu essen, aber irgendwie ist plötzlich die ganze Tafel weg.* ⊗

c *Ich genieße jedes Stückchen ausgiebig – kann sein, dass noch etwas für morgen übrig bleibt. Oder für den Kollegen am Schreibtisch nebenan ...* ○

2. Wie viel Zucker brauchen Sie in Ihrem Frühstückskaffee oder -tee?

a *Ich trinke meinen Kaffee/Tee ungesüßt.* ○

b *Recht viel! Mein Frühstücksgetränk ist immer gut gesüßt!* ⊗

c *Nur ein bisschen für den Geschmack.* ○

3. Naschen Sie gerne zwischendurch etwas Süßes?

a *Nein, ich bin nicht so ein »Zuckerzahn«. Ich mag es deftig.* ○

b *Ja, ständig. Ich habe auch immer süße Kleinigkeiten dabei.* ⊗

c *Ab und zu überkommt mich schon das Verlangen – und dem gebe ich dann auch meistens nach.* ○

4. Wenn Sie der Durst überkommt, dann trinken Sie am liebsten:

a *Wasser, Wasser, Wasser, gelegentlich einen Kaffee oder Tee oder eine Fruchtsaftschorle – mit drei Teilen Wasser verdünnt.* ⊗

b *Ich trinke am liebsten Limos, Cola – gerne auch light – oder Saft und manchmal auch Milchmixgetränke.* ○

c *Natürlich Wasser oder Tee, aber zwischendurch auch mal einen schönen Fruchtsaft und einen Kaffee oder einen Kakao mit Zucker und Milch.* ○

5. Sie haben sich in Ihrem Lieblingsrestaurant einen großen Salatteller bestellt. Was gibt es dazu?

a *Den Salat esse ich »pur«.* ⊗

b *Einige Scheiben Weißbrot, damit ich etwas im Magen habe.* ○

c *Eine Scheibe frisches Brot – da lasse ich mir jeden Bissen genussvoll auf der Zunge zergehen.* ○

6. Und was essen Sie zum Nachtisch?

a *Mittags ein Stück Wassermelone bzw. Früchte der Saison, abends etwas Käse.* ○

b *Eine Panna cotta oder ein Eis oder eine andere Süßspeise.* ⊗

c *Einen Espresso, vielleicht mit einem kleinen Löffel Zucker.* ○

7. Sie schlendern über ein Volksfest. Was zieht Sie magisch an?

a *Der Stand mit den Fischbrötchen.* ○

b *Der Stand mit den Weingummi-Leckereien zum Selbstaussuchen.* ⊗

c *Der Autoscooter – und danach gönne ich mir einen Liebesapfel.* ○

8. Am Frischeregal des Supermarkts: Was kommt in Ihren Einkaufskorb?

a   *Naturjoghurt pur – ich mag den reinen Geschmack!*   ⊗

b   *Eine schöne Quarkspeise mit Früchten oder Nüssen.*   ○

c   *Ein Becher ungesüßte Dickmilch – die gibt es dann zu Hause mit etwas Zimt und Zucker bestreut.*   ○

9. Wofür verwenden Sie in Ihrer Küche Zucker, Honig, Agavensirup und Co.?

a   *Natürlich für Nachspeisen. Aber ich nehme meistens weniger als in den Rezepten angegeben.*   ⊗

b   *Zucker kommt bei mir ins Salatdressing, in die Tomatensoße und morgens über mein Müsli.*   ○

c   *Gelegentlich schmecke ich Speisen mit einer Prise Zucker oder etwas Honig oder Sirup ab.*   ○

10. Kommen bei Ihnen häufig Fertiggerichte, Tütensuppen etc. auf den Tisch?

a   *So gut wie nie.*   ○

b   *Ja, häufig, etwa wenn ich es eilig habe oder keine Lust zum Kochen.*   ⊗

c   *Manchmal lasse ich mir so etwas schmecken.*   ○

11. Wie viele Sorten Süßigkeiten haben Sie zu Hause?

a   *Eigentlich nur etwas für Gäste oder gelegentlich für die Kinder.*   ○

b   *Ich habe eine ziemlich große Auswahl. Ohne Süßigkeiten sitze ich auf dem Trockenen.*   ⊗

c   *Ich habe meist ein paar von den Süßigkeiten im Schrank, die ich am liebsten mag.*   ○

12. Welche der folgenden Süßigkeiten würden Sie spontan wählen?

a   *Eine Orange.*   ○

b   *Den Cupcake mit Schokosplittern und Himbeersahne-Topping.*   ⊗

c   *Den zartbitteren Espresso-Schokoladenriegel.*   ○

AUSWERTUNG

Überwiegend a:

Mit Zucker und Süßigkeiten kann man Sie nicht locken. Sie sind sehr maßvoll, was Ihren Zuckerkonsum anbelangt und damit auch nicht »zuckergefährdet«.

Überwiegend b:

Sie sind offensichtlich der geborene Süßschnabel! Versuchen Sie, Ihre Zuckergewohnheiten umzustellen von »schlechtem« kurzkettigem Zucker auf gesünderen langkettigen. Das heißt, lieber einmal ein Stück Obst essen anstelle einer Tafel Schokolade. Da steckt zwar auch jede Menge Zucker drin, nur bekommen Sie gratis noch ein paar Vitamine dazu. Und wenn es doch einmal ein Eis oder ein süßes Dessert sein soll, genießen Sie es in Ruhe und ganz bewusst Löffel für Löffel. Sie brauchen aber gegen Ihren Alltagsstress dringend etwas Süßes? Es gibt noch andere kalorienfreie (!) und effektive Möglichkeiten des Stressabbaus, die sogar richtig Spaß machen können. Lassen Sie sich von unseren Tipps auf Seite 80 f. inspirieren.

Überwiegend c:

Herzlichen Glückwunsch – Sie gehören zu den echten Genießern und können Süßes bewusst auf der Zunge zergehen lassen, ohne nach immer mehr zu verlangen!

IN KOHLENHYDRATEN STECKT NOCH MEHR

Komplexe Kohlenhydrate aus Kartoffeln, Vollkorngetreide oder Hülsenfrüchten kommen immer zusammen mit pflanzlichem Eiweiß vor sowie mit darmaktiven Ballaststoffen und verschiedenen Mineralstoffen und Vitaminen. An erster Stelle stehen hier Kalium und Magnesium. Kalium beeinflusst die Herztätigkeit, Magnesium wirkt krampflösend.

Im Getreide beispielsweise finden sich Mineralstoffe und Vitamine in der feuchtigkeitshaltigen Schutzhülle des Getreidekorns. Beim Mahlen des Getreides zu weißem Mehl (Type 405) wird diese Schutzhülle entfernt. Damit gehen auch die lebenswichtigen Vitamine und Mineralstoffe verloren.

Wasserlösliche Vitamine, etwa das Vitamin C und die Vitamine der B-Gruppe, sind besonders für die Abwehr von Krankheitserregern wichtig. Der Körper kann wasserlösliche Vitamine (mit Ausnahme des B_{12}-Vitamins) im Gegensatz zu fettlöslichen Vitaminen nicht in größeren Mengen speichern. Bei einer Hungerdiät oder einer Low-Carb-Diät kommt es also leicht zu Mangelerscheinungen an diesen für das Immunsystem wichtigen Vitalstoffen.

ZUFUHREMPFEHLUNGEN DER DGE (ERWACHSENE)

Kalium	*2000 mg pro Tag*
Magnesium	*300–350 mg pro Tag*
Vitamin B6	*1,2 mg pro Tag (Frauen)*
	1,5 mg pro Tag (Männer)
Vitamin C	*100 mg pro Tag*

VITAMINE & MINERALSTOFFE VON BOHNEN & CO.

Lebensmittel
(je 100 g verzehrbarer Anteil)

Banane:

Kalium	*382 mg*
Magnesium	*31 mg*
Vitamin B6	*0,37 mg*
Vitamin C	*11 mg*

Grüne Bohnen:

Kalium	*243 mg*
Magnesium	*194 mg*
Vitamin B6	*0,28 mg*
Vitamin C	*19 mg*

Kichererbsen:

Kalium	*756 mg*
Magnesium	*129 mg*
Vitamin B6	*0,55 mg*
Vitamin C	*5 mg*

Paprika:

Kalium	*177 mg*
Magnesium	*12 mg*
Vitamin B6	*0,24 mg*
Vitamin C	*120 mg*

Schwarze Johannisbeere:

Kalium	*310 mg*
Magnesium	*17 mg*
Vitamin B6	*0,08 mg*
Vitamin C	*177 mg*

WAS BRINGT EINE REINE LOW-CARB-DIÄT?

Kohlenhydratarme Diäten gibt es seit dem 19. Jahrhundert. Populär wurden sie Mitte der Siebzigerjahre durch den US-amerikanischen Arzt Robert Atkins. Bei dieser Art von Diät soll der Kohlenhydratanteil in der Ernährung gesenkt werden, um so abzunehmen. Erlaubt sind Gemüse, Milchprodukte, Fleisch und Fisch. Dem Körper steht nun allerdings nicht mehr sein Lieblingsbrennstoff zur Verfügung. Er muss sich an die Zerlegung seiner Fettreserven machen. Dies geschieht durch eine sogenannte Ketose. Dabei werden in der Leber aus den Fettreserven Ketonkörper hergestellt. So reduziert der Körper zwangsweise seine Fettpolster.

Aber: Wenn Sie ständig wenig Kohlenhydrate essen, dafür aber weiterhin Eiweiß und Fett verzehren, setzen Sie Ihren Körper unter Stress. Da er seit Urzeiten darauf gepolt ist, bei Hunger (= kein Zucker) nur das Speicherfett zu verwerten und nicht noch zusätzlich durch Fett in der Nahrung versorgt zu werden, kommt es zu folgender Reaktion: Das Nahrungsfett wird in der Leber zerlegt. Die daraus entstandenen Ketonkörper werden nun zur einzigen Energiequelle unseres immer zuckerhungrigen Gehirns. Diese Aussicht ist für das Gehirn in höchstem Maße beunruhigend, und es schneidet sofort alle anderen Organe von der Versorgung mit Zucker ab und sendet überdies Stresssignale an den Körper, der Unterzuckerung ein Ende zu bereiten. Gibt es dann immer noch keinen Zucker, stellt sich das Gehirn allmählich auf die Ketonkörper um. An diese »Ersatzkohlenhydrate« gewöhnt es sich nach etwa drei Tagen Hungern bzw. Kohlenhydratabstinenz.

Der Vorteil der Low-Carb-Diät ist eine raschere Gewichtsabnahme als mit der Low-Fat-Diät. Auch die Blutfette, der Blutzucker und das Insulin sinken stärker. Zudem vertreiben die Ketonkörper das Hungergefühl, und das überschüssige Fett regt die Wärmeproduktion an. Das ist der Grund für die schnellere Gewichtsabnahme. Der Nachteil: Die große Menge an Eiweiß, die im Rahmen einer solchen Ernährungsweise verzehrt wird, belastet die Nieren, erhöht den Blutdruck und die Harnsäurewerte. Zudem ist die Versorgung mit den lebenswichtigen B-Vitaminen bei einer reinen Low-Carb-Diät nicht garantiert. B-Vitamine müssen daher in Form von entsprechenden Vitaminpräparaten eingenommen werden.

Fazit: Eine reine Low-Carb-Diät hat nichts mit einer ausgewogenen, gesunden Ernährungsweise zu tun und ist als langfristige Ernährungsstrategie wenig empfehlenswert. Erfolgversprechender und gesünder ist es, Low-Carb-Mahlzeiten an den menschlichen Biorhythmus und die Bedürfnisse des Stoffwechsels zu binden. Wie das funktioniert, zeigen wir Ihnen ab Seite 66.

KEINE SCHLANKMACHER: DIÄT-LEBENSMITTEL

Vorsicht, Diätprodukte sind oft nicht fett- oder kalorienreduziert! Meistens handelt es sich dabei um Produkte für Diabetiker. Diätmarmelade ist zum Beispiel für Diabetiker geeignet, weil der Kristallzucker durch Fruchtzucker ersetzt wurde. Sie kann aber ebenso viele Kalorien enthalten wie gewöhnliche Marmelade.

WIE WICHTIG IST DER GLYX-FAKTOR?

Der »Glykämische Index«, häufig zu »Glyx« oder »GI« abgekürzt, gibt in Zahlenwerten die blutzuckersteigernde Wirkung von Lebensmitteln an. Je rascher ein Zucker aufgenommen werden kann, desto höher ist der GI, und desto höher fallen der Blutzucker- und der Insulinanstieg aus. Je langsamer ein Zucker verstoffwechselt wird, desto langsamer steigen der Blutzucker- und der Insulinspiegel an, und desto länger hält auch das Sättigungsgefühl nach einer Mahlzeit an. Als ungünstig gilt ein GI von über 70, als mittelmäßig gelten GI-Werte zwischen 50 und 70, und als gut gilt ein GI von kleiner als 50.

Galt der GI auch lange Zeit als wegweisend bei der Gewichtsregulierung, so zeigen neuere Forschungsergebnisse, dass die GI-Werte bei einer Gewichtszu- wie auch bei einer -abnahme eine geringere Rolle spielen als bisher angenommen. Denn entscheidend für den Blutzuckeranstieg nach dem Verzehr eines bestimmten Lebensmittels ist die Menge, die man pro Mahlzeit einnimmt. Je nach Zubereitung eines Lebensmittels kann sich auch der Glyx-Faktor stark verändern. So haben gekochte Möhren beispielsweise einen höheren GI als rohes Gemüse. Zum anderen lässt sich der Glykämische Index nur auf stark kohlenhydratbetonte Mahlzeiten anwenden. Werden gleichzeitig Fett und Eiweiß verzehrt, beispielsweise bei Schweinebraten mit Knödeln oder Nudeln mit Putengeschnetzeltem, verzögert sich der Stoffwechselprozess und damit auch der Zeitraum, wann eine Blutzuckerspitze nach dem Essen erreicht wird. Im Alltag ist der Glyx-Faktor daher wenig tauglich.

DIE GLYKÄMISCHE LAST

Ein sinnvolleres Maß für die Insulinwirkung einer Mahlzeit ist die sogenannte Glykämische Last (GL). Sie ist eine Erweiterung des GI und gibt die Blutzucker- und Insulinwerte nach den tatsächlich verzehrten Portionen und Kohlenhydraten an. Sie errechnet sich nach der Formel »GI x Kohlenhydratanteil pro 100-Gramm-Portion«. Eine Glykämische Last von zehn gilt als niedrig. Im mittleren Bereich liegen die Werte von elf bis 19. Eine GL von 20 und mehr gilt als hoch.

Klinische Untersuchungen zeigen, dass eine niedrige GL bei einer Gewichtsabnahme nützlich sein kann, nur scheint die Berechnung der GL für den Alltag ein wenig zu kompliziert zu sein. Schließlich gibt es in unserer Nahrung viele weitere Einflussfaktoren: So verzögern etwa Ballaststoffe in Lebensmitteln die Aufnahme von Nährstoffen aus dem Darm. Manche Zutaten sind auch für ihre blutzuckersenkende Wirkung bekannt, etwa Zimt oder Kleie, was wiederum das Bild verfälscht. Zudem ist es wichtig, wie viel Fett gleichzeitig mit den Kohlenhydraten aufgenommen wird (siehe Seite 24).

Wenn Sie auf Ihren Blutzuckerspiegel achten möchten, sollten Sie keineswegs auf Kohlenhydrate verzichten, jedoch vor allem auf komplexe Kohlenhydrate setzen. Messen Sie aber auch dem Glyx-Faktor nicht übermäßig viel Bedeutung bei. Klüger ist es mit Sicherheit, auf die Glykämische Last von Lebensmitteln zu achten und solche mit hoher GL zu meiden. Dazu benötigen Sie aber nicht unbedingt umfangreiche Tabellenwerke, wenngleich diese die Orientierung erleichtern können. Mit Vollkornprodukten und Gemüse liegen Sie immer richtig.

Die Wirkung von Insulin

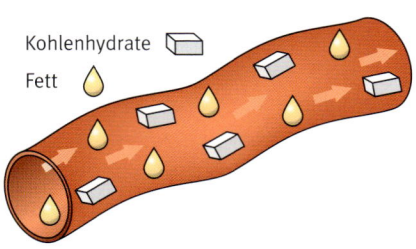

Kohlenhydrate

Fett

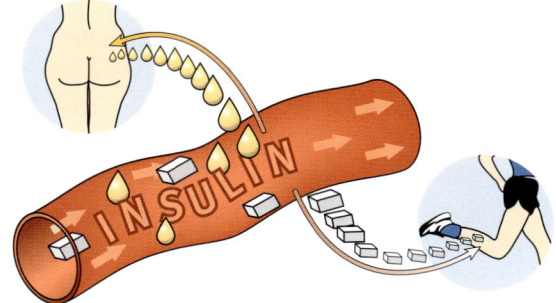

Insulin sorgt nicht nur dafür, dass Kohlenhydrate zur Energiegewinnung genutzt werden, sondern lässt gleichzeitig das im Blut vorhandene Fett auf die Hüften wandern.

WAS MACHT DIE ZUCKER-FETT-FALLE SO GEFÄHRLICH?

Heute essen wir in der Regel immer Fett und Kohlenhydrate gemeinsam. Morgens Croissant oder Marmeladenbrot mit Butter, mittags Kartoffeln mit Fleisch oder Pizza, abends Wurst- und Käsebrote. Die Folge: Im Blut finden sich immer Fett und Kohlenhydrate gemeinsam.

Der Ablauf des Zuckerstoffwechsels ist sehr gut abgestimmt und wird durch bestimmte Hormone gesteuert. Maßgeblich an diesem Prozess ist das Insulin beteiligt. Es ist das einzige Hormon, das den Zuckergehalt (Glukosegehalt) des Blutes nach einer Mahlzeit senken kann. Das Insulin wird in den so genannten Langerhans-Inseln der Bauchspeicheldrüse gebildet. Wenn die Glukose-Konzentration im Blut nach einer kohlenhydratreichen Mahlzeit ansteigt, wird vermehrt Insulin gebildet und in den Blutkreislauf abgegeben. Dann sorgt das Insulin vor allem an den Leber-, Muskel- und Fettzellen dafür, dass der Zucker schneller aus dem Blut in die Zellen transportiert wird, wo er für jede Art von Energiegewinnung gebraucht wird. So sinkt der Blutzuckerspiegel und normalisiert sich. Stecken jedoch in einer kohlenhydratreichen Mahlzeit jedoch zugleich zu viele Fette, wandern diese – unbehelligt vom Insulin – in die Speicher unter der Haut, auf den Hüften oder im Bauch. Wer abnehmen und sein Gewicht halten möchte, ist also gut beraten Kohlenhydrate und Fett in einer Mahlzeit zu trennen. Wir benötigen beide Nährstoffe, damit wir leistungsfähig und gesund bleiben – aber eben nie gleichzeitig.

Denn das Fett in den Speichern wartet, bis der Insulinspiegel wieder abgesunken ist. Wird keine neue Nahrung aufgenommen, die Kohlenhydrate enthält, wird das Fett aus den Speichern zur Energiegewinnung genutzt. Meistens lassen wir diesen Fall jedoch nicht eintreten und wir gönnen uns einen leckeren Muffin zwischendurch, der neben den Kohlenhydraten auch Fett liefert, das gleich wieder in die Speicher wandert. Und so wachsen diese immer weiter an.

GUTE FETTE, SCHLECHTE FETTE

Fette liefern mit 9 kcal/g mehr als doppelt so viel Energie wie Kohlenhydrate und Eiweiß und sind ein lebensnotwendiger Bestandteil unserer Nahrung. Schließlich dienen sie unserem Organismus als Energieträger, aber auch als Baustoff von Zellwänden (Membranen) oder Hormonen. Nicht zuletzt benötigen wir sie, um bestimmte fettlösliche Vitamine (wie etwa das Vitamin A) aus der Nahrung aufnehmen zu können. Fett schützt uns außerdem seit Urzeiten vor Kälte und bildet ein Schutzpolster um die empfindlichen Bauchorgane, wie etwa Nieren und Milz.

Dennoch sollte die tägliche Fettmenge nur etwa ein Drittel der aufgenommenen Gesamtenergie ausmachen. Tatsächlich liegt sie laut der Deutschen Gesellschaft für Ernährung (DGE) in Deutschland aber zwischen 36 und 40 Prozent. In diesem Fall macht Fett natürlich dick und begünstigt zudem die Entstehung von Ablagerungen (Plaques) in den Blutgefäßen (Arteriosklerose). Das erhöht das Risiko für Herz-Kreislauf-Erkrankungen beträchtlich.

ENERGIE PUR!

Wie bei den Kohlenhydraten gibt es auch bei Fetten große Unterschiede. Aus chemischer Sicht sind Fette eine Verbindung aus Alkohol und verschiedenen Fettsäuren. Diese Fettsäuren bestehen aus Kohlenwasserstoffketten. Wir unterscheiden zwischen gesättigten und ungesättigten Fettsäuren.

Gesättigte Fettsäuren

Gesättigte Fettsäuren sind Einfachbindungen von acht bis maximal 28 Kohlenstoffatomen. Gesättigte Fettsäuren sind ein Bestandteil der Zellmembranen und können in den Kraftwerken der Zellen (den sogenannten Mitochondrien) zur Bildung von Energie genutzt werden. Gesättigte Fettsäuren werden vorwiegend mit der Nahrung aufgenommen und sind in allen Nahrungsfetten enthalten.

Die täglich zugeführte Menge sollte bei zehn Prozent der gesamten Energieaufnahme liegen. Tierische Fette, z. B. in Butter, fetten Fleisch- und Wurstwaren und Schmalz, enthalten mehr gesättigte Fettsäuren als pflanzliche Öle. Nur Kokosfett enthält größere Mengen an gesättigten Fettsäuren. Im Körper können gesättigte Fettsäuren unter anderem aus Fruktose (Fruchtzucker) oder Aminosäuren (siehe Seite 47) gebildet werden. Einige langkettige gesättigte Fettsäuren lassen die Menge an »schlechtem« LDL-Cholesterin ansteigen und sind daher weniger gesund.

Ungesättigte Fettsäuren

Ungesättigte Fettsäuren haben Doppelbindungen zwischen den Kohlenstoffatomen. Je nach Anzahl der Bindungen wird zwischen einfach und mehrfach ungesättigten Fettsäuren unterschieden. Einfach ungesättigte Fettsäuren senken das LDL-Cholesterin. Vor allem Olivenöl und Rapsöl sind reich an den einfach ungesättigten Fettsäuren. Mehrfach ungesättigte Fettsäuren senken das LDL-Cholesterin ebenfalls, können aber auch das »gute« HDL-Cholesterin senken, wenn man sie in größeren Mengen verzehrt. Einige dieser mehrfach ungesättigten Fettsäuren sind essenziell (das heißt lebensnotwendig), da sie nicht vom Körper gebildet werden können. Wir müssen sie mit der Nahrung aufnehmen.

Je mehr Doppelbindungen in einem Fett enthalten sind, desto flüssiger ist es. Kokosfett ist hart, da es nur gesättigte Fettsäuren enthält. Olivenöl wird im Kühlschrank zähflüssig, da es vor allem aus Fettsäuren mit einer Doppelbindung besteht. Fette mit vielen mehrfach ungesättigten Fettsäuren bleiben auch im Kühlschrank flüssig, wie das Rapsöl. Zudem sind diese mehrfach ungesättigten Fettsäuren wichtige Ausgangssubstanzen für bestimmte Gewebshormone (Eicosanoide), die von allen Körperzellen (mit Ausnahme der roten Blutkörperchen) gebildet werden. Mit diesen Botenstoffen teilt eine Zelle der anderen mit, welche Baustoffe sie benötigt. Eine Unterversorgung mit diesen essenziellen Fettsäuren – häufig Folge einer fettfreien oder -reduzierten Diät – kann das Sehen, die Gehirnfunktionen, die Haut, die Lungen-, Nieren-, Geschlechtsdrüsen-

und Gefäßfunktionen sowie die Blutgerinnung beeinflussen. Ein Zuviel an diesen Fettsäuren kann mit einer Beeinträchtigung der Infektabwehr, der Entstehung von Allergien, bestimmten Tumor- oder anderen Autoimmunerkrankungen verbunden sein.

Zu den essenziellen mehrfach ungesättigten Fettsäuren gehören die Omega-Fettsäuren (Omega-3- und Omega-6-Fettsäuren), die in tierischen und pflanzlichen Fetten enthalten sind. Diese haben einen bedeutenden gesundheitlichen Nutzen, schließlich senken sie den Blutfettspiegel (also den Cholesterinspiegel), fördern die Fließfähigkeit des Blutes und schützen so die Gefäße. Die wichtigste Omega-6-Fettsäure ist die Linolsäure aus Pflanzenölen (z. B. in Distel-, Maiskeim- oder Sonnenblumenöl).

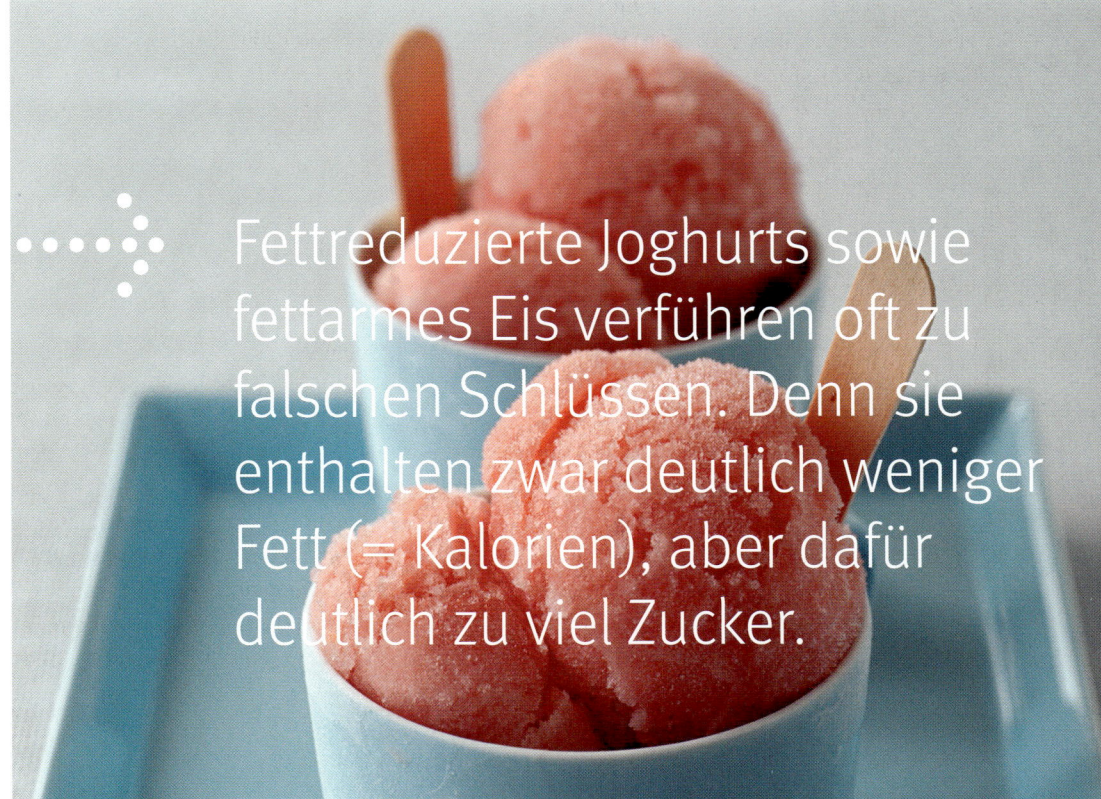

Fettreduzierte Joghurts sowie fettarmes Eis verführen oft zu falschen Schlüssen. Denn sie enthalten zwar deutlich weniger Fett (= Kalorien), aber dafür deutlich zu viel Zucker.

Ebenfalls zu dieser Fettsäurengruppe gehört die CLS (conjugierte Linolsäure) aus Milchfett in Milch und Milchprodukten. Sie trägt zu einem gesunden Glukose- und Fettstoffwechsel bei. Omega-3-Fettsäuren beeinflussen die Gesundheit der Haut, das Muskel-Skelett-, Herz-Kreislauf- und Immunsystem sowie das Gehirn. Besonders wichtig ist hier die Alpha-Linolensäure (ALA). Sie steckt in Lein-, Soja- und Rapsöl sowie Walnüssen und Walnussöl. Eicosapentaensäure (EPA) und Docosahexaensäure (DHA) schützen das Herz und das Gehirn und stecken in fettreichem Seefisch, z. B. Makrelen, Hering, Lachs, Sardinen und Thunfisch. DHA ist aber auch in der Muttermilch in hohen Konzentrationen enthalten, da sie für das Wachstum des Gehirns nötig ist.

Transfettsäuren

Transfettsäuren entstehen im Magen von allen Wiederkäuern und finden sich auch in der Kuhmilch. Künstlich können sie entstehen, wenn ungesättigte Fettsäuren auf über 130 °C erhitzt werden. Sie erhöhen das »schlechte« LDL-Cholesterin und senken das HDL-Cholesterin mit negativen Folgen für die Gefäßgesundheit.

Transfettsäuren werden aus vielen industriell bearbeiteten Lebensmitteln aufgenommen. Dazu gehören Margarinen, raffinierte Öle, aber auch tierische Fette und viele Fertigprodukte. Transfettsäuren sind in sehr geringen Mengen auch in tierischen Fetten enthalten (z. B. in Rinder- und Lammfett). Durch den Einsatz von gehärteten und teilweise gehärteten Fetten in vielen Fertigprodukten stecken die Transfettsäuren z. B. auch in Back- und Süßwaren, Pommes frites, Fertigsuppen etc. Der Gehalt an Transfettsäuren in Fetten ist in Deutschland auf drei Prozent begrenzt, sodass eine gesundheitliche Gefährdung nicht gegeben ist.

WIE VIEL FETT DARF ES SEIN?

Wie viel Fett Sie, ohne zuzunehmen, mit der Nahrung aufnehmen können, ist individuell verschieden. Zum einen hängt es davon ab, wie aktiv Sie sind. Bei mäßiger körperlicher Aktivität genügt eine Fettmenge von 25 bis 30 Prozent des Gesamtkalorienbedarfs. Erwachsene sollten eine Fettmenge von 60 Gramm pro Tag nicht überschreiten. Achten Sie auf einen hohen Anteil an ungesättigten Fettsäuren und Omega-3-Fettsäuren. Größere Mengen an Fetten stecken in Butter, Margarine, Öl, Käse oder Wurst, aber auch in Milchprodukten, fettem Seefisch, Nüssen und Samen sowie in Fertigprodukten, Gebäck, Kuchen und Schokolade. Um auf der sicheren Seite zu sein, folgen Sie einfach der 50:50-Faustregel: Planen Sie die eine Hälfte für hochwertige sichtbare Fette und Öle ein, die andere für versteckte Fette.

LUST AUF FETT?

Genauso wie die Lust auf Süßes steckt auch die Lust nach Fettigem tief in unseren steinzeitlichen Genen. Den ungesunden Heißhunger auf Nüsse, Schokolade oder Chips haben wir ebenso wie unseren Stoffwechsel unseren Vorfahren zu verdanken. Die evolutionäre Erklärung lautet folgendermaßen:

In der Steinzeit, aber sogar noch bis in das 18. Jahrhundert kam es regelmäßig zu Hungersnöten. Als Reaktion verzehrte der Mensch dann, sobald diese wieder verfügbar war, möglichst fettreiche Nahrung. Das im Gehirn produzierte Hungerhormon Neuropeptid Y sorgt für geradezu unstillbaren Hunger nach Fett. Die Qualität »süß« haben wir schon als besonders attraktiv für unser Gehirn kennen gelernt. Umso weniger erstaunlich ist es, dass wir bei Hunger gern zu der Kombination süß und fett greifen – und schon schnappt die Zucker-Fett-Falle zu.

Zudem ist Fett ein überaus angenehmer Geschmacksverstärker. Umso wichtiger ist es heute, in Zeiten, in denen wir beinahe jederzeit und überall Zugriff auf unsere Lieblingsgeschmacksrichtungen haben, dass wir bewusst auswählen und gut essen. Mit den Rezepten ab Seite 125 landen Sie garantiert nie mehr in der Zucker-Fett-Falle!

Vier Esslöffel Raps- oder Olivenöl pro Tag versorgen einen Erwachsenen mit der gesundheitlich empfehlenswerten Menge an einfach ungesättigten Fettsäuren.

CHOLESTERIN IST NICHT GLEICH CHOLESTERIN

Erhöhte Cholesterinwerte sind nicht ungefährlich. Die Blutfette haben die Eigenschaft, sich an den Innenwänden unserer Blutgefäße abzulagern und dort eine Entzündung auszulösen. Die verdickte Gefäßwand behindert die Blutversorgung verschiedener Organe, allen voran von Herz und Gehirn. Cholesterin ist nicht wasserlöslich. Damit es im Blut transportiert werden kann, werden die Fettteilchen in Eiweißhüllen verpackt. Die Verbindung aus einem Transporteiweiß mit einem Fettteilchen nennen Fachleute Lipoprotein.

Je nach Größe und Dichte teilen die Ärzte diese in verschiedene Gruppen: LDL-Cholesterin (engl.: low density lipoprotein, Lipoprotein mit niedriger Dichte) transportiert das Cholesterin zu den Zellen. Bei einem Überschuss wird es an den Gefäßinnenwänden abgelagert. HDL-Cholesterin (engl.: high density lipoprotein, Lipoprotein hoher Dichte) sorgt für den Rücktransport überschüssigen Cholesterins von den Zellen zur Ausscheidung über die Galle. Es kann abgelagertes Cholesterin aufnehmen und so vor einer Verstopfung der Arterien schützen; daher der Beiname »gutes« Cholesterin.

Der LDL-Wert im Blut sollte unter 130 mg/dl liegen, der HDL-Wert bei mindestens 60 mg/dl. Eine fettreduzierte und ballaststoffreiche Kost,kann das LDL-Cholesterin senken. Bewegung erhöht das »gute« HDL-Cholesterin.

EINE RISKANTE KOMBINATION: ZUCKER UND FETT

Zucker und Fett gleichzeitig genossen, machen dick, auch wenn wir das gar nicht wollen. Das Problem ist: Übergewicht hat noch keinen oder kaum einen Menschen glücklich gemacht. Heute weiß man auch, dass es der Gesundheit schadet.

Dabei sind die Polster um Po und Oberschenkel, die vor allem Frauen aufbauen (Birnen-Typ), aus gesundheitlicher Sicht nicht riskant – für nicht wenige aber ein kosmetisches Ärgernis. Mit einer gezielten Ernährungssteuerung und getrennten Kohlenhydrat- und Fettmahlzeiten sowie regelmäßigem Training kann erfolgreich etwas für diese Problemzonen getan werden. Und »Birnen«-Typen haben eine sehr schöne Taille.

Das kann der Apfeltyp leider nicht von sich behaupten. Er (meistens kommt dieses Fettverteilungsmuster bei Männern vor) legt bei einer entsprechend kalorienreichen Ernährung ordentlich am Bauch zu. Auch Frauen nehmen aufgrund der hormonellen Veränderungen in den Wechseljahren leichter am Bauch zu. Das innere Bauchfett dient dabei als »Hormonfabrik«, in der zahlreiche Hormone hergestellt werden. Ein großer Bauchumfang geht meist mit einer Insulinresistenz einher, dem deutlichen Zeichen für ein sogenanntes Metabolisches Syndrom (siehe rechts). Deshalb gilt ein Bauchumfang über 94 Zentimeter bei Männern und über 80 Zentimeter bei Frauen als enormer gesundheitlicher Risikofaktor. Beim Metabolischen Syndrom kommt es zu verschiedenen krankhaften Störungen des Stoffwechsels. Da Übergewicht der Hauptrisikofaktor für dieses komplexe Krankheitsbild ist, ist die Gewichts-normalisierung die einzige Behandlung, die wirklich hilft. Besonders Patienten mit einem bestehenden Typ-2-Diabetes, erhöhten Blutfetten, Bluthochdruck oder Gicht profitieren von einer Gewichtsreduktion. Denn die senkt immer zuerst das gefährliche Fett im Bauch.

DIESE ANZEICHEN SPRECHEN FÜR EIN METABOLISCHES SYNDROM

> *bauchbetontes Übergewicht (Bauchumfang > 94 cm bei Männern, > 80 cm bei Frauen)*
> *Bluthochdruck (> 130/85 mm/Hg)*
> *Fettstoffwechselstörung*
> *erhöhter Blutzucker*
> *dauerhaft erhöhtes Insulin*
> *(Hinweise darauf geben die Blutwerte: HDL-Cholesterin: < 40 mg/dl bei Männern, < 45 mg/dl bei Frauen; LDL-Cholesterin: normal, jedoch kleine dichte Partikel; Triglyzeride: > 150 mg/dl)*
> *Typ-2-Diabetes (Nüchternblutzucker: > 7,0 mmol/l)*

FETTE UND VITAMINE

Nahrungsfette sind nicht nur Energieträger. In ihnen stecken auch jede Menge lebensnotwendiger Vitamine (A, D, E und K).

> Vitamin A beziehungsweise seine Vorstufe Beta-Carotin ist in zahlreichen Obst- und Gemüsesorten enthalten. Es ist unter anderem wichtig für Nervensystem, Blut, Haut, Augen und Immunsystem.

> Vitamin D ist für die Knochengesundheit wesentlich. Es schützt darüber hinaus vor

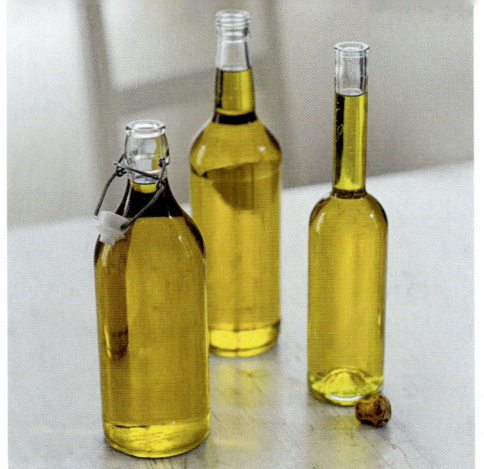

Infektionen, Autoimmunkrankheiten und Tumorleiden sowie Diabetes; außerdem senkt es das Risiko für Arteriosklerose. Vitamin D kann im Körper nur durch Unterstützung von Sonnen-(UV-B-)Strahlung gebildet werden. In der Nahrung kommt es im Wesentlichen in fetthaltigen Fischen vor. Deshalb sollten Sie zusätzlich zu zwei Fischmahlzeiten pro Woche genügend Sonnenlicht tanken, zum Beispiel indem Sie täglich spazieren gehen.

› Vitamin E ist ein Sammelbegriff für eine Gruppe von (heute erforschten) 16 fettlöslichen Substanzen. Sie schützen die Körperzellen vor dem Angriff von sogenannten freien Radikalen. Diese aggressiven Sauerstoffmoleküle schädigen die Körperzellen. Gegensteuern können Sie neben einer Gewichtsabnahme und einem ausgewogenen Lebensstil durch eine ausreichende Versorgung mit »guten« Fetten (siehe Seite 40 f.). Vitamin E steckt in allen Ölen, die viel ungesättigte Fettsäuren enthalten, wie Weizenkeim-, Raps- und Olivenöl.

› Vitamin K spielt eine wichtige Rolle bei der Blutgerinnung. Auch zur Vorbeugung einer erhöhten Knochenbrüchigkeit in den Wechseljahren (Osteoporose) sowie für das Zellwachstum ist es unverzichtbar. Vitamin K ist in grünem Gemüse wie Kohl, Spinat, Kohlrabi und Salat, Milch und Milchprodukten, Eiern und Fleisch enthalten.

WAS BRINGEN LOW-FAT-DIÄTEN?

Bei dieser Ernährungsweise geht es darum, den Fettanteil in der Nahrung so gering wie möglich zu halten, indem Fett (9 kcal/g) durch Kohlenhydrate und Eiweiß (je 4 kcal/g) ersetzt wird. Das Prinzip: Kohlenhydrate, soviel man möchte, Fett (vor allem essenzielle Fettsäuren) bis zu 60 Gramm pro Tag, wie von der Deutschen Gesellschaft für Ernährung (DGE) empfohlen. Da die Deutschen Untersuchungen zufolge im Durchschnitt 100 Gramm pro Tag zu sich nehmen, ist eine Fettreduktion auf ein normales Maß sicher ein Schritt in die richtige Richtung. Das Problem: Eine Gewichtsabnahme kommt nur zustande, wenn wir weniger Kalorien pro Tag zu uns nehmen, als wir verbrauchen (siehe auch Seite 76 f.). Wenn wir weniger Fett zu uns nehmen und dafür mehr Kohlenhydrate verzehren, wird die Insulinproduktion angeregt, und die Blutfette (Triglyzeride) sinken nicht. Die Zellen bleiben unempfindlich gegen die Insulinspiegel im Blut. Das Insulin speichert auch das wenige gegessene Fett. Die Folge: Wir nehmen nicht ab. Eine geringe Erhöhung der Fettzufuhr lässt das Gewicht sogar wieder steigen.

Wir empfehlen daher – nicht zuletzt aus den guten Erfahrungen, die unsere Studienteilnehmer damit seit Jahren machen – eine gesunde Mischung aus Low-Fat- und Low-Carb-Mahlzeiten zu unterschiedlichen Tageszeiten. Diese Ernährungsweise ist optimal an die Bedürfnisse unseres Stoffwechsels angepasst. So können Sie Ihren Stoffwechsel nicht nur daran hindern, weiter Fett zu speichern. Sie entleeren gleichzeitig langsam, aber sicher Ihre Depots und sorgen mit einer ausgewogenen Ernährung gut für Ihre Gesundheit und Ihr Wohlbefinden.

EIWEISS – EIN WICHTIGER BAUSTOFF

Nahrungseiweiß (Protein) liefert ebenso viel Energie wie Kohlenhydrate, doch dienen die Eiweißkalorien in erster Linie zur Versorgung des Körpers mit lebensnotwendigen Aminosäuren. Eiweiß wird im Dünndarm durch Enzyme (Proteasen) in Aminosäuren gespalten. Diese braucht der Körper für den Aufbau von Muskeln, Organen, Knorpel, Knochen, Haut, Haaren und Nägeln, aber auch von Enzymen sowie Hormonen, die wichtige Stoffwechselvorgänge im Körper steuern. Auch das Immunsystem nutzt Eiweiße für seine vielfältigen Funktionen.

Daneben bilden Eiweiße auch die Erkennungsmerkmale von Zellen, mit denen diese sich als körperzugehörig ausweisen und daher vom Immunsystem nicht angegriffen werden (Schutzeiweiße). Auch die körpereigenen Abwehrstoffe, die sogenannten Immunglobuline, sind Eiweißstoffe. Unser Körper kann einen großen Teil seines Aminosäurenbedarfs durch den Umbau aus anderen Aminosäuren selbst herstellen. Acht Aminosäuren müssen mit der Nahrung zugeführt werden. Sie sind lebensnotwendig.

Ist nur eine einzige Aminosäure dauerhaft in zu geringer Konzentration in der Nahrung enthalten, so können für den Körper wichtige Eiweißstoffe nicht mehr gebildet werden. Herrscht ein Überschuss an Aminosäuren im Körper, etwa durch zu üppigen Fleisch- und Milchverzehr, werden die Aminosäuren zu Zucker oder Ketonkörpern umgewandelt, der dabei entstehende Harnstoff wird über die Nieren ausgeschieden. Ein Zuviel an Eiweiß erhöht den Druck in den Nieren und kann so zu Bluthochdruck beitragen.

Bevorzugen Sie pflanzliches Eiweiß

Der Eiweißbedarf liegt bei etwa 15 Prozent des Gesamtkalorienbedarfs – das sind laut der Deutschen Gesellschaft für Ernährung (DGE) ein Gramm Eiweiß pro Kilogramm Körpergewicht. Ein Erwachsener sollte deshalb täglich zwischen 55 und 85 Gramm Eiweiß verzehren. Tierische Eiweiße finden sich z. B. in Fleisch, Geflügel, Wurst, Fisch, Milch oder Milchprodukten. Pflanzliche Eiweiße sind beispielsweise in Kartoffeln, Hülsenfrüchten, Sojaprodukten und Getreide enthalten.

Die meisten von uns essen zu viel tierisches und zu wenig pflanzliches Eiweiß. Das können wir ausgleichen, indem wir mehr Kohlenhydrate auf den Tisch bringen. Wenn Sie morgens und mittags Gerichte mit Low-Fat essen und sich abends an Low-Carb-Mahlzeiten halten, verzehren Sie Eiweiße im genau richtigen Mengenverhältnis – halb pflanzlicher, halb tierischer Herkunft.

EIWEISS IM LOT

Mit den Rezepten in diesem Buch und einer auf die Bedürfnisse des Stoffwechsels angepassten Low-Carb- und Low-Fat-Ernährung sind Sie auf jeden Fall auf der sicheren Seite, was Ihre Eiweißversorgung betrifft. Aus den fettarmen Mahlzeiten am Morgen und Mittag beziehen Sie die eine Hälfte Ihres Eiweißbedarfs, aus dem kohlenhydratarmen Abendessen die andere Hälfte. Sie haben mit der Zucker-Fett-Trennkost die richtige Mischung an pflanzlichem und tierischem Eiweiß – ohne dass Sie Nährwerttabellen wälzen müssen.

TEST
DAS KENNE ICH DOCH …

Wenn Sie wissen wollen, warum es mit dem Abnehmen einfach nicht funktioniert, obwohl Sie voll guter Vorsätze und höchst motiviert sind (und es vielleicht auch schon öfter versucht haben), beantworten Sie doch einfach die folgenden Fragen und kreuzen an, was auf Sie zutrifft.

1   Ich frühstücke nie.
2   Ich snacke öfter, weil ich oft zwischendurch Hunger und keine Zeit für größere Mahlzeiten habe. Dann gibt es immer etwas Süßes.
3   Ich ernähre mich vor allen von Light-Produkten. Und/oder: Ich verwende nie Zucker, nur Süßstoff.
4   In der Vergangenheit habe ich schon mindestens drei Diäten oder Fastenkuren absolviert.
5   Ich trinke gerne Getränke, die nach etwas schmecken: Fruchtsäfte, Eistee, Limonaden.
6   Ein, zwei Gläschen Wein/Bier brauche ich, um abends zu entspannen.
7   Ich greife gerne zu Fertigprodukten, wie z. B. Pizza, Pfannkuchenteig, Tütensuppen und -gerichten und Fertiggerichten aus dem Kühlregal.
8   Es fällt mir schwer, mich länger als zwei Wochen auf meine Ernährung zu konzentrieren.
9   Wenn ich mich schon ans Abnehmen mache, dann will ich auch schnell einen Erfolg sehen.
10 Bei Stress neige ich dazu, mich mit Essen zu belohnen.

11 Ich esse meinen Teller immer leer und lasse nur ungern etwas stehen.
12 Ich schlafe zu wenig oder leide unter Schlafstörungen.
13 Ich esse oft, obwohl ich keinen Hunger habe, mit meinen Kindern oder meinem Partner.
14 No sports! Ich mag Sport nicht.
15 Ich gehe beruflich eher einer sitzenden Tätigkeit nach und/oder habe tagsüber eher weniger Bewegung.
16 Ich bin über 40 und habe in den letzten Jahren langsam, aber stetig zugelegt, ohne jedoch mehr zu essen.
17 Wenn ich einkaufe, dann nach Gusto. Ich greife vor allem zu dem, worauf ich Lust habe.
18 In meinem Einkaufswagen liegen bei jedem Einkauf entweder Süßigkeiten, Kuchen, Nüsse oder Chips oder andere Knabbereien.
19 Mittags esse ich gerne etwas Herzhaftes, also Würstchen, Döner, Leberkäse, ein Stück Pizza o. Ä.
20 Ich esse abends öfter oder ausschließlich vor dem Fernseher.
21 Knabbern und Fernsehen gehören für mich zusammen.

AUSWERTUNG
Haben Sie mehr als fünf Aussagen angekreuzt, die zu Ihnen passen? Dann wissen Sie jetzt, warum es mit dem Abnehmen einfach nicht klappen will. Wir zeigen Ihnen in diesem Buch die Lösung, wie Sie mit einer langfristigen Strategie, etwas gutem Willen und vielen feinen Dingen zum Essen langsam, aber sicher abnehmen und Ihr Gewicht dauerhaft halten!

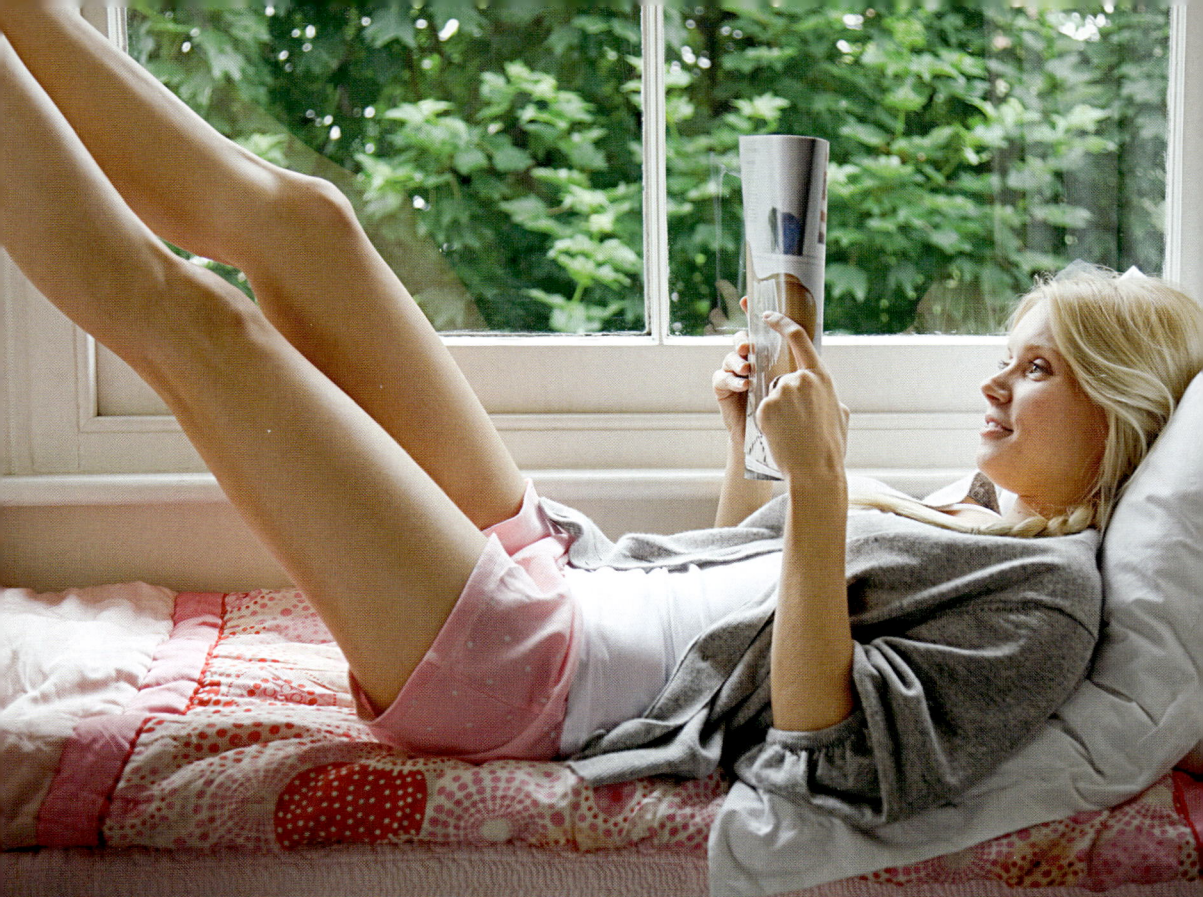

WARUM WIR ESSEN, WIE WIR ESSEN

ESSEN, WONACH EINEM DER SINN STEHT – manchmal wird behauptet, dies sei der einzig wahre Weg zu einer gesunden Ernährung, und der Körper hole sich genau das, was er braucht. Bei der Theorie des »intuitiven Essens« bleibt jedoch unsere genetisch-urzeitliche Programmierung außer Acht, die uns dazu verführt, vor allem möglichst nahrhaft zu essen (siehe ab Seite 16). Für die Ent-

stehung von Hunger und das Gefühl, wirklich satt zu sein, ist vor allem unser Gehirn verantwortlich, aber auch unsere Gefühle. Beides ist ineinander verschränkt, schließlich entstehen unsere Gefühle nicht im Bauch, sondern in unserer Steuerzentrale im Kopf und hier in einer der entwicklungsgeschichtlich gesehen ältesten Regionen des Gehirns – im sogenannten limbischen System.

DIE SEELE ISST MIT

Natürlich wissen wir tief in unserem Innern, dass ein Apfel eigentlich mehr zu bieten hat als ein Schokoriegel. Aber: Wir essen nicht nur, wenn wir Hunger haben. Wir essen vielmehr auch dann, wenn unser Herz Hunger hat, denn dann übersetzen wir negative Gefühle wie Einsamkeit, Traurigkeit, Langeweile, Frust, Angespanntheit oder Ohnmacht in Appetit. Und was könnte uns da mehr Freude machen als etwas süßes Fettes wie unsere Lieblingspralinen oder ein schönes Wiener Schnitzel mit Pommes? Nach der Mahlzeit fühlen wir vielleicht eine leichte Völle, aber doch insgesamt Entspannung und Wohlbehagen. Nichts kann uns erst einmal etwas anhaben. Wir sind gut genährt und innerlich gegen die Unbill der Welt gepolstert.

Auch bei angenehmen Gefühlen kann Essen dabei helfen, den schönen Zustand aufrechtzuerhalten. Der Glücksmoment verfliegt dann nicht so rasch. Essen hat in diesen Fällen nichts mehr mit unserer Biologie zu tun. Das heißt, wir essen nicht, um leere Energiespeicher aufzufüllen, sondern um unsere Seele wieder ins Gleichgewicht zu bringen. Hier wird gegen eine emotionale Leere angegessen – nur lässt sich dieser Hunger leider nicht durch Essen stillen. Das Problem liegt auf der Hand: Egal ob Kummer- oder Freude-am-prallen-Leben-Speck – die Gewichtsprobleme, die daraus entstehen können, sind die gleichen, die gesundheitlichen Risiken leider auch.

VON KINDHEIT AN ERLERNT

Beim Essen geht es für uns Menschen also nicht nur um das reine Ernähren. Essen ist weit mehr als das Auffüllen von leeren Energiespeichern und die optimale Versorgung mit Nährstoffen, sodass alles im Körper bestens funktioniert. Essen wird, wenn wir durch unsere Erfahrungen gelernt haben, dass wir damit unsere Gefühle beeinflussen oder kontrollieren können, zu einer Verhaltensweise, die mit bestimmten Situationen verknüpft ist. Deshalb ist es auch so wichtig, dass uns unsere Seelennahrung gut schmeckt. Und hier sind wir wieder bei unseren Lieblingsgeschmacksrichtungen süß in Kombination mit fettig.

Erlernt haben wir das Verhalten »Essen« schon sehr früh. Ernährungsmediziner wissen heute, dass die früheste Prägung bereits im Mutterleib stattfindet. Sowohl stark untergewichtige wie stark übergewichtige Schwangere sorgen so – ohne es zu wollen – dafür, dass ihre Kinder später verstärkt Lust auf Süßes und Fettes haben und leichter zunehmen als andere Gleichaltrige. Das ist die biologische Seite, der man allerdings mit einer Ernährungsumstellung, wie wir es Ihnen ab Seite 88 genauer präsentieren, durchaus beikommen kann.

INFO **GESCHICKT VERPACKT**

Die Tatsache, dass bei uns Menschen Gefühle und Essen Hand in Hand gehen, wird von der Nahrungsmittelindustrie geschickt ausgenutzt. Sie bringt uns Essen durch entsprechende Werbebotschaften und Verpackungen so nahe, dass wir oft mehr essen, als wir eigentlich benötigen, und dabei zu den Lebensmitteln greifen, bei denen bereits kleine Mengen dick machen.

Die andere Seite betrifft unser Verhalten, das wir seit frühester Kindheit erlernt haben. Essen kann Geborgenheit vermitteln durch die frühkindliche Erfahrung des Stillens, aber eben auch Beruhigung, wenn ein schreiendes Baby mit einem schönen Fläschchen zur Ruhe gebracht wird. Essen kann auch zur Belohnung eingesetzt werden, weil ein Kind beispielsweise schön brav war. Die meisten Menschen kennen diese Funktion des Essens und wie sie auf ihr Gefühlsleben wirkt. Bei dem einen hilft Lakritze besonders gut aus einem Seelentief, beim anderen ein Grillhähnchen. Jeder Mensch lernt so gesehen sein eigenes Essverhalten und wählt bei bestimmten Gefühlen bestimmte Lebensmittel oder auch Gerichte, weil er sie als besonders gute Tröster oder als Lustverstärker schon als Kind kennengelernt hat.

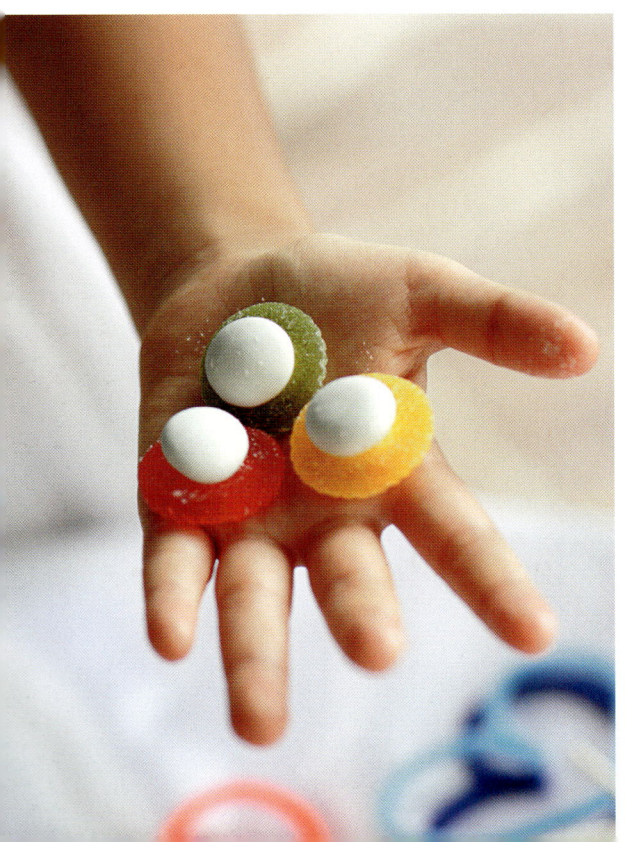

ESSEN MACHT NICHT NUR SATT ...

Die Psychoanalytikerin Charlotte Babcock beschrieb schon vor über 50 Jahren die vier Arten von Erfahrungen, die ein Kind mit Essen macht. Sie beeinflussen unsere Einstellung zum Essen und die Vernetzung von Nahrungsaufnahme und Geschmack auf emotionale Belastungen ein Leben lang. Essen bzw. ganz bestimmte Lieblingsspeisen oder auch Ernährungsrituale wie gemeinsame Mahlzeiten oder auch einsames Futtern können so entlasten oder sogar Ängste verscheuchen. Bei anderen dient das Essen dazu, Anerkennung zu erlangen oder sogar Klassenzugehörigkeit zu demonstrieren. Das ist häufig bei Menschen der Fall, die die Haute Cuisine als ihr Hobby erkoren haben oder sich gerne bei Fernsehköchen weiterbilden. Nicht zuletzt können wir mit Essen andere beeinflussen, sie bestrafen oder belohnen (»Wenn du jetzt nicht sofort deine Hausaufgaben machst, bekommst du heute keine Süßigkeiten!«).

... SONDERN AUCH GLÜCKLICH

Die Ernährung bzw. das Essen beeinflussen unser Gefühlsleben also auf der einen Seite durch die Nahrungsstoffe selbst, auf der anderen Seite aber auch durch sinnliche und soziale Erlebnisse, wie etwa das gemütliche Essen in Gesellschaft lieber Menschen. Wie Nahrung auf das Gehirn wirkt, wird durch Nervenzellen (Neuronen) gesteuert, auf die zahlreiche Botenstoffe (Neurotransmitter) einwirken. Ob Synapsen bestimmte Neurotransmitter (z. B. Epinephrine, Norepinephrine, Serotonin) produzieren, hängt immer davon ab, ob ihre Vorstufen in unserer Nahrung zur Verfügung gestellt werden. Eiweißbausteine (Aminosäuren) spielen hier eine entscheidende Rolle. Denn sie sind der Stoff, aus dem sich das Gehirn beispielsweise Glückshormone wie Serotonin herstellt. Ausgangsstoff für das Wohlfühlhormon ist die Aminosäure L-Tryptophan. Diese steckt in Fisch, Fleisch, Eiern oder Milch und Milchprodukten. Besonders gut gelangt L-Tryptophan zu unseren grauen Zellen, wenn wir zusätzlich zu unserer Eiweißportion Kohlenhydrate, also Zucker, verzehren. Der Zucker erleichtert dem Tryptophan den Weg ins Gehirn.

Auch fettreiche Gerichte steigern die Serotoninproduktion im Gehirn und damit unser Wohlbefinden. Fluten nach dem Essen vermehrt Fettsäuren im Blut, wird ebenfalls Tryptophan freigesetzt. Mahlzeiten, die zugleich zucker- und fetthaltig sind, gelten deshalb als besonders gute Trostpflaster. Schokolade, Pralinen, Schokoküsse und dergleichen wirken besonders gut, machen dafür aber ein schlechtes Gewissen.

Zucker für ein gutes Gefühl?

Glukose und Fruktose lieben schon die Babys, denn ihre erste köstliche Nahrung, die Muttermilch, hat einen hohen Anteil an süßem Milchzucker (Laktose). Gibt man dem Kind auch später noch häufig süße Getränke, gewöhnt es sich an den Geschmack und lehnt andere ungesüßte Getränke ab. Zahlreiche Wissenschaftler vermuten, dass die spätere Einschränkung des Zuckerverzehrs oder gar das Verbot von Süßigkeiten gerade bei diesen Kindern das Verlangen in besonderem Maße weckt und sie infolgedessen abhängig von Zucker machen kann.

Die Forschung der letzten Jahre hat gezeigt, dass der süße Geschmack über spezielle Rezeptoren im Gehirn vermittelt wird, die bei jedem Menschen unterschiedlich gut funktionieren. Möglicherweise spielt dies bei der Entwicklung einer Zuckerabhängigkeit eine Rolle (siehe hierzu auch Seite 14).

Die Gehirnforschung bestätigt, dass Zucker dort im Gehirn wirkt, wo auch andere Süchte entstehen. Mit der Produktion von Glückshormonen bedankt sich das Gehirn tatsächlich in gewisser Weise für die süße Nahrung. Und wird der Zuckerkonsum plötzlich eingeschränkt, steigt auch das Verlangen nach Süßem. Nur gibt es keinerlei offensichtliche körperliche Anzeichen, die sonst bei einer Substanzenabhängigkeit (Drogen, Alkohol) gegeben sind. Bei einer »Zuckersucht« handelt es sich daher vermutlich um eine psychische Abhängigkeit oder um eine bereits bestehende Hyperinsulinämie.

Das Verlangen nach Süßem sollte nicht auf die leichte Schulter genommen werden. Steuern Sie rechtzeitig dagegen, und reduzieren Sie Ihren Zuckerkonsum mit der ab Seite 66 beschriebenen Ernährungsweise!

GEFÜHLE UND ESSEN?
GANZ NORMAL!

Essen ist immer auch eine sinnliche Erfahrung aus Geschmack, Aussehen und Geruch, und natürlich ist es auch eine emotionale Erfahrung. Schwierig wird es erst, wenn Essen als einzige Alternative zum Entspannen oder zur Belohnung nach einer anstrengenden Situation oder einem stressigen Tag eingesetzt wird. Wenn Essen die einzige Möglichkeit ist, um seelische Ungleichgewichte zu beheben, dann ist es von großer Bedeutung, ein anderes Verhältnis zum Essen, zu seinen Gefühlen sowie zu den Signalen seines Körpers (»Bin ich wirklich hungrig oder schon satt?«) zu trainieren.

GEFÜHLE MACHEN APPETIT

Essen Sie tagsüber gerne nebenher, wenn Sie am Schreibtisch oder im Auto sitzen? Freuen Sie sich abends, wenn die Kinder im Bett sind und die letzte Wäsche gemacht ist, auf Ihre wohlverdiente Tafel Schokolade? Oder: Was gibt es Schöneres nach einem harten Tag als eine große Partypizza und ein, zwei Fläschchen Bier vor Ihrem Lieblings-Krimi? Belohnung ist zweifelsohne ein ganz wichtiger Aspekt beim Essen. Nur: Wäre statt der Snackerei am Schreibtisch nicht ein kleiner Spaziergang an der frischen Luft viel wohltuender? Wäre es nicht angenehmer, sich abends eine schöne Kanne Tee und ein warmes Bad zu gönnen und anschließend ein feines, leichtes Low-Carb-Abendessen und ein gutes Buch? Und statt der einsamen Partypizza vor dem Fernseher wäre vielleicht ein Abendessen mit dem besten Freund/der besten Freundin in einem vegetarischen oder einem Fischrestaurant eine gute Idee?

TIPP **ALLES AUFSCHREIBEN**

Schreiben Sie doch mal alles (wirklich alles!) auf, was und vor allem wann Sie im Laufe eines Tages so essen! Notieren Sie sich die Uhrzeiten. Beschreiben Sie die Rahmensituation und auf was Sie dann Lust hatten. Zum Beispiel:
7.00 h Frühstück mit den Kindern, Müsli mit Milch. Daneben kommt ein Pluszeichen (+) für ein gutes Gefühl.
9.30 h Frühstückspause im Büro oder Einkaufsrunde: eine Buttermilch mit Brötchen. +
11.00 h Nach dem Meeting: Smoothie und ein Schokoriegel mit einem Minuszeichen (–) für ein negatives Gefühl, weil es vielleicht Stress gegeben hat.

So fahren Sie fort bis zur letzten Mahlzeit am Abend. Ordnen Sie dann nach Gefühl und dem, was Sie nach der Lektüre der ersten Seiten dieses Buches über Nährstoffe wissen, die Geschmacksrichtungen und die Nährstoffe zu. Beim Müsli mit Milch steht dann KH + Eiweiß + Fett. Bei der Buttermilch mit Brötchen KH + Eiweiß etc. Ziehen Sie abends Bilanz und lernen Sie sich und Ihre »Essgefühle« auf diese Weise etwas besser kennen! Es wird Ihnen dabei helfen, Ihre Gewohnheiten mithilfe unseres Ernährungsprogramms erfolgreich umzustellen.

Bevor Sie mit Essen Ihre Gefühle bedienen, sollten Sie sich fragen: Habe ich wirklich Hunger in dieser Situation, oder brauche ich nicht etwas ganz anderes? Besonders die Diäterfahrenen unter uns und die, die mehr Pfunde mit sich herumschleppen, als ihnen gefällt, haben verlernt, auf die natürlichen Signale und Bedürfnisse des Körpers zu hören. Dabei lässt sich ein Gefühl für diese gut trainieren.

DAS ZIEL: GESUNDER HUNGER, GESUNDE SÄTTIGUNG

Normalgewichtige und schlanke Menschen haben in aller Regel kein Problem damit, auf die Bedürfnisse ihres Körpers zu hören. Sie wissen, wann sie Hunger haben und wann sie gut gesättigt sind, ohne sich bei einer Mahlzeit übergessen zu haben.

Ob wir hungrig oder satt sind, steuert – genauso wie unsere Gefühle – unser Gehirn: Verantwortlich dafür ist ein kleiner Bereich des Zwischenhirns, der Hypothalamus. Hier befinden sich eine Region, die für Sättigung, und eine, die für den Appetit zuständig ist. Früher dachte man, die Gefühle von Hunger und Sättigung entstehen im Magen, und erst wenn der knurrt, hat man Hunger. Heute kennen wir mehr als 70 Botenstoffe des Organismus, die ständig das Gehirn über die aktuelle Lage im Magen-Darm-Trakt informieren. Sobald also bestimmte Botenstoffe (Hormone) Energienachschub fordern, reagiert unser Hungerzentrum. Haben wir gegessen, melden die Magennerven eine Dehnung des Magens an die Steuerzentrale im Kopf, und unsere Verdauungsorgane, also Magen und Darm, Gallenblase, Bauchspeicheldrüse und Leber und sogar das Speicherfett im Bauch, schütten Sättigungshormone aus. Zwar geht die erste und entscheidende Information vom Magen aus, dies ist aber ein relativ schwaches Signal. Auch wenn der Magen gut gefüllt ist und dem Gehirn Sättigung signalisieren sollte, entschließen wir uns nicht selten noch zu einem süßen Nachtisch. Schließlich sind wir seit Urzeiten so programmiert, dass wir essen sollen, solange es noch etwas gibt ... Rezeptoren registrieren dann die Nährstoffe, vor allem den Zucker im Blut, und Stoffwechselhormone wie Insulin und Leptin informieren das Zwischenhirn, ob der Energiespeicher gut gefüllt ist und vor allem mit welchen Nährstoffen. Sinken dann nach einer gewissen Zeit die Insulin- und Leptinspiegel, wird vom Zwischenhirn wieder ein Hungergefühl ausgelöst.

DIE GESCHMACKSNERVEN SENSIBILISIEREN

Wann ist es Ihnen süß genug? Erst wenn drei Teelöffel Zucker im Kaffee sind, eine Handvoll Gummibärchen oder ein Stückchen Schokolade im Mund? Mit den leckeren Rezepten in diesem Buch ernähren Sie sich morgens und mittags von Lebensmitteln, die Ihnen neben einer gesunden, natürlichen Süße auch eine große Aromenvielfalt bieten. Viele Kursteilnehmer bestätigten, dass ihr Geschmackssinn nach der Ernährungsumstellung nach wenigen Wochen sensibler wurde – und auch empfänglicher für neue und andere Geschmacksrichtungen – und dass sie manche Getränke und Speisen plötzlich als viel zu süß empfanden, die vorher gerade süß genug waren.

NOCH HUNGRIG ODER SCHON SATT?

Etwa 20 Minuten nach der Mahlzeit erhält unser Gehirn erste Sättigungssignale durch die Botenstoffe aus dem Verdauungstrakt. Wer schnell isst, ohne ausreichend zu kauen, kann ohne Pause weiteressen. Schluss ist dann erst, wenn die absolute Magendehnung erreicht ist und die Nerven oft schon schmerzhaft signalisieren, dass jetzt wirklich nichts mehr geht. Diese Art von Vielessen sorgt dafür, dass der Appetit ins schier Unermessliche steigt. Der Magen als dehnbarer Muskel weitet sich bei entsprechendem »Training« immer stärker aus und kann dann entsprechend mehr Nahrung vertragen, bis er gefüllt ist. Besonders problematisch ist das späte Sättigungssignal nach fettreichen Mahlzeiten. Denn das Fett bleibt lange im

Magen, und wie viel Fett wir gegessen haben, kann das Gehirn erst nach etlichen Stunden wahrnehmen. Deshalb können wir große Fettmengen, besonders bei schnellem Essen, zu uns nehmen, ohne auch nur das geringste Sättigungsgefühl zu verspüren.

Macht satt: Leptin

Das Hormon Leptin wird von Fettzellen um den Darm abgegeben und gelangt über das Blut zum Gehirn und zum Hypothalamus. Der natürliche Appetitzügler meldet dem Gehirn, wenn Nahrung und Fett aufgenommen wurden. Die Folge: Wir fühlen uns satt und zufrieden. Dazu arbeitet das Leptin mit anderen Signalstoffen zusammen. Wer jedoch auf Dauer zu kalorienreich isst, gewöhnt sein Gehirn schnell an die Leptinflut. Es kommt zu einer sogenannten Leptinresistenz: Das Gehirn ist unempfindlich gegen das Hormon. Tatsächlich sind dann hohe Leptinspiegel dauernd vorhanden, ohne dass das Gehirn nach dem Essen überhaupt eine Sättigung registriert. Durch eine Gewichtsabnahme lässt sich dieser Zustand wieder beheben, der Leptinspiegel normalisiert sich.

Macht hungrig: Ghrelin

Der wichtigste Botenstoff für den Hunger, das Ghrelin, meldet dem Gehirn, dass der Magen leer ist und dringend gefüllt werden muss. Bei Übergewicht und einer bestehenden Leptinresistenz, die dem Körper ja signalisiert, dass er noch lange nicht satt ist, funkt das Hungersignal Ghrelin ständig weiter. Auch dann, wenn die Fettspeicher bereits überfüllt sind. Mehr noch: Um die Nahrungsaufnahme nicht zu behindern, bildet das Gehirn neue Hungerzentralen in anderen Gehirnbereichen aus, die der Hemmung und Regelung durch das Sättigungsgefühl nicht unterliegen, die uns also selbstständig neue Hungersignale senden. Auch dieser Teufelskreis lässt sich durch die gleiche, höchst einfache Maßnahme durchbrechen: Eine Gewichtsreduktion hilft in all diesen Fällen, den entgleisten Stoffwechsel wieder in seine geordneten Bahnen zu lenken.

EINE GUTE FIGUR IST IMMER MÖGLICH

Unsere Pfunde, an denen wir zu schwer tragen, sind keineswegs ein tragisches Schicksal, dem wir hilflos ausgeliefert sind. Auch wenn Sie schon dutzendweise Diäten und Abnehmversuche hinter sich haben. Pfeifen Sie auf alle bisherigen Abnehmstrategien! Unser neues Ernährungsprogramm, das wir Ihnen auf den folgenden Seiten zeigen, hilft Ihnen dabei, gesund und vor allem dauerhaft abzunehmen. Zuerst schmelzen die Fettreserven am Bauch, und manch angegessener gesundheitlicher Risikofaktor gehört damit endlich der Vergangenheit an. Beschleunigen können Sie den Prozess, indem Sie zudem körperlich aktiv werden. Sie können förmlich dabei zuschauen – und passen plötzlich wieder in Ihre alten Jeans. Weniger Bauchfett bedeutet, dass das Gehirn bald wieder mehr »richtige« Signale aus dem Körper bekommt, allen voran die Sättigungssignale zur rechten Zeit.

Geduld und etwas Willen sollten Sie allerdings dafür aufbringen, bis alles wieder im Lot ist. Schließlich hat es ja auch eine Weile gedauert, bis die Polster entstanden. Bleiben Sie dran und glauben Sie diesmal fest an Ihren Erfolg. Wir konnten mit dieser Abnehm-

Für eine schlanke Figur ist neben dem festen Willen abzunehmen auch eine angepasste Ernährungs- und Lebensweise der ausschlaggebende Faktor zum Erfolg.

strategie schon so viele Menschen auf dem Weg zu einem zufriedeneren, schlanken Leben unterstützen! Und belohnen Sie sich: statt Pralinen, Wein und Partypizza mit einem schönen Kinobesuch, einem netten Abend mit guten Freunden, ein paar schicken Kleidungsstücken, die zu Ihrem neuen, schlanken Körpergefühl passen und natürlich mit den leckeren, vielseitigen Gerichten aus unserem Rezeptkapitel (ab Seite 125).

DIE SACHE MIT DEM WILLEN

Eines vorweg: Wer mehr Pfunde auf die Waage bringt, als ihm guttut, ist nicht willensschwächer oder undisziplinierter als ein schlanker Mensch. Im Zweifelsfall haben wir ein paar ungünstigen Gewohnheiten nachgegeben, unsere wirklichen inneren Bedürfnisse aus den Augen verloren und wussten einfach noch nicht, wie das wirklich funktionieren sollte mit dem gesunden und langfristigen Abnehmen. Sollten Sie das Gefühl haben, Ihre Gewichtszunahme ist in erster

STOFFWECHSELCHECK

Wenn Sie folgende Fragen beantworten, wissen Sie gleich, ob Ihr Stoffwechsel und die Signale für Hunger und Sättigung im Lot sind. Treffen folgende Aussagen auf Sie zu?

○ »Ich passe wirklich sehr mit dem Essen auf, bei mir muss die Gewichtszunahme am trägen Stoffwechsel liegen!«

○ Glauben Sie, dass eine noch größere Einschränkung beim Essen Sie körperlich und seelisch beeinträchtigen würde?

⊗ Haben Sie schon (mehrere) erfolglose Diäten hinter sich?

○ Stehen Sie hungrig vom Tisch auf, wenn Sie sich zu einer »leichten« Mahlzeit entschlossen haben?

○ Haben Sie nicht abgenommen oder haben Sie sogar zugenommen, wenn Sie beim Versuch, ein bisschen abzunehmen, einmal mehrere Tage hintereinander nur ganz wenig gegessen haben?

○ Nehmen Sie sogar eher zu, wenn Sie überwiegend gesunde, fettarme (keine Light-)Produkte verzehren?

⊗ Hilft Ihnen das Essen gelegentlich dabei, um sich besser zu fühlen?

○ Denken Sie häufig an leckeres Essen?

○ Haben Sie die Gewohnheit, abends oder nachts im Kühlschrank zu stöbern?

○ Können Sie oft abends mit dem Essen nicht aufhören, auch wenn Sie tagsüber normal gegessen haben?

⊗ Haben Sie häufig Heißhunger auf Süßigkeiten, belegte Brote oder Schokolade?

⊗ Haben Sie ständig Essen in erreichbarer Nähe (z.B. in der Schreibtischschublade)?

○ Lassen Sie sich gerne spontan verführen und machen einen Abstecher, wenn Sie z. B. an einer Eisdiele vorbeikommen?

⊗ Überfällt Sie der Hunger gelegentlich schon zwei Stunden nach der letzten Mahlzeit wieder?

○ Gibt es ein Lebensmittel, auf das Sie keinesfalls verzichten möchten?

⊗ Haben Sie eine der folgenden Beschwerden, die sofort verschwinden, wenn Sie Ihrem Hunger nachgeben? Etwa Reizbarkeit, ein Leistungstief während des Tages, ein besonders nachmittags auftretendes Gefühl von Erschöpfung, Gemütsschwankungen, Konzentrationsschwierigkeiten, Einschlafstörungen und Unruhe, sobald Sie zu Bett gehen wollen, Traurigkeit oder Depression, Langeweile, Benommenheit, innere Unruhe.

⊗ Sind manche Leckereien bei Ihnen ein echter Suchtfaktor?

⊗ Tritt in Ihrer Familie häufiger Übergewicht auf?

AUSWERTUNG

Wenn Sie mehr als zehn der Fragen mit Ja beantwortet haben, ist die Wahrscheinlichkeit groß, dass Ihre Bauchspeicheldrüse ständig zu hohe Insulinmengen ausschüttet. Diesen Zustand nennt man Hyperinsulinämie bei Übergewicht. Er stellt eine der Vorstufen zur Insulinresistenz dar. Eine gezielte, langfristige Gewichtsabnahme ist die wirksamste Gegenmaßnahme, um den Insulinspiegel wieder in Ordnung zu bringen. Wird nicht gegengesteuert, könnten Ihre Muskel- und Fettzellen auf Dauer insulinresistent werden und sich das Risiko eines Metabolischen Syndroms und weiterer Stoffwechselentgleisungen erhöhen.

Linie durch psychische Probleme und das Gefühl der Leere bestimmt, scheuen Sie sich nicht, neben Ihrer Ernährungsumstellung professionelle Hilfe durch einen erfahrenen Psychologen oder psychologisch geschulten Therapeuten in Anspruch zu nehmen.

Hungern bringt nichts!

Hunger ist eines der stärksten Bedürfnisse und einer der stärksten Reize, denen der Mensch unterliegt – egal ob wir wirklich etwas zu essen brauchen oder ob unser Gehirn als Folge ungesunder Essgewohnheiten oder seelischer Unausgeglichenheit das Verlangen nach etwas Essbarem in uns weckt. Wir können die Hungergefühle vielleicht noch eine Zeit lang beiseiteschieben, aber irgendwann treibt es uns unwiderstehlich zum Kühlschrank. Hunger ist für alle Menschen ein sehr starker Trieb, ein sogenanntes Vitalbedürfnis, das wie Atmen oder Schlafen für unser Überleben sorgt. Wer mit den Jahren zugenommen hat, leidet unter Umständen unter noch stärkeren Hungergefühlen: Die Gefühle von Heißhunger treten öfter, intensiver und auch bei gefülltem Magen auf. Wer sich nun damit herumquält, möglichst wenig zu essen und sich zu kasteien, hat im Kampf gegen die Pfunde bereits verloren: Denn das bringt die Hunger-Sättigungs-Balance des Organismus vollends durcheinander und schürt unsere Esslust nur noch mehr. Der Grundumsatz (siehe Seite 26) wird heruntergefahren, und der Hunger auf Zucker und Fett wächst ins schier Unermessliche.

Mit der neuen Ernährungsstrategie, die Sie in diesem Buch erlernen, besänftigen Sie auf der einen Seite Ihren Hunger, sodass Sie fast mühelos zu einem ausgewogenen Essverhalten finden. Auf der anderen Seite schulen Sie Ihren Appetit und schärfen Ihre Sinne: Indem Sie sich umstellen auf möglichst natürliche, unverarbeitete und frische Lebensmittel, entdecken Sie den Geschmack und die Kunst des Genießens neu.

WICHTIG **JA, ICH WILL AB HEUTE ABNEHMEN!**

Beim Abnehmen mit der Zucker-Fett-Trennkost können Sie sich satt essen und genießen. Dennoch braucht es natürlich – wie bei jeder Umstellung – den festen Entschluss, die innere Bereitschaft und Motivation, seine Gewohnheiten zu ändern. Abnehmen ist eine große Leistung für Körper und Seele, und dabei hilft es Ihnen sicher, sich die Gründe zu vergegenwärtigen und aufzuschreiben, warum Sie abnehmen möchten.

> *Um endlich die Kleidungsstücke zu tragen, die Ihnen gefallen.*
> *Für mehr Ausdauer und Beweglichkeit.*
> *Für mehr Attraktivität und ein besseres Selbstwertgefühl.*
> *Für mehr Wohlbefinden.*
> *Um noch viele gesunde Jahre mit Ihrem Partner verbringen zu können.*

Egal welche und wie viele Gründe Sie haben: Diese müssen für Sie von großer Bedeutung sein. Lassen Sie sich daher unbedingt ausreichend Zeit, um sich über Ihre Zielsetzung und Ihre Motivation klar zu werden, und halten Sie Ihre Gründe auf jeden Fall schriftlich fest. Erst dann legen Sie entschlossen los.

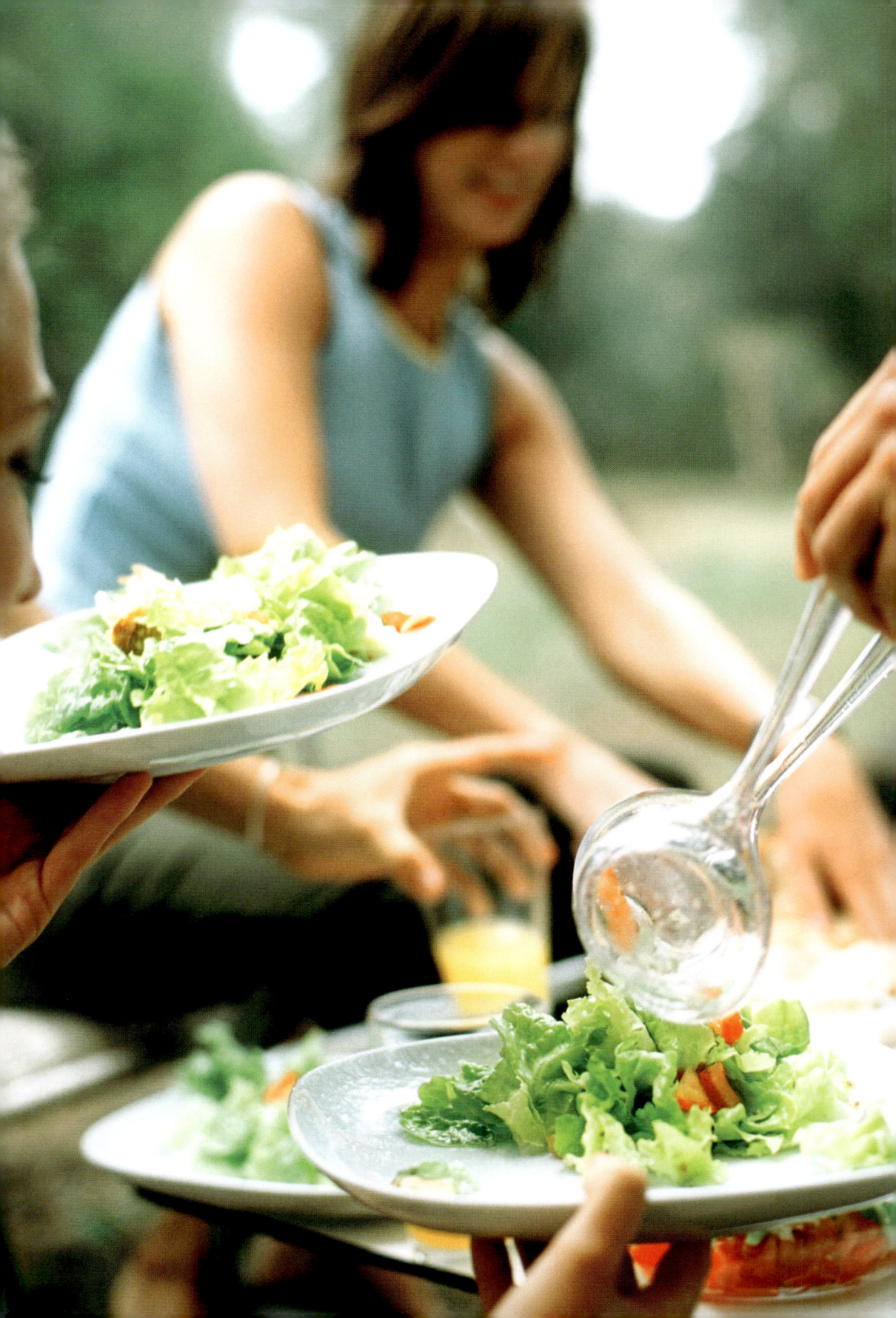

So entkommen Sie der Zucker-Fett-Falle!

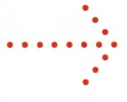 Unsere innere Uhr bestimmt unseren Stoffwechsel und wann wir welche Nährstoffe brauchen: Nutzen Sie Ihren Biorhythmus beim Abnehmen!

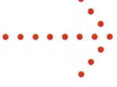 Wie und was wir essen, ist entscheidend beim Abnehmen. Mit regelmäßiger Bewegung kurbeln Sie Ihren Stoffwechsel zusätzlich an!

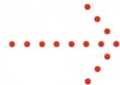 Stress und Schlafmangel machen dick. Entspannungsrituale und ausreichend Schlaf sind die besten Verbündeten im Kampf gegen die Pfunde.

KAPITEL 2

Alles Wichtige auf einen Blick

⋯⋰ Essen im Biorhythmus siehe Seite 65

Tatsächlich bestätigen Schlafforscher und Chronobiologen, die sich
mit den Biorhythmen und der sogenannten inneren Uhr beschäftigen,
die sich in unserem Gehirn befindet, dass nicht nur unser Bedürfnis
nach Aktivität und Ruhe, sondern auch das nach Nahrung durch unseren Biorhythmus gesteuert wird. Die Lösung sind, wen wundert es,
mindestens drei Mahlzeiten am Tag: Frühstück, Mittagessen und
Abendessen plus gesunde Snacks. Das Essen im Biorhythmus taktet
den Stoffwechsel und sorgt dafür, dass er zu den genannten Tageszeiten besonders aktiv und entweder auf Leistung oder auf Verdauung
eingestellt ist. Der Vorteil: Ihre Mahlzeiten und das dabei aufgenom-
mene Fett landen nicht so schnell in den Fettdepots!

⋯⋰ Gute-Laune-Faktor Bewegung siehe Seite 76

Viel Bewegung im Alltag hilft Ihrem Immunsystem auf die Sprünge,
regt Ihren Stoffwechsel und damit den Fettabbau an und sorgt noch
dazu für ganz viel gute Laune. Selbst Couch-Potatoes und Sportmuffel
können mit ganz einfachen Maßnahmen und mehreren kleinen Bewegungseinheiten viel für sich tun. Ideal sind 30 Minuten Bewegung
an mehreren Tagen der Woche, und am besten natürlich täglich.
Dass Bewegung ganz nebenbei noch eine perfekte Maßnahme zum
Stressabbau ist und Sie damit zusätzlich etwas gegen Ihre Pfunde
und Ihre innere Unruhe tun, ist mehr als ein schöner Nebeneffekt.

····❖ Bloß kein Stress! siehe Seite 79

Stress in chronischer Form macht dick. Das liegt daran, dass die Menge des Stresshormons Cortisol dadurch ständig erhöht ist, und dieser Botenstoff lässt nicht nur Blutzucker und Blutfette ansteigen, sondern sorgt auch dafür, dass wir in Belastungssituationen ganz schnell zu den falschen Nahrungsmitteln greifen. Diese haben in aller Regel die Eigenschaft, süß und fetthaltig zu sein. Ganz wichtig bei einer Änderung des Lebensstils, der Ihnen zu einer erfolgreichen Gewichtsabnahme verhelfen soll, ist deshalb ein gezieltes Stressmanagement, das Sie durch mehr Bewegung, das Erlernen von Entspannungstechniken wie Progressive Muskelentspannung oder sanften Sportarten wie Yoga, Qigong und Tai-Chi deutlich verbessern können.

····❖ Schlafen Sie gut! siehe Seite 83

Schlaf spielt eine entscheidende Rolle für Ihre körperliche und geistige Gesundheit. Im Schlaf sortiert sich Ihr Gehirn, und Sie können sich – sofern Sie gut und fest schlafen – absolut entspannen. Heute wissen Hirn- und Schlafforscher außerdem, dass ein guter und regelmäßiger Schlaf unabdingbar für ein gesundes Gewicht ist. Denn nur so wird unser Stoffwechsel und Biorhythmus richtig getaktet. Und die Hormone, die zuständig für Hunger und Sättigung sind, kommen erst durch eine gute und ausreichende Nachtruhe ins Gleichgewicht. Ganz wichtig deshalb: Achten Sie darauf, dass Sie jede Nacht genügend erholsamen Schlaf bekommen. Die normale Schlafdauer eines Erwachsenen liegt zwischen sechs und 9,5 Stunden, je nachdem ob Sie ein Kurz-, Mittellang- oder Langschläfer sind. Stressabbau im Schlaf und Muskelaufbau am Tag sind die Garanten für ein gesundes und langfristig erfolgreiches Gewichtsmanagement.

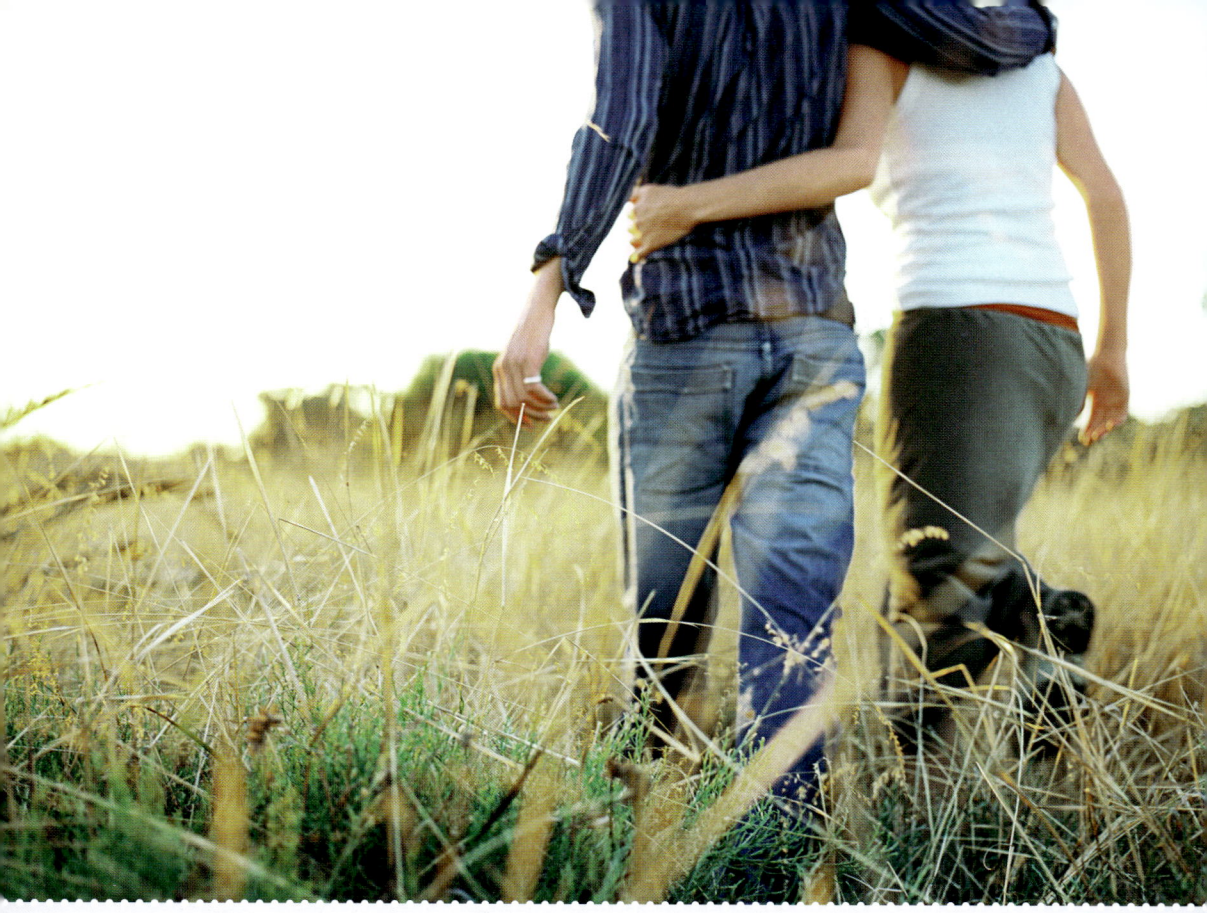

IMMER IM RICHTIGEN RHYTHMUS!

ESSEN UND TRINKEN SIND ebenso durch unseren persönlichen Erfahrungshintergrund geprägt wie unser Umgang mit Stress oder wie wir zur Ruhe finden. Wir wissen, dass es geschmackliche Vorlieben gibt – zum Teil ererbt, zum Teil erlernt –, und wir wissen vielleicht auch, dass Diäten oft zu viel versprechen. Vor allem, wenn diese vollmundig zusichern, uns in zwei Wochen garantiert von sechs Pfunden zu befreien. Das mag zunächst stimmen, doch nach kurzer Zeit sind die Pfunde wieder auf den Hüften, und ein paar mehr haben sich in aller Regel auch dazugesellt. Aus diesem Grund ist es so wichtig, seine Ernährungsgewohnheiten langfristig umzustellen. Nur so nehmen Sie wirklich ab und können Ihr Wunschgewicht auch halten. Es ist wichtig, diesen persönlichen Aspekt bei der Einführung neuer Essgewohnheiten, genauso wie neuer Entspannungsrituale oder Tipps zum wirksameren Umgang mit Stress im Auge zu behalten. Ein Ernährungsprogramm hilft überhaupt nichts, wenn es mit »Sie müssen ab jetzt ...« beginnt. Gönnen Sie sich stattdessen die Freiheit, sich ab jetzt und für den Rest Ihres Lebens für ein ganz einfaches Ernährungsprogramm zu entscheiden, das Ihnen nicht nur viel geschmackliche Wahlfreiheit lässt und Genuss garantiert, sondern sich auch in einem nicht zu eng gespannten Rahmen bewegt, der an unseren Stoffwechsel angepasst ist. Das heißt: Wir müssen uns zu nichts zwingen, keinen inneren Schweinehund überwinden, sondern dürfen ungetrübt genießen.

Wir laden Sie herzlich ein, mithilfe unseres wissenschaftlich und mit vielen zufriedenen und heute schlanken Teilnehmerinnen und Teilnehmern erprobten, sehr einfachen Ernährungsprogramms wieder Ihre körperliche und seelische Balance zurückzugewinnen. Essen und Trinken machen so bald wieder echte Freude und sind nicht mehr schuld an ungeliebten Fettpölsterchen. Seien Sie es sich wert, sich endlich schlank zu essen!

DIE TRENNKOSTPIONIERE

Die Ernährungsregeln unserer Zucker-Fett-Trennkost haben mit ihrem Vorläufer, der Hay'schen Trennkost (siehe Seite 64), nur noch recht wenig zu tun. Der Arzt Howard Hay prägte jedoch erstmals den Begriff der Trennkost. Die Regeln seiner Trennkost wurden später von dem Arzt Michel Montignac mit Elementen aus anderen Diätformen kombiniert und sind in der Folge als Montignac-Trennkost bekannt geworden.

GANZ EINFACH
ZUM WUNSCHGEWICHT

Wir haben ab Seite 125 viele köstliche und dabei auf gesunde Weise sättigende Rezepte für Sie, Ihren Partner und/oder Ihre ganze Familie zusammengestellt. Das Wichtigste daran: Der Genuss kommt nicht zu kurz. Denn das ist – neben dem fehlenden Gewöhnungseffekt – das größte Problem der meisten Diäten. Dabei kann eine Ernährungsumstellung nur gelingen, wenn das, was wir essen, auch schmeckt. So lernen wir, wieder auf unseren Körper zu vertrauen, und unser Gehirn lernt wieder, wie sich Appetit und echte Sättigung anfühlen.

Die meisten Gerichte können Sie ganz praktisch auf Vorrat zubereiten. So müssen Sie nicht jeden Tag kochen, sondern haben im Kühlschrank oder im Tiefkühlfach eine gesunde, selbst gekochte Mahlzeit, von der Sie garantiert alle Inhaltsstoffe kennen! Eine Einkaufsliste für Ihren Vorratsschrank, aus dem Sie jederzeit etwas Schlankmachendes zaubern können, finden Sie ab Seite 92.

Mit dieser neuartigen Ernährungsweise sind Sie schon morgens fit und energiegeladen, können konzentriert Ihren Alltag stemmen und kommen abends besser zur Ruhe. Denn auch das hängt neben einem effizienten Stressausgleich mit der Ernährung und den richtigen Nährstoffen zur rechten Zeit zusammen. Gesunde kalorienarme Snacks lassen zudem keinen Heißhunger aufkommen, auch wenn es einmal stressig werden sollte.

KLASSIKER NR. 1:
DIE HAY'SCHE TRENNKOST

Bei diesem Klassiker der stoffwechselgerechten Ernährungsstrategien werden nicht Nährstoffe voneinander getrennt, sondern basische und säuernde Lebensmittel. Der New Yorker Arzt Dr. Howard Hay (1866–1940) entwickelte diese Langzeit-Ernährungsweise vor rund 100 Jahren. Er machte eine ernährungsbedingte Übersäuerung des Körpers als Hauptursache für die damals im Entstehen begriffenen Zivilisationskrankheiten verantwortlich. Die Schuldigen waren schnell identifiziert: die gleichzeitige Aufnahme von Eiweiß und Kohlenhydraten, also z. B. die Kombination von Fleisch mit Kartoffeln.

Als Hay 40-jährig an einer lebensbedrohlichen Nierenkrankheit litt und von seinen Kollegen bereits aufgegeben wurde, wurde er mithilfe seiner Diät wieder gesund. Infolge dieser persönlichen Erfolgsgeschichte begann er damit, Nahrungsmittel in »sauer« und »basisch« einzuteilen. Zu den säuernden Nahrungsmitteln gehören zum Beispiel Fleisch, Weißmehl und Zucker, zu den basenbildenden Nahrungsmitteln gehören Gemüse, Obst, Vollkorngetreide und Mandeln. Diese Einteilung wird auch heute noch von verschiedenen Ernährungswissenschaftlern vertreten. Heute noch ist die Hay'sche Trennkost als Heilmethode beliebt. Ein Geheimnis des Erfolgs der Hay'schen Trennkost ist sicher nicht nur das Erreichen eines ausgeglichenen Säure-Basen-Haushalts. Sie ist die ideale Einführung zur Beschäftigung mit einer gesunden Ernährungsweise.

KLASSIKER NR. 2:
DIE MONTIGNAC-TRENNKOST

Die Montignac-Methode ist ebenfalls eine beliebte Trennkost zur langfristigen Gewichtsabnahme. Ihre Vorteile: kein Kalorienzählen, kein genereller Verzicht auf bestimmte Lebensmittelgruppen, kein Hungergefühl und garantiert kein Jo-Jo-Effekt. Ihr Erfinder Michel Montignac kombiniert darin Elemente der Glyx-Diät, der Hay'schen Trennkost und von Low-Carb. Die Grundüberlegung: Montignac unterscheidet zwischen »guten« und »schlechten« Kohlenhydraten. Werden überwiegend oder ausschließlich »gute« Kohlenhydrate mit niedrigem GI gegessen, wird der Blutzuckerspiegel wenig erhöht, und die Bauchspeicheldrüse produziert nur maßvoll Insulin. Somit kann mit den Mahlzeiten zugleich aufgenommenes Fett kaum als Speicherfett am Bauch oder im Unterhautfett angelagert werden.

Regel Nr. 1 Es werden überwiegend »sehr gute« Kohlenhydrate mit sehr niedrigem GI gegessen.

Regel Nr. 2 Bei »guten« Kohlenhydraten, die den Blutzucker- und den Insulinspiegel erhöhen, darf nur wenig Fett gegessen werden, denn das kann angelagert werden. Bei »guten« Kohlenhydraten ist deshalb gleichzeitig auf die Fettmenge zu achten.

Regel Nr. 3 Bei »schlechten« Kohlenhydraten mit hohem GI kommt es zu einer starken Insulinproduktion. So wird neues Speicherfett angelagert.

WIE UNSERE INNERE UHR UNSEREN STOFFWECHSEL BESTIMMT

Unser Stoffwechsel ist nicht nur seit Urzeiten auf einen bestimmten Nährstoffmix gepolt, sondern außerdem auch an einen ganz bestimmten Aktivitäts- und Ruherhythmus gekoppelt. Dieser verlangt auch dann nach seinem Recht, wenn Sie einen ganz anderen Rhythmus leben. Der menschliche Biorhythmus, der von der inneren Uhr im Gehirn gesteuert wird, beeinflusst eine ganze Reihe von Vitalbedürfnissen. Die wichtigsten sind die Entstehung von Appetit innerhalb ganz bestimmter Zeiträume und unser Bedürfnis nach Aktivität und Ruhe. Sobald die Sonne draußen aufgegangen ist, sind wir – sofern wir keinem Nachtarbeiterrhythmus unterliegen – bereit für Aktivität. Mit Einbruch der Dunkelheit schaltet der Körper hingegen auf Ruhe und Regeneration um. Dieser inneren Uhr sind auch unser Bedürfnis nach Essen, Aktivität und Ausruhen sowie viele Vorgänge im Körper, wie die Leistungskurve, der Hormonstoffwechsel, die Verdauung und Immunfunktionen, untergeordnet.

So wie das Aussehen alle Menschen voneinander unterscheidet, so verschieden funktioniert auch der Stoffwechsel jedes Menschen. Sie haben sicher Bekannte, die schlank sind, obwohl sie den ganzen Tag zu essen scheinen. Das sind die sogenannten »Nibbler«. Ständig haben sie eine Kleinigkeit zwischen den Zähnen. Andere halten strikt drei Mahlzeiten ein und bleiben ein Leben lang schlank, während manche »Jägertypen« unheimliche Mengen verschlingen können und dann zwei oder drei Tage mit nur ganz wenig Nahrung auskommen. Doch was ist nun gesund, und vor allem – was passt zu Ihnen? Die Antwort ist denkbar einfach: Wie es Ihnen beliebt! Bleiben Sie ein »Nibbler«, ein »Drei-Mahlzeiten-Typ« oder ein »Jäger«. Probieren Sie aus, was Ihnen guttut. Bis Ihr gesundes Sättigungsgefühl wieder eintritt, sollten Sie sich jedoch an drei Hauptmahlzeiten und zwei Zwischenmahlzeiten halten.

Nicht ohne Grund bezeichnete es der Schlafforscher Prof. Jürgen Zulley von der Universität Regensburg als »kulturlos« und »antibiologisch«, wenn man »das gepflegte Essen zu bestimmten Zeiten verachtet« (Quelle: Wach und fit, Herder spektrum). Denn unsere Biologie zieht ihr Programm durch, auch dann, wenn Sie Verzicht üben oder die falschen Nährstoffe zu einer dafür ungünstigen Tageszeit zu sich nehmen, und schickt Sie umgehend in ein Leistungstief, solange das Gehirn nach Essen verlangt!

INFO **BUNKEREXPERIMENTE**

In einem Bunker unter der Erde errichteten vor fünfzig Jahren Professor Jürgen Aschoff und seine Mitarbeiter vom Max-Planck-Institut für Verhaltensphysiologie ein besonderes Forschungslabor: Die TeilnehmerInnen lebten hier unbeeinflusst von äußeren Reizen und ohne Zeitgeber wie Uhr, Tageslicht oder feste Essens- und Ruhezeiten. Die Bunkerexperimente zeigten, dass wir den normalen Schlaf-wach-Rhythmus beibehalten und tatsächlich in ganz bestimmten Abständen Appetit entwickeln.

ESSEN SIE SICH SCHLANK!

Morgens brauchen wir Energie! Jetzt ist der Blutzucker niedrig und auch das Insulin. Der Stoffwechsel muss angekurbelt werden, aber wir sollten uns nicht zu sehr mit Kalorien belasten. Deshalb sind Kohlenhydrate und möglichst wenig Fett angesagt, also Low-Fat.

Mittags gilt es, dem Nachmittagstief vorzubeugen. Besonders natürlich dann, wenn Sie auch nachmittags gefordert sind. Deshalb gibt es auch mittags ein kohlenhydratreiches Gericht (Low-Fat). So ist der Körper – und vor allem das Gehirn – den ganzen Tag über ausreichend mit Zucker versorgt.

Abends sind Entspannung und Genuss angesagt. Ihr Stoffwechsel braucht einen »Chill-down«. Mit Low-Carb (also wenig Kohlenhydraten) gelingt das ganz leicht. Das Gute daran: Es können alle mitessen. Sie lassen einfach das Brot oder andere kohlenhydrathaltige Beilagen weg. Vorschläge für Rezepte finden Sie ab Seite 152.

FRÜHSTÜCKEN SIE!
JETZT GIBT ES LOW-FAT

Morgens brauchen Sie schnell Energie für den Start in den Tag. Allerdings soll Ihr Insulinspiegel nicht plötzlich in die Höhe schießen und rasch wieder abfallen, sondern langsam ansteigen und lange erhöht bleiben – das macht uns satt und dabei leistungsfähig. Das Gehirn und alle Organe sind so gut versorgt. Und: Wir speichern kein neues Fett.

Wenn Sie Ihren Speiseplan so gestalten, dass Sie sich tagsüber mit qualitativ hochwertigen Nahrungsmitteln versorgen, die Ihnen gut schmecken, und wenn Sie darüber hinaus noch Ihre Mahlzeiten zeitlich sinnvoll abstimmen, bleiben Sie nicht nur von morgens bis abends fit und leistungsfähig, sondern Ihr Körper hat es abends leichter, auf Ruhe und Regeneration umzuschalten. Greifen Sie bei Ihrem Frühstück gut zu. Nach einer Umfrage der Techniker Krankenkasse versäumt jeder zehnte Deutsche diese Chance und frühstückt gar nicht.

Dabei hat das Gehirn am Morgen eine »Hungerphase« von acht bis zehn Stunden hinter sich. Der Blutzucker ist niedrig. Wenn Sie jetzt nicht essen, startet Ihr Gehirn sein Stressprogramm. Ihr Stoffwechsel läuft auf Sparflamme, Ihre Leistungsfähigkeit bleibt gering. Und wenn Sie sich am späteren Vormittag endlich eine Kleinigkeit gönnen – vielleicht ein Croissant zum Kaffee gegen 10 Uhr – so steigt Ihre Leistungsfähigkeit kaum, denn bei Ihrem trägen Stoffwechsel sorgt Ihr Gehirn vorsorglich dafür, dass all das Fett im Croissant auf Ihren Hüften landet. Und wenn Sie dann zwei Stunden später zu Mittag essen, bleibt es dort auch. Ideal für einen gesunden und schlanken Start in den Tag ist deshalb ein kohlenhydratreiches Frühstück mit »guten« Kohlenhydraten am Morgen.

Verzichten Sie nicht auf Ihr Frühstück! Es darf ruhig reichlich ausfallen, um möglichst lange vorzuhalten. So starten Sie voll Energie in den Tag.

ACHTEN SIE AUF REGELMÄSSIGKEIT!

Lassen Sie keine Mahlzeit aus und versuchen Sie außerdem, alle Ihre Mahlzeiten immer zur ungefähr selben Tageszeit zu sich zu nehmen. Diese Regelmäßigkeit bringt Ihren Stoffwechsel und auch Sie ins Gleichgewicht. Essen Sie zu jeder Mahlzeit nur so viel, wie Sie sich vorgenommen haben. Essen Sie langsam und mit Genuss. Dann machen Sie eine Pause und greifen zur Zwischenmahlzeit, sooft Sie wollen. Vermeiden Sie Riesenportionen. Die machen nicht mehr satt als mehrere kleine Portionen.

MITTAGS: VOLLE KRAFT MIT LOW-FAT

Die Vorgaben für das Mittagessen lauten: Sie wollen bis zum Abend leistungsfähig bleiben. Das funktioniert, wenn Sie mittags Kohlenhydrate verzehren. Ihr Insulinspiegel soll weiterhin möglichst stabil bleiben, deshalb stehen »gute« Kohlenhydrate auf dem Programm. Sie wollen kein Fett speichern, also setzen Sie weiter auf Low-Fat.

Halten Sie die drei Hauptmahlzeiten auf jeden Fall ein: Dieser Ernährungsrhythmus entspricht den Bedürfnissen unserer inneren Uhr. So wirken die Mahlzeiten zusätzlich als Zeitgeber und stützen Ihren Biorhythmus, Ihr Hormon- und Immunsystem. Zudem startet Ihr Gehirn dann nicht das Stressprogramm, bei dem der Stoffwechsel auf Sparflamme läuft und nachfolgend jede Kalorie gebunkert wird.

Wenn Sie gut und vitaminreich mit Früchten, Vollkornbrötchen, Cornflakes und Tee oder Kaffee gefrühstückt haben, können Sie sich bei Hungergefühlen vormittags mit einer Banane, einem Apfel oder fettreduziertem Joghurt versorgen. Sie dürfen ohne Weiteres auch zwei Zwischenmahlzeiten einlegen. Ganz wie Sie es benötigen. Hauptsache, es ist kein Fett dabei. Kohlenhydratsnacks für zwischendurch finden Sie auf Seite 136 und 137.

Da Sie auch mittags Low-Fat essen, kann die letzte Zwischenmahlzeit auch noch eine halbe Stunde vor dem Mittagessen stattfinden. Dann sind Sie vor XXL-Portionen auf Ihrem Teller beim Mittagessen geschützt. Denn: Riesen-Kohlenhydratberge können nicht binnen vier Stunden bis zum Abendessen abgebaut werden. Das aber ist entscheidend. Wenn zum Abendessen noch Kohlenhydrate im Blut kreisen, ist das Insulin hoch, und Sie speichern jedes Gramm Fett, das Sie beim Abendessen zu sich nehmen. Wenn Sie am Nachmittag in ein Leistungstief rutschen, gönnen Sie sich eine Teepause. Im Notfall helfen auch Zwischenmahlzeiten, wie Sie sie auf Seite 137 finden. So stellen Sie Ihren Körper perfekt auf die Abendmahlzeit ein und sind leistungsfähig und fit.

TIPP GESUNDES SNACKEN ERLAUBT

Verzichten Sie nie auf einen Snack, wenn Ihnen danach ist. Bewusste Zwischenmahlzeiten mit gesunden Lebensmitteln beugen Heißhunger und unbewusster und oft zu kalorienreicher Knabberei vor. Planen Sie deshalb auch in Ihre (Schreibtisch-)Vorräte gesunde Snacks mit ein!

ABENDS: MIT LOW-CARB GUT DURCH DIE NACHT

Zum Abendessen planen Sie eine genussreiche Mahlzeit mit viel Gemüse und einer Portion Fleisch, Fisch oder Milchprodukten. Essen Sie nur so viel, wie Ihnen guttut. Legen Sie dann eine kleine Pause ein. Unternehmen Sie wenn möglich noch einen kleinen Abendspaziergang. Sollten Sie später noch Appetit haben, verwöhnen Sie sich mit einem Stück Käse (bis 45 % Fett i. d. Tr.) oder magerem Schinken, am besten mit einer Tomate oder einem anderen Gemüse-Snack oder einem Milchprodukt aus Vollmilch, gerne auch eine heiße Schokolade mit Süßstoff. Die Fettverbrennung hält so lange an, wie Sie auf Kohlenhydrate verzichten.

Mit der Low-Carb-Abendmahlzeit sichern Sie sich die Vorteile der Low-Carb-Diät: eine schnelle Gewichtsabnahme, eine gute Sättigung und eine Normalisierung der Blutfette, des Insulins und – sofern vorhanden – eine Aufhebung der Insulinresistenz.

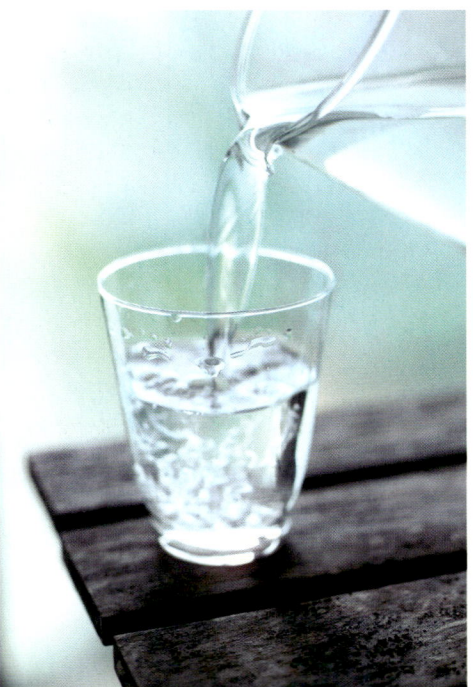

TRINKEN NICHT VERGESSEN!

Viele von uns trinken zu wenig. Dabei ist die Versorgung mit ausreichend Flüssigkeit unbedingt notwendig, damit der Stoffwechsel reibungslos funktionieren kann. Über den Tag verteilt, sollten Sie mindestens 1,5 Liter kalorienfreie Flüssigkeit in Form von Wasser oder Tee trinken. Stellen Sie sich eine Thermoskanne Tee oder zwei Flaschen Wasser immer in Reichweite. So wissen Sie genau, ob Sie Ihre Trinkmenge erreicht haben.

Low-Carb für einen tiefen Schlaf

Sollten Sie bisher unter Einschlafproblemen oder Schlafstörungen gelitten haben, kann es durchaus sein, dass diese künftig der Vergangenheit angehören. Denn ungünstige Ernährungsgewohnheiten machen sich auch im Schlaf bemerkbar. Insbesondere die Gewohnheit, sich eine üppige Abendmahlzeit mit viel Nudeln oder Brot zu gönnen, macht nur kurzfristig müde. Später aber leidet der Tiefschlaf darunter, den Gehirn und Körper jedoch nötig brauchen, um morgens wieder wach und fit in den Tag zu starten. Denn eine kohlenhydratreiche Kost am Abend sorgt dafür, dass der Organismus, der jetzt auf Sparflamme gepolt ist, Überstunden machen und den hohen Insulinspiegel über Nacht wieder normalisieren muss. Nicht zuletzt kann es dabei zu unangenehmen Begleiterscheinungen wie Verdauungsstörungen, Sodbrennen oder Blähungen kommen. Mit Low-Carb sind Sie dagegen in Sachen guter Nachtruhe auf der sicheren Seite.

Wann kann ich mit der Zucker-Fett-Trennkost beginnen?

Beginnen Sie mit der Umstellung in einer Phase, in der Sie nicht zu viel Stress haben. So ist die Gefahr geringer, dass Sie in alte Gewohnheiten zurückfallen. Denn die ersten ein bis zwei Wochen erfordern ein Umdenken und den festen Willen, die neue Lebensweise langfristig beizubehalten. Gerade in dieser Zeit kommt es vor, dass Ihnen jeden Tag ein anderer Grund einfällt, warum Sie keinesfalls durchhalten können. Meine Patienten berichten dann über Einladungen, bei denen man den Gastgeber nicht enttäuschen, oder den Urlaub, in dem man diese Ernährungsweise keinesfalls einhalten konnte. Fast alle erkannten, dass sie auf diese Tricks des Unterbewusstseins schon oft hereingefallen sind. Nach den ersten Erfolgserlebnissen werden Sie so gestärkt sein, dass Sie die Fett- und Zuckerfallen des Alltags souverän umgehen können.

Wie schnell kann ich mit der Zucker-Fett-Trennkost abnehmen?

Am Anfang zeigen sich recht schnell die ersten Erfolge auf der Waage. Nach zwei bis drei Wochen wird es spannend: Manchmal bleibt die Gewichtsabnahme nun vorübergehend aus, und es tut sich gar nichts mehr. Lassen Sie sich davon nicht entmutigen! Zur Orientierung: Für fünf Kilo Gewichtsabnahme brauchen Sie erfahrungsgemäß rund sechs Wochen, für 10 bis 15 Kilo mindestens drei Monate – je langsamer Sie abnehmen, umso gesünder und nachhaltiger ist es, und umso besser kann Ihre Haut sich dem verringerten

Umfang anpassen. Möchten Sie mehr als 15 Kilo abnehmen, sollten Sie dies unter der Aufsicht eines Arztes tun.

Bringt ein Fehltritt gleich den ganzen Erfolg in Gefahr?

Sie haben abends beim Fernsehen eine ganze Tafel Schokolade vernichtet? Jetzt bloß keine Panik: Ihr Stoffwechsel verzeiht solche »Schnitzer« und stellt sich ganz schnell wieder um, wenn Sie am nächsten Tag wie gewohnt konsequent mit der neuen Ernährungsweise weitermachen. Allzu oft sollten Ihnen solche Ausrutscher allerdings nicht passieren.

Wie lange kann ich mich nach der Zucker-Fett-Trennkost ernähren?

Wenn Sie möchten, können Sie diese vollwertige und gesunde Ernährungsweise zeitlich unbegrenzt weiterführen. Wenn Sie Ihr Abnehmziel erreicht haben, dürfen Sie die Regeln aber auch wieder etwas lockern. Gönnen Sie sich beispielsweise ein wenig Butter auf dem Frühstücksbrot oder ein Stückchen Kuchen am Nachmittag. Wichtig: Genießen Sie diese Köstlichkeiten ganz bewusst! Behalten Sie aber das grundsätzliche Prinzip der Zucker-Fett-Trennkost bei, um Ihr Gewicht dauerhaft zu halten.

Wie baue ich die Zucker-Fett-Trennkost in den Familienalltag ein?

Für schlanke Familienmitglieder brauchen Sie keine »Extrawurst« zu machen; die Rezepte ab Seite 125 sind auch für sie geeignet. Natürlich können Sie aber auch mittags zu den Nudeln mit Tomatensoße extra Käse reichen, zum abendlichen Fisch mit Salat zusätzlich Reis oder Kartoffeln. Sie selbst verzichten dann auf das Extra.

MIT DER ZUCKER-FETT-TRENNKOST DIE BLUTWERTE REGULIERT

Sie haben gemeinsam mit der Zucker-Fett-Trennkost nach Prof. Adam 20 Kilogramm abgespeckt. War dies Ihr erster Abnehmversuch?

Susanne: Nein keineswegs, ich hatte schon alles Mögliche probiert und war im Anschluss an jede Diät nur entnervt. Nach einer kurzen Gewichtsabnahme habe ich immer gleich wieder zugenommen. Fettpunktesammeln und Kalorienzählen sind einfach nicht das Richtige für mich. Ich hatte dann von dieser Zucker-Fett-Trennkost gehört. Und als mein Mann dann auch noch so krank war (Max erlitt als Vierzigjähriger einen Herzinfarkt, Anm. d. Red.), da hatte ich so furchtbar große Angst, ihn zu verlieren. Da haben wir uns beide dazu entschieden, es mit der Zucker-Fett-Trennkost zu probieren.

Max: Die Ärzte im Krankenhaus sagten mir, dass ein Herzinfarkt nicht unbedingt eine einmalige Angelegenheit sei. Ich solle unbedingt etwas unternehmen und einem weiteren Herzinfarkt aktiv vorbeugen. Die einzige Chance, meine Blutwerte zu verbessern, bestünde in einer Gewichtsabnahme und mehr Bewegung.

Was waren denn Ihre Zucker-Fett-Fallen?

Susanne: Ich esse eigentlich gar nicht so gerne süß, bis auf meinen Kuchen am Nachmittag. Der ist mir heilig. Aber Prof. Adam erklärte uns beim ersten Termin, dass das meiste Fett und Zucker in Lebensmitteln oder bestimmten Gerichten versteckt sei. Es ist einem ja als normaler Mensch gar nicht bewusst, dass man schon beim Einkaufen in die eine oder andere Zucker-Fett-Falle tappt. Und dann koche ich schon gerne … Naja, und ich koche schon gerne bayrisch-deftig, und abends gibt es meistens Brotzeit – und da stecken eben die ganzen Dickmacher drin. Das Dumme daran ist ja nicht nur, dass diese Gerichte aus dieser ungünstigen Kombination von Zucker und Fett bestehen. Wir haben dann auch gelernt, dass es genau diese Speisen sind, die immer mehr Hunger auf mehr machen. Im Grunde sehe ich mich in der Vergangenheit schon als Opfer dieses Teufelskreises …

Max: Also bei mir hängt es sicher mit meiner ausgeprägten Liebe zur bayrischen Küche zusammen. Für mich war gerade diese deftige Kost das beste Anti-Stress-Mittel nach einem langen Tag oder einer anstrengenden Woche.

War die Umstellung auf die Zucker-Fett-Trennkost denn sehr schwierig?

Susanne: Mittags ohne Fett zu kochen konnte ich mir am Anfang gar nicht vorstellen. Wie soll man denn Zwiebeln ohne Fett anbraten? Und plötzlich lernte ich im ersten Ernährungskurs, den ich besuchte, dass man die Zwiebeln bei schwacher Hitze in drei Löffeln Mineralwasser genauso schön glasig dünsten konnte wie in Öl. Statt Butter aufs Brot gab es Quarkaufstrich. Wenn man den Magerquark mit Selterswasser cremig aufschlägt und mit Kräutern würzt, schmeckt das wirklich lecker. Mittags gab es jetzt oft einen klaren Gemüseeintopf oder eine Gemüsesuppe. Die macht gut satt und schmeckt fein.

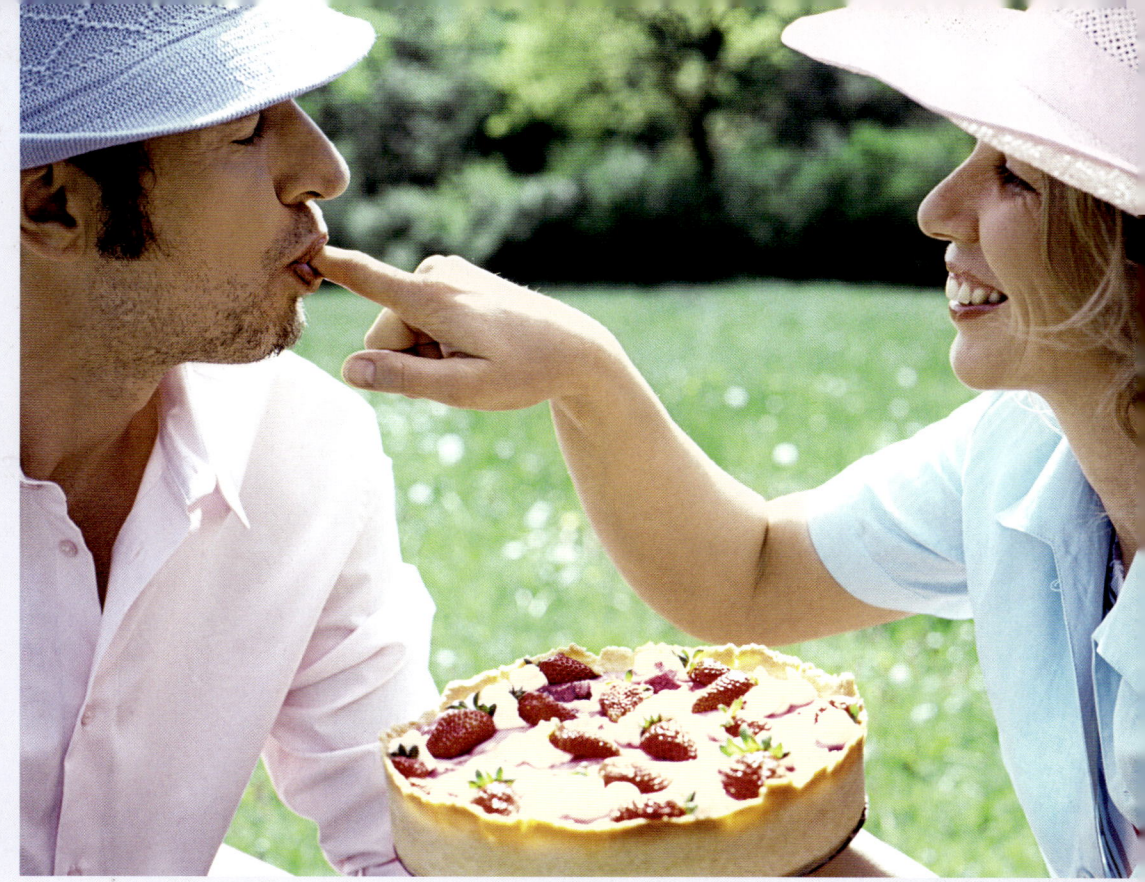

Max: *Und ich wurde zum Müslispezialisten und kann jetzt schöne fettarme Variationen mit frischen Früchten zaubern. Das belastet nicht so wie ein deftiges Frühstück mit Wurst, Schinken, Käse und Eiern und hält doch gut vor. Das Tolle daran: Nach guten acht Wochen hatte ich ganze zehn Kilogramm abgenommen.*

Susanne: *Und ich war vier Kilogramm leichter, ohne dass ich einen Moment Hunger leiden musste.*

Sie mussten auf gar nichts verzichten?

Max: *Sogar meinen Schweinebraten bekomme ich nach wie vor. Natürlich nicht mehr ganz so oft wie früher. Und statt Kartoffel- oder Semmelknödel esse ich jetzt Sauerkraut dazu. Mit einer schönen klaren Soße ist das ein Festessen.*

Susanne: *Sonntags gibt es auch immer noch Kuchen – allerdings in fruchtigeren Varianten als vorher, mit weniger Sahne und Butter oder Öl im Teig.*

Gesundheitlich sind Sie wieder im Lot?

Max: *Alles wieder bestens: Blutzucker, Cholesterin, Blutfette und Harnsäure sind alle wieder normal. In der Reha nach dem Herzinfarkt habe ich außerdem mit Sport begonnen und mache auch weiterhin dreimal pro Woche an den Sportabenden mit. Jetzt, vier Jahre nach dem Infarkt, sind wir beide viel aktiver als früher. Ich fahre regelmäßig Fahrrad, und Susanne und ich unternehmen viele Bergwanderungen. Das fiel uns früher alles viel zu schwer. Nein, das Leben ist endlich leicht für mich geworden, und ich freue mich über jeden Tag mit meiner Frau!*

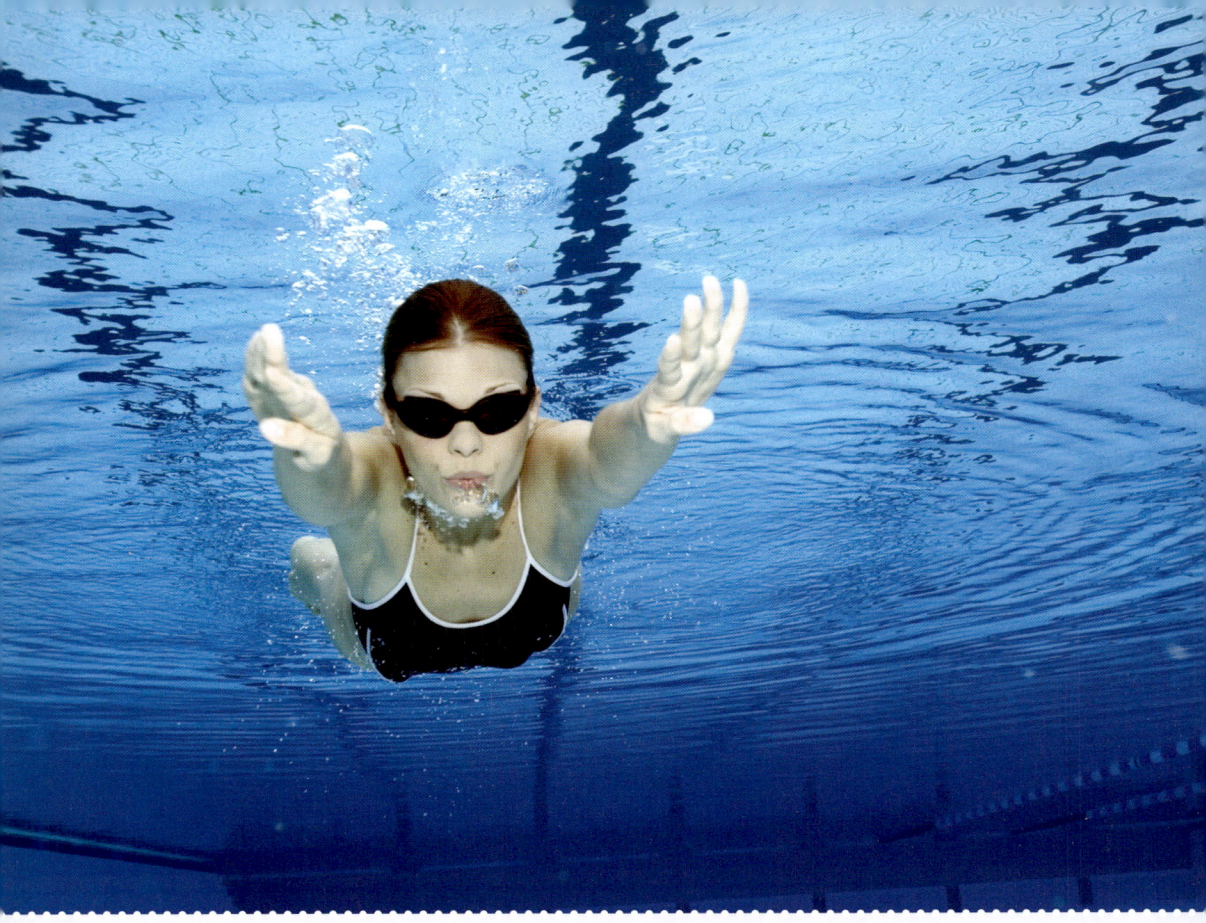

SO GELINGT IHRE ERNÄHRUNGSUMSTELLUNG

UNSER ERNÄHRUNGSPROGRAMM ist eine Empfehlung, die auf wissenschaftlich überprüften Ergebnissen beruht, und keine Diät. Der Erfolg des Ernährungsprogramms speist sich aus seiner leichten Umsetzbarkeit. Trotzdem möchten wir Ihnen noch einige ebenso erfolgserprobte Ratschläge an die Hand geben. Schließlich geht es bei der Ernährungsumstellung nicht nur um das »Gewusst, wie?« und »Gewusst, was?«, sondern auch darum, dass Sie neue Gewohnheiten verinnerlichen. Und das geht nur, wenn Sie sich wirklich wohl dabei fühlen. Sonst schnappt, wie so oft bei Veränderungen, die einem unangenehm sind, die Zucker-Fett-Falle zu. Wenn Sie sich also neben der Ernährungsumstellung noch mehr Gutes gönnen möchten, befolgen Sie diese Strategien:

SEIEN SIE GUT ZU SICH!

Wenn Sie sich entschließen, ab sofort nur noch halbe Portionen zu essen, geben Sie Ihrem Gehirn das Signal: »Ich bin in Not, die Energie wird schon knapp« (siehe auch Seite 26). Nun gibt es zwei Möglichkeiten: Entweder Sie stillen Ihre Gelüste mit dem Erstbesten, was Ihnen zwischen die Finger kommt – am besten in Form von etwas Süßem und Fettem. Oder Sie halten diszipliniert durch, werden aber immer gereizter und schlecht gelaunt. Die Folge: Irgendwann werden Sie schwach – so schwach, dass Sie ohne weiteres Nachdenken Ihren Hunger stillen, und das am besten mit etwas Kalorienreichem, das Ihnen zur »Belohnung« ein schlechtes Gewissen beschert. Und wie reagiert unser Körper auf diese negativen Gefühle? Er muss sich belohnen ... Also: »Seien Sie immer gut zu sich und hungern Sie niemals!« So lautet die erste Regel, mit der Sie die Zucker-Fett-Falle elegant umgehen!

LERNEN SIE, RICHTIG ZU ESSEN!

Richtig zu essen bedeutet zum einen, Kalorienbomben zu meiden und leckere, gesunde Alternativen für sich zu entdecken. Es bedeutet aber auch, den regelmäßigen Besuch an der Frittenbude oder das Nebenbeiessen eines Brötchens während der Arbeit nicht einfach ersatzlos (und erfolglos) zu streichen, sondern geschickt auszutauschen: gegen in Ruhe verzehrte gesunde Snacks oder Mahlzeiten, die appetitlich angerichtet sind. Erst dann wird das Essen zu einem sinnlichen Erlebnis, und Sie fühlen sich gut dabei! Wir zeigen Ihnen im nächsten Kapitel ab Seite 87, wie Sie mit der richtigen Vorratshaltung auf der sicheren Seite sind.

GENIESSEN SIE, STATT SICH ALLES ZU VERBIETEN!

Sie lieben Schokolade, haben aber eben diese im Verdacht, schuld an Ihren Pölsterchen zu sein, und beschließen daher, nie mehr Schokolade zu essen. In der Büroküche und zu Hause im Vorratsschrank lagern aber noch einige der begehrten Tafeln. Das ist gefährlich, denn von den beiden Wörtern »keine Schokolade« merkt sich Ihr Unterbewusstsein, das keine Verbote kennt, nur das Wort »Schokolade«. Außerdem haben Sie spätestens nach zwei qualvollen Tagen die Gewissheit: Sie können gar nicht auf Schokolade verzichten! Zum Beispiel weil Sie ohne Ihre Lieblingsspeise einfach nicht aus Ihrem Seelentief herauskommen. Oder Sie stellen verdrossen fest, dass Sie trotz des Verzichts kein Gramm abnehmen. Die Folge: Sie lassen erleichtert alle Vorsätze fahren und kümmern sich erst mal um die Vorräte im Schrank – und zwar alle.

Die Alternative: Gönnen Sie sich von Zeit zu Zeit nach dem Mittagessen ein Stückchen Schokolade und lassen Sie es genießerisch auf der Zunge zergehen!

WERDEN SIE KREATIV!

Gewohnheiten – auch ungünstige – können nur geändert werden, wenn sie durch neue Gewohnheiten ersetzt werden, und zwar am besten durch solche, die Sie selbst entwickeln. Dazu ein Beispiel: Eine unserer Kursteilnehmerinnen hatte sich angewöhnt, sich nach ihrem Arbeitstag bei einer Eisdiele mit ein paar Kugeln Eis zu verwöhnen – die klassische Kombination von süß und fetthaltig. Sie klagte uns ihr Leid, von dieser süßen Gewohnheit nicht lassen zu können.

Ich habe ihr vorgeschlagen, sie solle am besten selbst überlegen, wie sie diese Gewohnheit ändern könne. Nach zwei Wochen kam sie freudestrahlend mit einer ganz naheliegenden Lösung auf mich zu. Sie fahre seit neuestem einfach einen Umweg.

Die (Auf-)Lösung ungünstiger Gewohnheiten liegt immer in uns selbst. Umso besser, wenn wir es auch zulassen, dass wir Gewohnheiten ändern dürfen. Nur auf eigene Initiative hin können wir die entscheidenden Weichen in unserem Leben, in unserem Alltag stellen. Dann passt in der Regel aber alles, und das Abnehmen gelingt.

VERFOLGEN SIE REALISTISCHE ZIELE!

Sie wollen ein besseres Lebensgefühl, leistungsfähiger und zufriedener sein und vor allem Ihre Pfunde reduzieren? Kein Problem. Mit unserem Ernährungsprogramm und mehr Bewegung im Alltag (die beschleunigt den Fettabbau zusätzlich) stellt sich der Erfolg ganz von alleine ein – wenn Sie dranbleiben! Setzen Sie sich keine unrealistischen Ziele, nach dem Motto: »Ich will meinen BMI endlich auf unter 20 senken. Schließlich wiegt auch Heidi Klum nach vier Kindern höchstens 56 Kilogramm.« Messen Sie sich nicht mit Menschen, die einen völlig anderen Lebenshintergrund haben als Sie und einem anderen Beruf nachgehen. Kümmern Sie sich einzig und allein um Ihre Zufriedenheit und sorgen Sie gut für sich und Ihren Körper!

BEOBACHTEN SIE SICH SELBST!

Überprüfen Sie einmal, wie oft und was Sie am Tag so nebenbei zu sich nehmen. Das funktioniert am besten, wenn Sie einmal eine ganze Woche lang ein Ernährungstagebuch führen, in das Sie ganz genau eintragen, wann und warum (!) Sie was gegessen und getrunken haben (Uhrzeit aufschreiben sowie Nebenbeschäftigungen wie Lesen oder Fernsehen) und welche Motivation Sie dabei hatten (Langeweile, Stress, endlich Entspannung etc.). Denken Sie daran: Sie können solche über eine längere Zeit hinweg erlernten und »eingeübten« Verbindungen zwischen bestimmten Situationen und Essen auch wieder verlernen.

Versuchen Sie nach dieser Woche regelmäßig drei Mahlzeiten pro Tag einzuhalten und zwischen den Mahlzeiten gesund zu snacken und ausreichend zu trinken. So bleibt Ihr Insulinspiegel stabil, und Sie entwickeln keine Heißhungerattacken. Zudem lernt Ihr Körper so mit der Zeit, wieder ein natürliches Hungergefühl zu entwickeln. Denken Sie daran, dass kleine Portionen auch satt machen und Sie jederzeit – nach einer Pause – wieder weiteressen können.

LENKEN SIE SICH AB!

Wenn Sie das gegessen haben, was Sie sich vorgenommen hatten, machen Sie eine Pause und lenken sich gezielt ab: Telefonieren Sie mit Ihrer Freundin oder Ihrem Mann. Überlegen Sie, wie Sie Ihr Umfeld schöner gestalten können, und machen Sie sich einen Plan. Oder verschaffen Sie sich Bewegung, das lenkt am besten ab. Durch die Bewegung oder die Ablenkung bauen Sie Stress ab und geben Ihrem Körper die Möglichkeit, Sättigungssignale an das Gehirn zu senden. Das macht zufrieden, und Sie haben erfolgreich Ihre Pause eingehalten. Ablenkung funktioniert auch, wenn Sie unterwegs von der Lust auf etwas Süßes geplagt werden.

Stecken Sie für solche Fälle ein Päckchen zuckerfreie Pfefferminzdragees ein, das hilft, wenn Sie nachmittags an der Bäckerei vorbeikommen, aus der es so verlockend duftet. So beruhigen Sie Ihren Geruchssinn und auch Ihr limbisches System, das jetzt gerne eine Belohnung hätte, und konzentrieren sich dafür auf den köstlich erfrischenden Pfefferminzgeschmack!

Insbesondere abends kann es zu heiklen Situationen kommen. Ohne gute Planung ist

SETZEN SIE SICH!

Setzen Sie sich zum Essen – auch in der Mittagspause im Büro – ganz in Ruhe hin. Und essen Sie sich satt. Konzentrieren Sie sich dabei ganz auf Ihre Mahlzeit und auf nichts anderes. Das heißt: kein Fernsehen, keine Zeitung und kein Schmöker nebenher. Nur so können Sie das Essen wirklich genießen. Und Genießer brauchen Zeit. Versuchen Sie, alle Zutaten Ihres Essens zu »erschmecken«. Dazu sollten Sie jeden Bissen gründlich kauen und langsam essen.
Wenn Sie am Schreibtisch essen oder trinken müssen, dann sollten es nur Gemüsestreifen oder eine Schorle sein. Denn Genuss ist so nicht möglich. Wenn Sie sich in einer solchen Situation Kuchen oder ein Wurstbrot erlauben, hat wieder einmal Ihr gestresstes limbisches System gesiegt. Eine hübsche Serviette oder ein Set sind hilfreich dabei, auch den Schreibtisch schön zu decken und sich auf Essen und Genießen einzustellen.

da oft mit Ablenkung allein nichts zu machen. Überlegen Sie sich, warum Sie gerade jetzt diesen Appetit entwickeln und das Verlangen nach Schokolade, Eis oder einem Bier so stark ist. Standen Sie unter Stress, ist Ihnen vielleicht langweilig, oder wollen Sie sich mit etwas Gutem belohnen? Je genauer Sie sich die Gründe für Ihren Appetit klarmachen, umso wahrscheinlicher werden Sie die geeignete Lösung für sich finden. Das Problem lösen Sie nur mit einer Aktivität, die Ihnen wirklich Spaß macht. Telefonieren Sie mit Freunden, gehen Sie aus oder ins Kino. Oder entspannen Sie sich mit einem Duftbad, machen Sie einen kurzen Spaziergang oder lesen Sie ein gutes Buch.

MEIDEN SIE HUNGERFALLEN!

Verlassen Sie nie hungrig das Haus. Besonders morgens kann jede Bäckerei oder Konditorei sehr verführerisch wirken. Wenn Sie länger nichts gegessen haben, sind Sie schneller durch Düfte verführbar. Ebenfalls hilfreich ist es, wenn Sie immer eine kleine Flasche Wasser dabeihaben. Ein paar Schlucke führen Sie an der Versuchung vorbei.

Meiden Sie XXL-Produkte! Zwar sind sie billiger als kleine Packungen, verlocken aber dazu, mehr zu essen, als der Figur guttut.

Kaufen Sie nie hungrig ein und schreiben Sie sich vorher zu Hause einen Einkaufszettel!

GUTE-LAUNE-FAKTOR BEWEGUNG

Eines vorab: Wirklich abzunehmen, schaffen Sie nur durch eine Ernährungsumstellung. Beschleunigen können Sie Ihren Abnehmerfolg durch Bewegung. Dazu müssen Sie nicht zum Supersportler werden. Es genügt bereits etwas mehr Aktivität in einem sonst bewegungsarmen Alltag. Dann werden Sie allerdings rasch feststellen: Bewegung ist ein echter Gute-Laune-Faktor. Ein flotter Spaziergang an der frischen Luft sorgt für eine Extraportion Sauerstoff, kurbelt den Stoffwechsel an, pustet das Gehirn frei und kann Sorgen vertreiben. Nicht umsonst wird (moderate Ausdauer-)Bewegung als begleitende Therapie bei Depressionen empfohlen.

UNSER STOFFWECHSEL BRAUCHT BEWEGUNG

Das Bedürfnis nach Bewegung steckt ebenso tief in unseren Genen wie das nach Entspannung. Das heißt, wenn der Mensch nichts tun muss – etwa jagen und mühsam seine Nahrung zusammensammeln –, dann tut er auch nichts. Auch hier läuft ein biologisches Programm ab: Der Steinzeitmensch musste eben sparen, wo er konnte. Nur ist regelmäßige körperliche Aktivität erwiesenermaßen die Grundvoraussetzung für das normale Funktionieren aller körperlichen Prozesse. In unseren modernen Zeiten ist das gar nicht so einfach. Die Folge: Wir werden immer träger. Staubsauger und Waschmaschine übernehmen heute Tätigkeiten, die in früherer Zeit höchst schweißtreibend waren, Autos bringen uns von A nach B, Aufzüge transportieren uns von einem Stockwerk ins nächste. Die meisten Menschen in unserem Kulturkreis haben Berufe, in denen sie sich körper-

lich nicht anstrengen müssen, um ihre Existenz zu sichern. Unsere Vorfahren hingegen mussten Tag für Tag Höchstleistungen vollbringen, um ihren Hunger und Durst zu stillen. Danach war Ausruhen durchaus in Ordnung. Was früher zum Überleben vorteilhaft war, also auszuruhen und dabei Fettspeicher anzulegen, das macht uns heute krank. Deshalb ist Umdenken angesagt.

Wenn Sie wirklich gesund abnehmen möchten, sollten Sie auf körperliche Aktivität keinesfalls verzichten, auch wenn Sie bisher eher ein Bewegungsmuffel waren. Denn: Bewegung macht gute Laune, erhöht den Grundumsatz, strafft Ihre Silhouette und das Körpergewebe und stärkt Ihre Muskulatur.

MIT SPORT GEGEN CELLULITE

Etwa neun von zehn Frauen leiden an Cellulite. Gesundheitlich ist diese Hautveränderung harmlos und für die meisten Betroffenen in erster Linie ein kosmetisches Problem. Die Dellen treten infolge eines schwachen Bindegewebes und einer Zunahme des Unterhautfettgewebes an Po und Oberschenkeln auf. Die einzige Maßnahme, die tatsächlich langfristig greift, ist Bewegung und Sport. Damit schlägt man zwei Fliegen mit einer Klappe: Das Übergewicht, welches maßgeblich am Entstehen der Cellulite beteiligt ist, wird abgebaut, und die bessere Durchblutung der Haut sorgt für ein strafferes Aussehen. Außerdem wird der Lymphfluss angeregt, und die Dellen verschwinden langsam, aber sicher.

DAS ALLES BRINGT IHNEN MEHR BEWEGUNG

› Sie gewinnen mehr Lebensqualität!

Bei körperlicher Aktivität tankt unser Körper zehnmal mehr Sauerstoff als in Ruhepausen. Stoffwechsel und Durchblutung werden angeregt. Bei regelmäßigen Spaziergängen oder Sporteinheiten geht es auch Ihrem Immunsystem besser, und es stellt mehr Abwehrstoffe her, die Sie vor Krankheiten schützen.

› Sie sehen besser aus!

Bei jeder Alltagsbewegung verbrennen die Muskelzellen Zucker und nach einer bestimmten Zeit, wenn die Zuckerspeicher leer sind, auch Fett. Schon nach wenigen Wochen merken Sie, wie sich Ihre Silhouette strafft und störende Polster verschwinden. Durch den gleichzeitigen Muskelaufbau strafft sich der Körper und die Körperhaltung verbessert sich. Auch das Hautbild wird feiner durch die vermehrte Durchblutung.

› Sie können klarer denken!

Auch unsere grauen Zellen profitieren von der Extraportion Sauerstoff beim Sport. Viele Menschen, die gerne wandern, walken oder joggen, behaupten deshalb, sie hätten beim Sport die besten Ideen. Das hat zwei wichtige Ursachen: Erstens baut Sport sehr wirksam negativen Stress ab. Zweitens wird beim Sport der Muntermacher Adrenalin ausgeschüttet, der das Denken beflügelt.

› Sie fühlen sich besser!

In der Skelettmuskulatur kommt es zu einer Zunahme des Mitochondrienvolumens. Das sind die Kraftwerke einer Zelle, in denen der Fettabbau stattfindet. Auch im Blut lassen sich positive Veränderungen wie eine verbesserte Fließeigenschaft (wichtig zur Vorbeugung von Herz-Kreislauf-Erkrankungen) feststellen, die schon nach kurzfristigem Training eintreten. Zudem wird das schädliche LDL-Cholesterin gesenkt und das nützliche HDL-Cholesterin vermehrt.

› Sie schaffen Ihren Stress weg!

Bei regelmäßiger dynamischer Muskelaktivität werden mehr Glückshormone (Endorphine) ausgeschüttet: Der Nervenbotenstoff Serotonin macht munter, sorgt für gute Laune und beugt Depressionen vor.

› Sie schützen Ihr Gehirn!

Nach neuesten Erkenntnissen der Hirnforschung wird das altersbedingte Nachlassen der Gehirnfunktionen durch dynamische Bewegung gelindert. Laut einer Studie der Universität Erlangen können Senioren allein durch zügiges Gehen die exekutiven Kontrollfunktionen des Gehirns verbessern. Dazu reicht es schon, wenn man sich dreimal pro Woche mindestens 20, besser aber 45 Minuten lang auf den Weg macht.

› Sie bleiben länger jung!

Sportliche Aktivität kann in jedem Alter einem Leistungsabbau, der mit dem Alterungsprozess einhergeht, gezielt entgegenwirken. Auch und vor allem ältere Menschen profitieren ungemein von einem aktiveren Alltag und regelmäßigen Bewegungseinheiten. Besonders ein sanftes Krafttraining ist für »Späteinsteiger« sinnvoll – so erhalten Sie sich Ihre Muskulatur und beugen nebenbei auch noch Verletzungen vor.

IDEAL: AUSDAUERSPORT

Wer seine Pfunde loswerden möchte, ist mit Ausdauersport bestens beraten. Sportmediziner empfehlen, durch Bewegung 1500 Kalorien pro Woche zusätzlich zu verbrauchen. Das entspricht einer Bewegungseinheit von etwa einer halben Stunde an fünf Tagen der Woche. Mit diesem Pensum profitieren Sie zudem von den wünschenswerten gesundheitlichen Schutzeffekten. Wenn Sie Ihr individuelles Energieverbrauchssoll genau ausrechnen möchten, gibt es eine Faustregel: Das Mindestsoll liegt bei drei Kalorien pro Kilogramm Körpergewicht an fünf Tagen pro Woche, das Maximum bei fünf Kalorien.

Das Gute an Bewegung: Kohlenhydrate werden schneller verbrannt, und die Fettverbrennung setzt früher ein. Das ist besonders vor der abendlichen Low-Carb-Mahlzeit von Vorteil. Jede Bewegung verbraucht Energie und hilft beim Abnehmen. Treppen steigen, mit dem Rad ins Büro fahren oder auch auf einem Bein Zähne putzen – das alles schmilzt Kalorien ein und geht nicht von Ihrem Arbeitszeitkonto ab. Entwickeln Sie Fantasie für mehr Bewegung im Alltag. Wenn Sie in der Freizeit für ein paar Extra-Bewegungseinheiten sorgen, sind Sie rasch in Ihrem Wunschbereich.

Das könnte Ihnen Spaß machen!

Fangen Sie langsam an! Planen Sie einfach zunächst einen täglichen Spaziergang ein, und steigen Sie für Kurzstrecken vom Auto aufs Fahrrad um. Überlegen Sie dann, welche Sportart am besten zu Ihnen passt. Wichtig ist auch, ob Sie lieber allein trainieren oder lieber in der Gruppe. Gymnastik- oder Nordic-Walking-Kurse werden von allen Sportvereinen in Ihrer Nähe angeboten. Erkundigen Sie sich. Wählen Sie auf jeden Fall eine Sportart, die Ihnen auch wirklich Spaß macht, denn nur dann bleiben Sie dabei.

Ideal geeignet ist die Kombination von Ausdauer- und Krafttraining. Und: Überprüfen Sie bei jedem Ausdauertraining Ihre Herzfrequenz mit einer Pulsuhr. Die maximale Trainingspulsfrequenz sollte dabei die Formel »180 minus Lebensalter in Jahren« nicht überschreiten. So bewegen Sie sich im optimalen Fettverbrennungsbereich.

Die Bewegungsformen, die sich bestens zum Abnehmen eignen, sind:
› Kraftsport: Muskelaufbautraining (im Fitnessstudio oder zu Hause), Rudern
› Ausdauersport: Nordic Walking, Radfahren, Schwimmen, Jogging, Inlineskating, Stepper-Training, Spinning (im Fitnessstudio), Aerobic, Volleyball, Handball, Fußball, Squash, Tanzen, Tennis, Seilspringen

RICHTIG TRAINIEREN

Trainieren Sie immer vor den Mahlzeiten, aber auch nicht nüchtern. Morgens sollten Sie ein leichtes Frühstück zu sich genommen haben, etwa einen Fruchtsaft. Die Fettverbrennung setzt ein, sobald die Kohlenhydrate verbraucht sind. Sie bemerken das als Leistungstief, das sich bei fortgesetzter Bewegung jedoch wieder verflüchtigt. Gehen Sie nie über Ihre Leistungsgrenze hinaus! Solange Sie sich mit Ihren Mitsportlern unterhalten können, ohne außer Atem zu kommen, sind Sie im grünen Bereich.

BLOSS KEIN STRESS!

Nicht nur negative Gefühle machen dick, weil wir dazu neigen, gegen diese anzuessen. Auch ein dauerhaft erhöhter Cortisolspiegel – das Hormon Cortisol wird bei Stress ausgeschüttet – sorgt dafür, dass wir uns gereizt und erschöpft fühlen und vor allem mehr Hunger entwickeln als in Entspannung.

Menschen dagegen, die im inneren Gleichgewicht sind, sind glücklich, mit sich und der Welt zufrieden, leistungsfähig und kreativ – und haben in aller Regel auch keine größeren Probleme mit ihrem Körpergewicht. Stress ist, wie wir wissen, ein biochemischer Vorgang in Reaktion auf die Wahrnehmung von Gefahr. Bei jeder Gefahren-(= Stress-) situation wird das Stressprogramm gestartet, und Blutdruck, Blutfette und Blutzucker steigen an, um den Körper rasch mit Energie zu versorgen. Eine Vielzahl von biologischen Reaktionen wird so in nur einem Augenblick in Gang gesetzt. Erfolgt jetzt eine extreme körperliche Belastung – »fight or flight« –, sinkt der Stresspegel, und alles im Körper normalisiert sich wieder. Sobald auch die Ursache der Stresssituation verschwunden ist, entwickelt der Körper großen Appetit, um die verlorenen Reserven wieder aufzufüllen.

CHRONISCHER STRESS MACHT FIX UND FERTIG

Das Problem: In unserer Zeit handelt es sich bei Stress nur selten um akute Belastungssituationen in Form eines wilden Tiers oder einer Hungersnot. Stattdessen herrscht chronischer Stress durch eine immer schnelllebigere und unübersichtlichere Welt, durch Termindruck und Zeitnot, Doppel- und Mehrfachbelastungen, Existenzdruck etc. Chronischer Stress ist rein biologisch gesehen nicht ganz so dramatisch in der Reaktion, dafür erschöpft er den Körper und die Psyche. Das Stressgefühl selbst bleibt bestehen, und der Mensch schaltet gewissermaßen ab. Körper und Geist stehen zwar nicht mehr unter dem »Fight-or-flight«-Druck, sondern unter einer Art biochemischem Dauerbeschuss aus Hormonen und Neurotransmittern. Eine Folge von chronischem Stress sind unsere Zivilisationskrankheiten – wenn wir nicht frühzeitig schon für Entlastung sorgen.

Nun reagiert nicht jeder Mensch in gleicher Weise auf negativen Stress. Manch einer läuft unter bestimmten Belastungen zur Hochform auf und braucht den Kick bis zu einem gewissen Maße, um volle Leistung zu bringen und klar denken zu können. Andere hingegen werden unter Dauerstress depressiv oder krank, sind nervös und erschöpft. Genauso wichtig wie eine gesunde Ernährungsweise und ausreichend Bewegung ist im Rahmen eines gesunden Lebensstils deshalb ein geeignetes Entspannungsprogramm für den inneren Ausgleich.

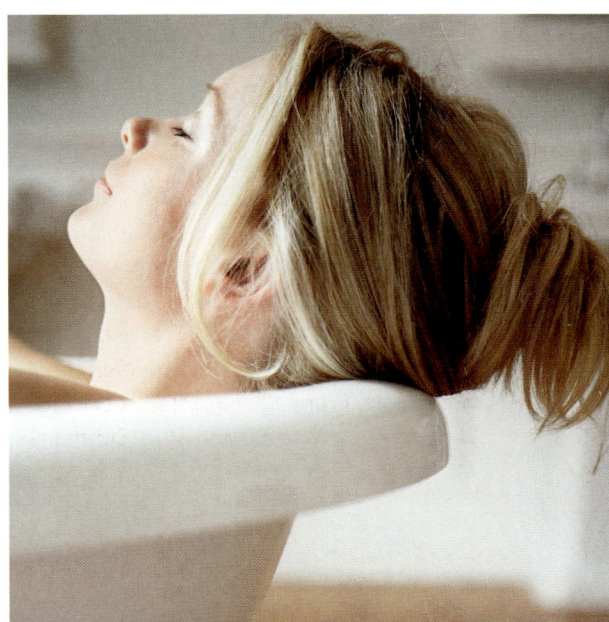

ESSEN GEGEN STRESS

Viele Menschen neigen dazu, als Reaktion auf Stresssituationen unkontrolliert zu essen. Unser Gehirn schätzt jetzt besonders Süßes und Fettes. Nur schaden wir damit leider unserem Körper, denn der hat ja gar keine Energie verbraucht. Die beste Sofortmaßnahme gegen Stress ist tatsächlich Bewegung, wie es dem »Fight-or-flight«-Prinzip entspricht, oder eine kreative Lösung – also ein flotter Spaziergang um den Block oder ein klärendes Gespräch. Das Erlernen von Entspannungstechniken ist ungemein hilfreich, um in der Belastungssituation selbst ruhiger und gelassener zu reagieren. Zudem tun diese Wohlfühleinheiten Körper und Seele einfach gut!

Stress lockt den inneren Schweinehund

Immer wenn der Alltagsstress unerträglich wird, wittert das Unterbewusstsein seine Chance, und Sie verschieben z. B. Ihren guten Vorsatz, jetzt wirklich abzunehmen, wieder auf den nächsten Monat. Oder Sie finden auf einmal, dass die Zucker-Fett-Trennkost doch nicht das Wahre ist. Für solche Notfälle sollten Sie gewappnet sein. Schließen Sie deshalb einen Vertrag mit sich selbst, auf dem die wichtigsten Gründe für Ihr Abnehmprojekt stehen, und hängen Sie ihn an den Kühlschrank oder an eine Stelle, wo Sie ihn jeden Tag sehen können (siehe Seite 82). Sollte der Stress Sie dann wieder einmal fest im Griff haben und Sie Ihren Entschluss zu einem leichteren Leben am liebsten sofort über Bord werfen wollen, lesen Sie sich den Vertrag laut vor. Sie werden sehen: In 99 Prozent der Fälle hilft diese kleine Maßnahme. Sollten Sie trotzdem über die Stränge schlagen, nehmen Sie es nicht so ernst und fühlen Sie sich nicht zu schuldig. Verzeihen Sie sich und machen Sie anschließend konsequent weiter mit der Zucker-Fett-Trennkost!

WIEDER IN BALANCE KOMMEN

Fast alle Menschen leiden gerade in der Anfangszeit des Abnehmens unter Gefühlsschwankungen und fühlen sich »dünnhäutiger« als sonst. Entspannungstechniken helfen Ihnen dann, wieder ins Gleichgewicht zu kommen und neue Kräfte zu tanken.

An Volkshochschulen oder bei privaten Anbietern finden Sie bestimmt etwas, das Ihnen guttut, sei es ein Yogakurs, ein Tanz- oder ein Malkurs. Auch Massagen und Saunabäder sowie Spaziergänge in der freien Natur, eine Runde mit dem Rad oder ein schönes Klassikkonzert sind Balsam für die Seele.
› Beruhigungstechniken wie autogenes Training oder Progressive Muskelentspannung nach Jacobson, setzen auf Konzentration und Tiefenentspannung. Sie können diese Techniken in einem Kurs lernen oder auch mithilfe entsprechender Bücher und CDs.

Gönnen Sie sich regelmäßig Momente der Entspannung. Diese Auszeiten tun Ihrer Seele gut, und Sie tanken neue Energie für den Alltag.

› Fernöstliche Bewegungsarten stärken das Immunsystem und bringen einen wieder in die Mitte. Sie haben einen stark meditativen Charakter, der den Verstand entlastet. Es gibt eine Vielzahl von Übungsformen, die in Volkshochschulen oder von privaten Lehrern angeboten werden. Die Übungen beruhen auf traditionellen Lehren über das Leben und die Lebensenergie. Diese Energie wird mithilfe der Übungen im Fluss gehalten. Körperliche wie seelische Blockaden werden durch die Bewegungen aufgelöst. Der Atem kommt zur Ruhe, Stresssymptome verschwinden. Alle Techniken sollte man bei erfahrenen Lehrern lernen.

Tai Chi Chuan (Tai-Chi)

Das Schattenboxen beruht auf einer waffenlosen Kampfkunst aus dem China des 14. Jahrhunderts. Wer regelmäßig Tai-Chi übt, erreicht »den geistigen Frieden eines Weisen, die Robustheit eines Holzfällers und die Gelenkigkeit eines Kleinkindes« (chinesische Weisheit). Sportmediziner empfehlen deshalb die aus 24 Übungen bestehende Heilgymnastik mit ihren langsamen, anmutigen Gebärden mittlerweile genauso gerne wie Psychologen.

Qigong

Qigong gibt es seit 3000 Jahren. Es ist ein fester Bestandteil buddhistisch-taoistischer Bewegungsübungen und wirkt wie eine Art meditative Gymnastik. Ziel ist es, den Verstand zu entlasten. Die Lebensenergie Qi wird dabei mittels Atmung, Vorstellungskraft und Bewegung angeregt. Qigong kann im Stehen, Sitzen oder Liegen ausgeübt werden. Schon nach kurzer Trainingszeit sind Geist und Körper erfrischt.

Yoga

Grundlage des Klassikers der fernöstlichen Entspannungstechniken sind langsame Dehn-, Dreh- und Beugebewegungen, die auf die vollkommene Körperbeherrschung abzielen. Die Konzentration, mit der die Bewegungen durchgeführt werden, und das tiefe Atmen führen in ein Stadium der absoluten Gelassenheit. Die Übungen wirken sich auf das körperliche und psychische Wohlbefinden des Menschen günstig aus.

MEINE PERSÖNLICHEN GLÜCKSMOMENTE

Unterstützen Sie sich darin, sich auf Ihre neuen Ernährungs-, Bewegungs- und Entspannungsgewohnheiten umzustellen: mit einem kleinen Tagebuch der persönlichen Glücksmomente. Das hilft Ihnen auch, wenn Sie unter Stress stehen und den unwiderstehlichen Drang verspüren, in alte Gewohnheiten zurückzufallen.

› *Das ist mir heute besonders gut gelungen: ...*
› *Das hätte niemand anders besser gekonnt: ...*
› *Darüber habe ich heute herzlich gelacht: ...*
› *Das hat mich heute ganz besonders gefreut: ...*
› *Diese Begegnung hat mich weitergebracht: ...*
› *Das hat mir heute ausgesprochen gutgetan: ...*
› *Das hat mir heute besonders gut geschmeckt: ...*
› *Darauf freue ich mich morgen: ...*

Schließen Sie einen Vertrag mit Ihrem Unterbewusstsein!

Unser Unterbewusstsein beherrscht nicht nur all unsere Entscheidungen, sondern auch unsere Gewohnheiten, unser Ess- und Trinkverhalten. Sie können sich das Unterbewusstsein wie eine Art »Superchef« vorstellen, der über allem thront. Und nun stellen Sie sich vor, Sie wollen gegen den Willen dieses Chefs einen neuen Arbeitsablauf durchsetzen. Das dürfte nicht ganz leicht sein, selbst wenn Ihr Konzept viel besser als das bisherige ist. So ist auch die Rollenverteilung zwischen Ihnen und dem Unterbewusstsein. Es hat seit Jahrzehnten bestimmt, was und wie viel gegessen wird. Wenn Sie nun beschließen, dass von heute auf morgen alles anders werden soll, geht das natürlich nicht. Ihr Chef muss erst von den Vorteilen des neuen Konzepts überzeugt werden. Wenn er dann feststellt, dass so alles besser läuft, wird er nach und nach seinen Widerstand aufgeben und das neue Konzept annehmen. Die Umstellung von Gewohnheiten ist also alles andere als einfach und erfordert eine klare Zielsetzung, einen starken Willen und Disziplin.

› Denken Sie zunächst in Ruhe darüber nach, was Sie an sich ändern möchten. Formulieren Sie dazu ein positives Ziel, wie etwa: »Ich möchte gesünder und leichter leben!«

› Dann überlegen Sie, wie viel Sie an Ihrem Gewicht ändern wollen und in welcher Zeit.

› Setzen Sie sich erreichbare Ziele. Und lassen Sie sich Zeit, diese Ziele auch zu erreichen. Wenn Sie Ihre Ziele zu hoch stecken, wird Ihr Chef sagen: »Hab ich das nicht von Anfang an gesagt, dass das nicht klappt? Wir machen so weiter wie früher.«

› Nun schließen Sie einen schriftlichen Vertrag. Verträge regeln den Alltag und schaffen Verbindlichkeit. Denn Ihr Unterbewusstsein wird seine Gewohnheiten nicht einfach so über Bord werfen, nur weil Sie jetzt den Entschluss fassen, das Gewichtsmanagement zu übernehmen. Schließen Sie also einen Vertrag mit Ihrem Chef, in dem Sie Ihr Ziel genau festlegen. Und vereinbaren Sie, dass Sie bis zum Erreichen des Ziels das Sagen haben. Nehmen Sie ein Blatt Papier zur Hand und schreiben Sie sich Ihre Ziele auf sowie den Zeitpunkt, bis wann Sie diese erreichen wollen (siehe unten). Notieren Sie auch, warum Sie eine Änderung verlangen. Wenn Ihr Chef sich dann meldet und eine sofortige Rückkehr zu seinem alten (Ernährungs-)Konzept wünscht, lesen Sie ihm Ihren Vertrag Wort für Wort langsam und deutlich vor.

VERTRAG

Mein Ziel:

Erreicht am:

Etappenziel 1:

Erreicht am:

Etappenziel 2:

Erreicht am:

Diese Änderung in meinem Leben ist nötig, weil

Bis zum Erreichen meines Ziels habe ich allein das Sagen!

Ort, Datum, Unterschrift

SCHLAFEN SIE GUT!

Schlaf ist weit mehr, als sich nach einem langen Tag auszuruhen. Immerhin verbringen wir etwa ein Drittel unseres Lebens im Schlaf. In den letzten 40 Jahren hat die Schlaf- und Hirnforschung Erstaunliches über unsere Nachtruhe und ihren Nutzen zutage gebracht: Schlafmangel oder gestörter Schlaf beeinträchtigen unsere Lebensqualität ebenso wie ungünstige Ernährungsgewohnheiten, zu wenig Bewegung und keine Entspannungsmomente.

Wer allerdings gut und tief und vor allem ausreichend schläft, tut viel für sich – und seinen Abnehmerfolg! Denn ein guter Schlaf taktet unseren Stoffwechsel richtig.

Wer auf Dauer zu wenig schläft, riskiert eine Gewichtszunahme oder Übergewicht. Neben der Ausschüttung von Hormonen, die für die Entwicklung unseres Appetits zuständig sind, wird durch andere Botenstoffe der Zuckerstoffwechsel beeinflusst. Diese hormonelle Schieflage durch Schlafmangel kann für einige Kilos zu viel verantwortlich sein. Schlafmangel bringt den Biorhythmus aus dem Takt, der Nahrungsaufnahme, Energieverbrauch, Stoffwechsel und Hormonhaushalt vorgibt. Bei ausreichend Schlaf sorgt das Hormon Leptin dafür, dass wir keinen Hunger verspüren. Ghrelin, zuständig für den Appetit, wird nachts nicht hergestellt. Eine Untersuchung zeigte, dass der Leptinspiegel nach nur fünfstündigem Schlaf um 16 Prozent niedriger war als nach achtstündigem. Die Ghrelinkonzentration hingegen lag bei den Kurzschläfern um 15 Prozent höher als bei den Langschläfern. Sie wurden sogar dicker, obwohl sie weniger Kalorien zu sich nahmen als die Langschläfer in der Vergleichsgruppe. Der Leiter der über

16 Jahre laufenden Untersuchung, Dr. Sanjay R. Patel von der Case Western Reserve University in Cleveland, empfiehlt schlaffördernde Lebensgewohnheiten als neuen Ansatz in der Vorbeugung von Übergewicht.

Führt Schlafmangel zu Übergewicht?

Dass tatsächlich Schlafmangel die Ursache für Übergewicht sein soll, erscheint auf den ersten Blick nicht ganz nachvollziehbar. Warum sollten Menschen, die wenig schlafen und so doch mehr Kalorien verbrauchen, nicht dünner sein als die trägen Viel- und Langschläfer? Tatsächlich bringt Schlafmangel den Ruhe-Aktivitäts-Rhythmus aus dem Takt. Der aber gibt die Zeiten für Nahrungsaufnahme, Energieverbrauch, Stoffwechsel und Hormonhaushalt vor. Des Rätsels Lösung liegt also wahrscheinlich darin, dass nicht nur die Leptin-Ghrelin-Balance durcheinandergerät. Ein Schlafdefizit senkt außerdem den Grundumsatz. Auch wenn die Wechselbeziehungen noch nicht genau feststehen – sicher ist: Wer länger schläft, kann sein gesundes Körpergewicht halten.

TIPP **WIE VIEL SCHLAF BRAUCHEN SIE?**

Finden Sie Ihre ideale Schlafdauer, nach der Sie sich frisch und erholt fühlen. Oft ist dies die Stundenanzahl, nach der Sie ohne Weckerklingeln aufwachen. Ist Ihr Schlafzimmer der ruhigste Raum in der Wohnung oder im Haus? Nur dann können Sie sich dort gut entspannen und neue Energie tanken.

IN ZWÖLF MONATEN *43 KILO WENIGER!*

● ● ● ● ● ● ● ●

Warum haben Sie sich für die Zucker-Fett-Trennkost entschieden?

Anne-Kathrin: Ich bin eine echte Diät-veteranin und habe, glaube ich, schon alles probiert – erfolglos. Außerdem ist es für mich als Mutter von drei Kindern zeitlich extrem schwierig, Kalorientabellen zu wälzen oder Kohlenhydrate oder Fett abzuwiegen. Hinzu kam, wie ich später in meinem Ernährungskurs bei Prof. Adam gelernt habe, dass ich gerade als die Kinder noch kleiner waren, wie so viele junge Mütter, unter chronischem Schlafmangel litt und dieser ja – neben dem »ganz normalen Alltagsstress« auch als enormer Dickmacher gilt. Mein Problem: Mit 35 hatte ich meine absolute Gewichtsspitze erreicht und wog bei 1,72 Metern 108 Kilogramm. Der letzte Gesundheitscheck gab mir dann den Rest: Mein Blutdruck war am oberen Grenzwert und die Blutfette viel zu hoch. Ich bekam es wirklich mit der Angst, schließlich brauchen mich meine Kinder doch noch, und ich wollte auch endlich mal wieder leicht die Treppen hochkommen und vielleicht auch einmal wieder in eine Jeans passen. Das Schlimmste für mich aber war: Meine Kinder wurden langsam auch zu kleinen Moppelchen und in der Schule deshalb oft geärgert.

Fiel Ihnen die Ernährungsumstellung leicht oder eher schwer?

Anne-Kathrin: Ich hatte einen eisernen Willen. Den braucht man in den ersten Tagen. Aber das Ernährungsprinzip ist ja denkbar einfach. Wichtig war für mich aber auch umzulernen in Sachen Einkaufen, versteckte Fett- und Zuckerfallen in manchen Lebensmitteln zu erkennen und auch auf viele vormals geliebte »praktische« Fertiggerichte zu verzichten. Zuerst konnte ich mir auch gar nicht vorstellen, mit dieser Ernährungsstrategie aus Low-Carb und Low-Fat abzunehmen. Ich war ja immer satt und musste keine Minute Hunger leiden. Die Nahrungsmittel waren eben zu Beginn einfach noch ungewohnt und ich musste mich an den Geschmack von vielen Speisen erst gewöhnen. Denn jetzt gab es ja nur frisch Zubereitetes und nichts mehr aus der Tüte! Aber wenn Sie dann sehen, wie in drei Wochen einfach 14 Kilogramm verschwinden – das ist ein tolles Gefühl! Auch mein Gesicht, das mir aus dem Spiegel entgegensah, gefiel mir wieder besser, weil die Konturen wieder klarer wurden. Und dann fällt es leicht, dranzubleiben. Mein Arzt lobte mich sehr. Die Triglyzeridwerte hatten sich um die Hälfte reduziert, und mein Blutdruck war wieder normal. Kurze Zeit später hatte ich mein erstes Teilziel erreicht: unter 100 Kilogramm.

Wie halten Sie es denn inzwischen mit Bewegung und Sport?

Anne-Kathrin: Ins Fitnessstudio hatte ich mich bisher nie getraut, weil ich mich geschämt habe. Dann habe ich eine Schnupperstunde gebucht und gesagt, dass ich Gewichtsprobleme hätte. Und siehe da, der Trainer steckte mich in eine Gruppe mit Frauen, die alle dabei waren, ihre Pfunde wegzutrainieren. Ich begann mit einem Einsteiger-Intervalltraining auf dem Ergometer. Das war gut zu schaffen,

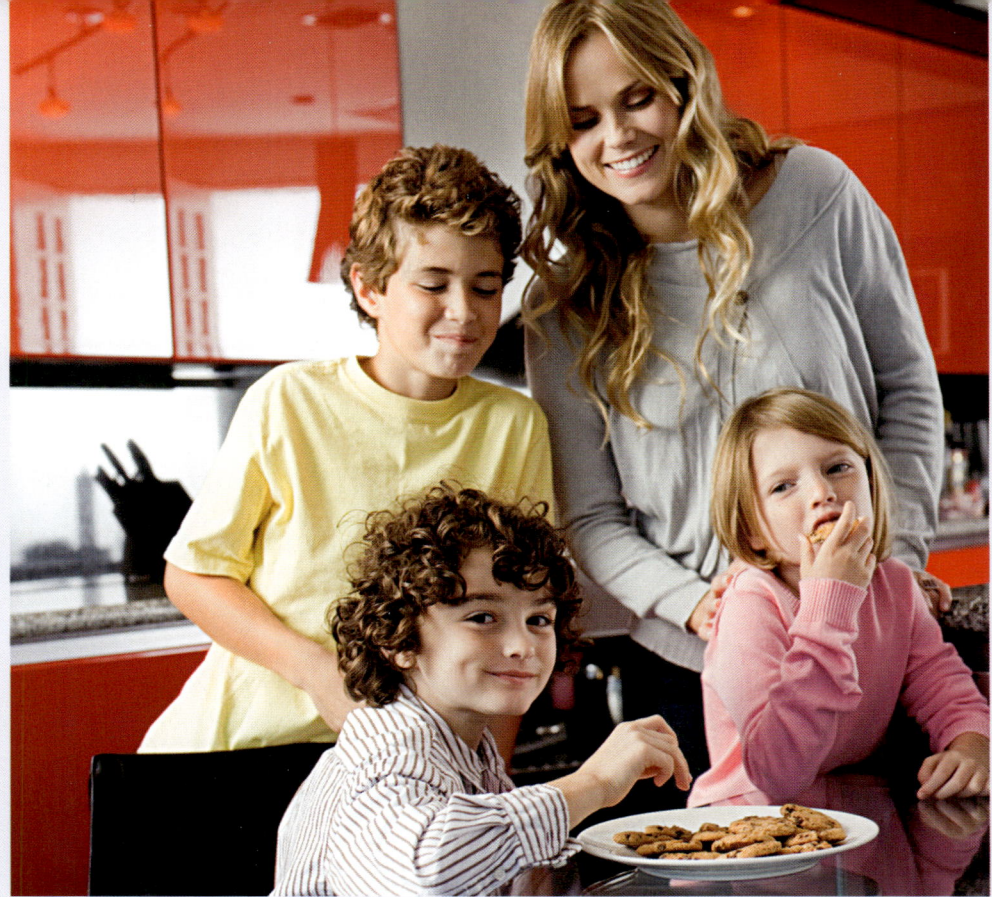

und der Trainer passt auf, dass man sich nicht übernimmt, sondern seine Ausdauer zunehmend steigert. Mit der Zeit habe ich mich auch mit der einen oder anderen ehemaligen Leidensgenossin angefreundet und wir haben uns gegenseitig für unsere Erfolge gelobt und bei Rückfällen getröstet.

Macht Ihre Familie mit bei der Zucker-Fett-Trennkost?

Anne-Kathrin: Ja, wir haben alle damit abgenommen. Für die Kinder war die Umstellung auf das viele Gemüse anfangs schwierig, aber mittlerweile hat jeder seine Lieblingssorte. Wir haben auch ein Rezept ausgetüftelt für Low-Fat-Rosinenkekse. Die schmecken allen gut. Mein jüngster Sohn ist jetzt sogar im Fußballverein, und es macht ihm viel Spaß. Man sieht ihnen nicht an, dass sie jemals etwas runder wa-

ren und dafür geärgert wurden. Ich freue mich außerdem für meine Kinder, dass sie schon in so jungen Jahren lernen, worauf es bei einem guten Essen ankommt.

Hatten Sie denn nie einen Rückfall in alte Gewohnheiten?

Anne-Kathrin: Doch, aber dann habe ich mich nicht dafür bestraft, sondern am nächsten Tag einfach wieder normal gegessen. Seit ich abnehme, achte ich außerdem viel mehr auf mich und meinen Körper und habe viele Entspannungs-, Wohlfühl- und Körperpflegerituale eingeführt, auf die ich früher gar keine Lust hatte. So habe ich mühelos in zwölf Monaten 43 Kilogramm abgenommen. Ich bin völlig gesund, bewege mich viel und gerne und bin viel ausgeglichener und zufriedener als früher.

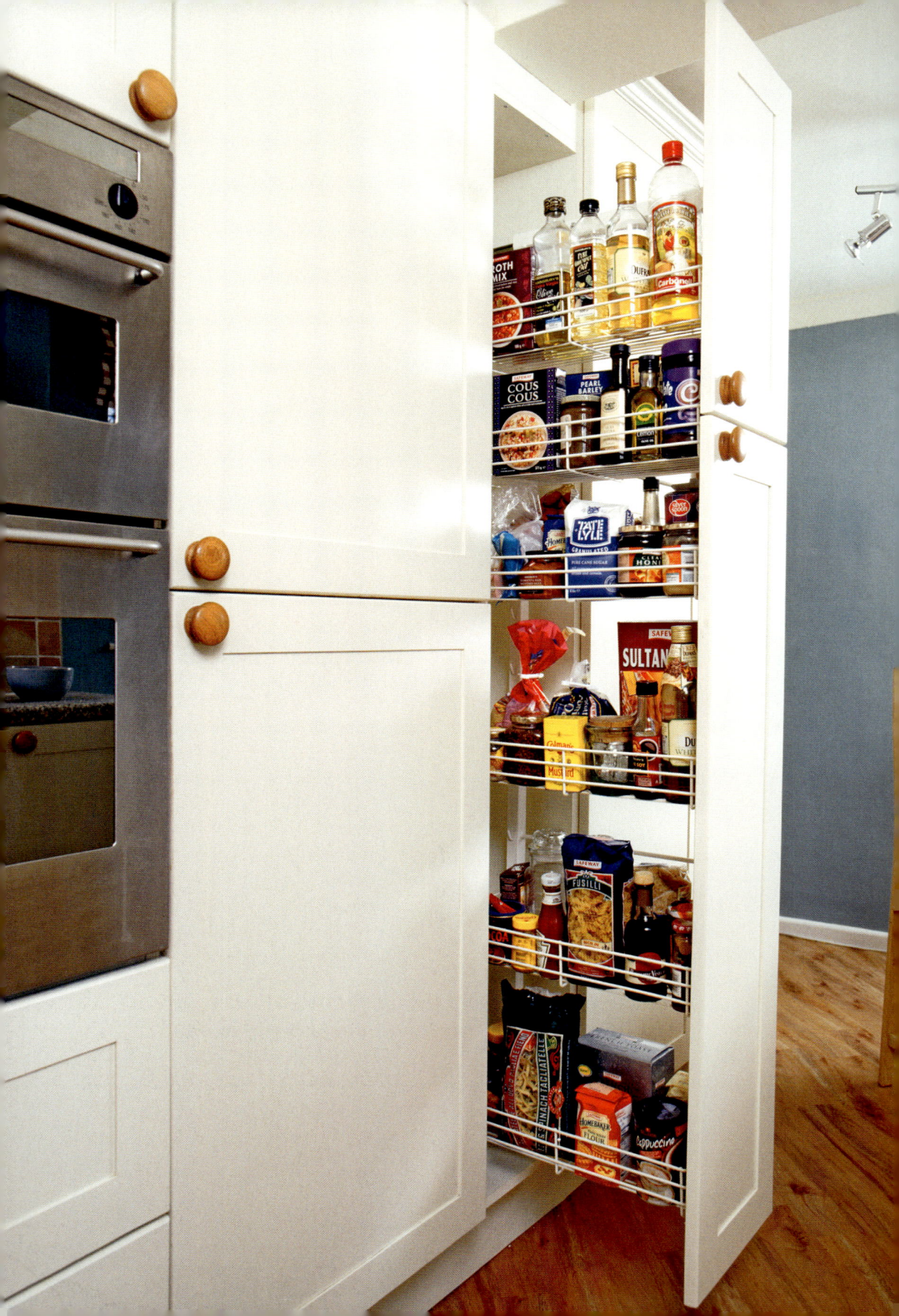

Los geht's:
Alles, was Sie
brauchen

Richtig einzukaufen ist im Lebensmittel-Schlaraffen-
land eine echte Kunst. Wir zeigen Ihnen, mit welchen Lebensmitteln Sie auf der sicheren Seite sind.

Die schöne neue Welt der Fertigprodukte spart so
viel Zeit, ist aber nicht selten voll unerwünschter
Dickmacher. Hier lauert die Zucker-Fett-Falle!

Das Beste für Vorratsregal, Kühlschrank und Gefrier-
truhe. Wir zeigen Ihnen, wie Sie gekonnt Vorrat halten und sich daraus köstliche Mahlzeiten zaubern.

KAPITEL 3

Schön schlank. So geht's!

····▷ Trennen Sie bei Ihren Hauptmahlzeiten und Snacks immer Zucker und Fett voneinander.

····▷ Trinken Sie reichlich Wasser, stark verdünnte Fruchtsaftschorlen und Tee, mindestens 1,5 Liter am Tag.

····▷ Essen Sie immer mit Genuss und nur, bis Sie satt sind. Hören Sie dann auf zu essen.

····▷ Belohnen Sie sich für Ihren Abnehmerfolg mit einem Kinobesuch, einer CD oder einer Massage.

····▷ Schlafen Sie ausreichend. Mindestens 8 Stunden.

····▷ Essen Sie abends kleinere Portionen.

····▷ Bringen Sie Bewegung in Ihren Alltag. Beginnen Sie eine Sportart, die Ihnen Spaß macht.

····▷ Versuchen Sie auf Fertiggerichte zu verzichten.

····▷ Nehmen Sie sich Zeit zum Essen und genießen Sie jede Mahlzeit.

····▷ Verabreden Sie sich in Ihrer Freizeit mit Freunden zu Spiel und Sport.

····▷ Entdecken Sie alte Hobbys neu und wecken Sie Ihre Kreativität.

····▷ Probieren Sie unsere leckeren Rezepte aus und verwöhnen Sie Ihre Familie und sich selbst mit frisch zubereiteten Gerichten.

····▷ Verzichten Sie im Restaurant auf kohlenhydrathaltige Beilagen. Bestellen Sie eine Low-Carb-Mahlzeit. Ignorieren Sie den Brotkorb.

····▷ Trinken Sie beim Abnehmen keinen Alkohol. Ein kleines Glas trockener Rot- oder Weißwein ist, gelegentlich genossen, in Ordnung.

- Denken Sie daran: Ihr Stoffwechsel ist noch auf Steinzeit und Speichern, wann und wo es geht, programmiert. Schlagen Sie ihm ein Schnippchen, und essen Sie morgens und mittags Low-Carb und abends Low-Fat.

- Kaufen Sie viel frisches Obst und Gemüse. Das ist reich an Nährstoffen und birgt keine versteckten Fette.

- Lösen Sie Ihren Vorrat an Süßigkeiten und Knabbereien auf. Der verführt Sie nur. Was Sie nicht zu Hause im Schrank haben, kann auch nicht auf Ihren Hüften landen.

- Überdenken Sie Ihren Alltag. Was macht Ihnen Probleme? Was können Sie dagegen tun? Was hilft Ihnen beim Erreichen Ihres Ziels? Schließen Sie einen Vertrag mit sich selbst und hängen ihn gut sichtbar an den Kühlschrank oder einen anderen prominenten Ort.

- Denken Sie daran, zwischen den Hauptmahlzeiten kleine, gesunde Snacks zu sich zu nehmen. Das beugt Heißhungerattacken vor.

- Nehmen Sie sich für die Mittagspause im Büro eine gesunde, leckere Low-Carb-Mahlzeit mit. Ideen dazu finden Sie in unserem Rezeptteil.

- Verlassen Sie sich nicht auf die Stimme Ihres Unterbewusstseins. Es verspricht Ihnen »Morgen geht es garantiert los …« und vertagt die Entscheidung dann wieder. Schließen Sie stattdessen einen echten Vertrag mit sich selbst (Seite 82)!

- Hinterfragen Sie die Werbebotschaften der Lebensmittelindustrie. Fallen Sie auf faule Versprechen und versteckte Fette und Zucker in Lebensmitteln nicht mehr herein.

- Schreiben Sie sich vor dem Einkaufen immer einen Einkaufszettel. Das schützt vor Spontankäufen von Lebensmitteln, die versteckte Zucker und Fette enthalten.

- Seien Sie zurückhaltend beim Verzehr von fruktosehaltigen Lebensmitteln, z. B. Fruchtjoghurts oder -buttermilch. Diese behindern Sie auf Ihrem Weg in ein leichteres Leben.

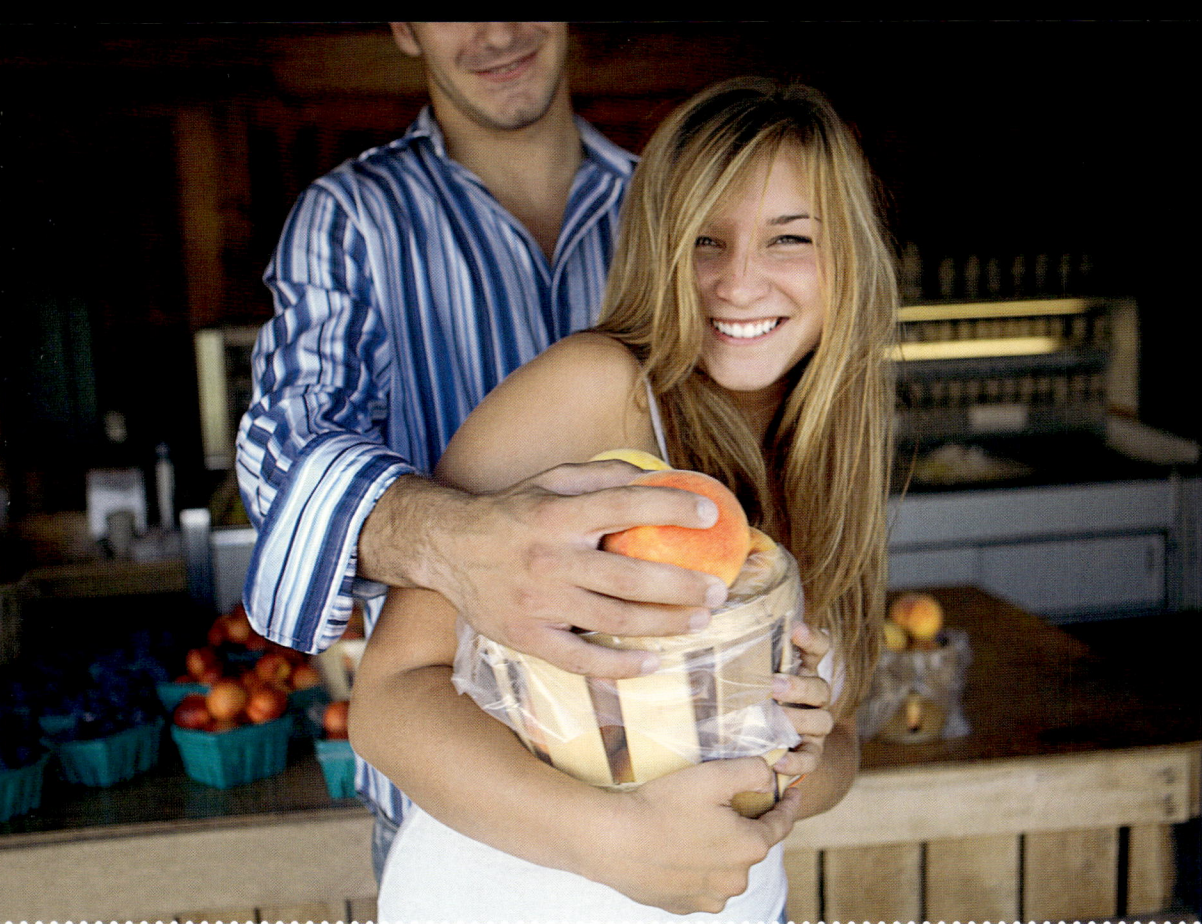

RICHTIG EINKAUFEN

WAS SIE ESSEN UND TRINKEN und welche Vorräte Sie für Schrank, Kühlschrank und Tiefkühlfach oder -truhe besorgen, entscheiden Sie beim Einkaufen. Bevor Sie sich nun – voll guter Vorsätze und motiviert von unseren leckeren Rezepten ab Seite 125 – auf den Weg machen, eines vorweg:

Befreien Sie sich bitte zuerst von allem, was Sie ab heute nicht mehr brauchen. Das heißt: Machen Sie zuerst eine gründliche Inventur besagter Vorratsschränke und Ihres Kühlschranks, bevor Sie neue Lebensmittel einräumen. Das Ausräumen kann in vielerlei Hinsicht hilfreich sein. Sie können sich dabei noch einmal ein genaues Bild von Ihren bisherigen Essgewohnheiten, vor allem von Ihren Lieblingsschleckereien machen. Sie sehen genau, welche Zucker-Fett-Fallen oder endlos haltbaren Nahrungsmittel ohne jeden Nährwert die Regale verstopfen. Sie sehen auch, wie groß Ihr Süßigkeitendepot ist und ob genügend frische Lebensmittel, Obst und Gemüse im Kühlschrank und auf dem Tisch stehen. Vorratshaltung ist wichtig, zweifellos. So haben Sie jederzeit die passenden Zutaten zur Hand, um für sich und Ihre Familie schnell eine gesunde Mahlzeit zuzubereiten. Außerdem schützt sie Sie davor, bei großem Hunger wahllos zucker- und fetthaltige Snacks in sich hineinzustopfen.

ACHTEN SIE AUF GUTE QUALITÄT!

Der erste Schritt zu einem leichteren Leben besteht darin, sich wirklich gute Dinge zu essen und trinken zu gönnen. Das kostet auch nicht unbedingt die Welt. Selbst in Discountern und einigen Supermärkten erhält man mittlerweile ausgewählte Bio-Lebensmittel. Studien belegen, dass diese dieselbe Qualität haben wie aus den etwas teureren Bio- oder Naturkostläden. Grundsätzlich heißt es ab jetzt: Qualität vor Quantität, schließlich ernähren Sie sich mit

TIPP

Stellen Sie vor jedem Einkauf Ihren Speiseplan für die kommende Woche zusammen. Dann können Sie eine Einkaufsliste schreiben und erliegen im Supermarkt nicht so leicht der Versuchung, Zucker- und Fettreiches einzukaufen. Wählen Sie nur Produkte, die Sie bezüglich des Kohlenhydrat- und Fettanteils beurteilen können.

ZU VERSCHENKEN!

Diese Lebensmittel dürfen getrost Ihre Küche und Speisekammer verlassen:
> *Fertiggerichte, die Fett und Kohlenhydrate enthalten, wie Pizza, Knödel, gefüllte Nudeln etc.*
> *Brötchen und Brot, die viel Fett enthalten (erkennbar an der gummiartigen Konsistenz)*
> *Croissants, Kuchen und süße Teilchen*
> *Popcorn, Kartoffelchips und Kekse*
> *Vollmilchschokolade*
> *Speiseeis*
> *Fertig-Gnocchi, Fertig-Lasagne, gefüllte Tortellini*
> *Sushi*
> *Limonade, Cola*

all den guten Dingen und versorgen sich und Ihre Lieben mit Energie. Sorgen Sie für einen vielseitigen, aber nicht zu üppigen Vorratsmix aus frischen Lebensmitteln (Obst und Gemüse), die auch ebenso frisch verzehrt sein wollen, haltbaren Trockenwaren (Nudeln, Reis & Co.) sowie fettarmen Lebensmitteln (Milch, Milchprodukte und Eier) für den Kühlschrank.

Genießen Sie Ihre neue Ernährungsweise. Das funktioniert mit der Zucker-Fett-Trennkost besser als mit allen anderen Abnehmprogrammen. Sie müssen nicht für sich und Ihren Partner/Ihre Familie getrennt kochen, und Sie brauchen keine speziellen Diätprodukte. Achten Sie lediglich darauf, wann Sie welche Nahrungsmittel zu sich nehmen.

OBST UND GEMÜSE

Obst und Gemüse liefern uns eine geballte Ladung an Vitaminen, Mineralstoffen, Spurenelementen und den wichtigen sekundären Pflanzenstoffen (Flavonoiden) – allerdings nur, wenn sie möglichst reif geerntet wurden. Wichtig ist auch der Anbau: Früchte und Gemüse aus dem Freiland oder aus Bio-Anbau sind vitalstoffreicher als solche, die im Gewächshaus mithilfe von Pflanzenschutzmitteln und künstlichem Licht gezogen wurden und anschließend zu früh geerntet werden, um auf dem Transport nachzureifen. Daher ist es natürlich am besten, wenn Sie sich an diejenigen Früchte und Gemüse halten, die es nicht weit bis zum Markt hatten und die reif geerntet wurden. Insbesondere exotische Früchte oder manche Gemüse haben sehr lange Transportwege hinter sich. Und beim »Nachreifen« im Container ohne Sonnenlicht bleibt der Gehalt an Vitaminen und sekundären Pflanzenstoffen leider auf der Strecke.

Die Empfehlung lautet also: Kaufen Sie Obst und Gemüse möglichst frisch auf dem Wochenmarkt und wählen Sie Produkte aus der Region (gibt es mittlerweile auch in den meisten Supermärkten!). Das schont den Geldbeutel und schmeckt am besten! Ein Saisonkalender mit den Erntezeiten von Obst und Gemüse, am besten gut sichtbar an der Küchentür angebracht, hilft Ihnen, Ihre Mahlzeiten jahreszeitengemäß zu planen und die passenden Rezepte auszuwählen. In Ihrem Supermarkt oder im Bioladen können Sie nachfragen, an welchen Wochentagen jeweils das frische Obst und Gemüse angeliefert wird. Ihre Einkäufe lagern Sie dann kühl und dunkel bis zum baldigen Verzehr.

Alternative: Tiefkühlgemüse

Übrigens kann auch Tiefkühlgemüse eine Alternative sein, wenn Sie einmal nichts Frisches zur Verfügung haben. Das dafür verarbeitete Gemüse ist von kontrolliert guter Qualität und wird gleich nach der Ernte eingefroren. Achten Sie darauf, dass die Packung nur das gewünschte Gemüse enthält und keine weiteren Zutaten (z. B. Zucker, Glutamat oder Fertigsoße). Werfen Sie auch einen Blick auf das Verfallsdatum und kontrollieren Sie die einwandfreie Verpackung.

GEMÜSE-VARIANTEN FÜR DIE TRENNKOST-REZEPTE

Je nach Saison können Sie in den Rezepten ab Seite 139 die meisten Gemüsesorten durch solche ersetzen, die gerade im Angebot sind. Die kohlenhydratreichen Gemüsesorten sollten allerdings der Mittagsmahlzeit vorbehalten bleiben. Dies sind nur wenige: Kartoffeln, Kürbis, Möhren, Rote Bete, Knollensellerie und die Samen von Hülsenfrüchten, etwa Erbsen, Kichererbsen oder Bohnenkerne.

AM BESTEN BIO?

Für Bio-Produkte gilt genauso wie für konventionell angebautes Obst und Gemüse: Die Anbauqualität und Frische sind entscheidend! Die organische Düngung beim echten Bio-Gemüse sorgt nach aktuellen Studien dafür, dass der Gehalt an bioaktiven Stoffen bzw. sekundären Pflanzenstoffen höher ist als bei konventionellen Produkten. Diese Stoffe wirken im menschlichen Körper als

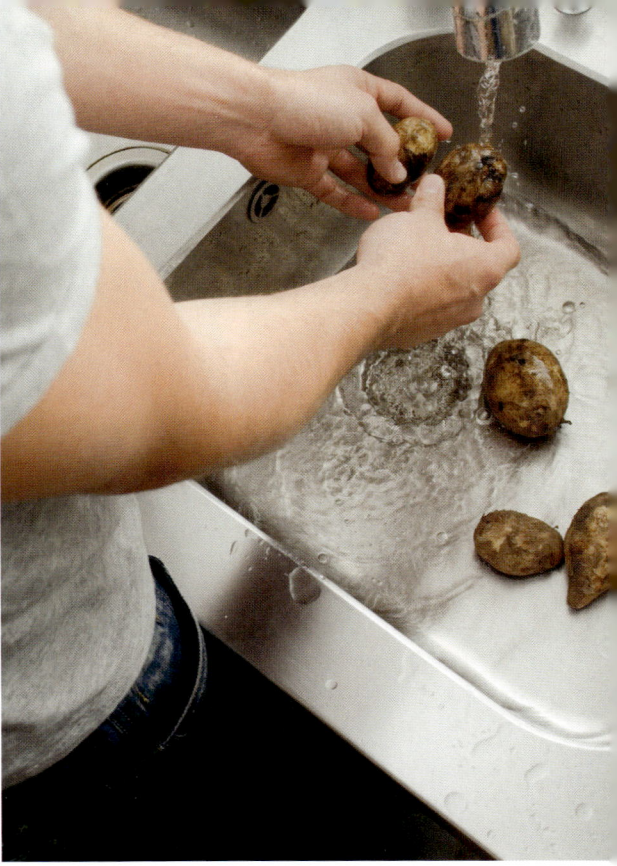

Antioxidantien – sie fangen die zellschädigenden freien Radikale ab, wirken entzündungshemmend und senken das Risiko für bestimmte Krebserkrankungen und Arteriosklerose. Außerdem essen Sie beim Verzehr von Bio-Ware keine unerwünschten, ungesunden Pestizide mit!

Aber auch hier gilt: Die Möhren vom Bauern vor Ort (die Sie oft auch im Bioladen

ZUM ABNEHMEN IDEAL: HÜLSENFRÜCHTE UND CO.

Bohnen, Erbsen, Linsen und Co. sind kulinarische Alleskönner, haben einen Spitzen-Eiweißgehalt und sind zudem sehr ballaststoffreich. Sie sind deshalb auch hervorragend geeignet für eine vegetarische Kost.

Wer Bohnen und Erbsen nicht so gut verträgt, ist mit roten Linsen und Sojabohnen, die weniger ballaststoffreich sind, besser beraten. Hülsenfrüchte müssen immer gegart werden. Nie roh verzehren, denn sie enthalten giftige Stoffe, die durch Erhitzen unschädlich gemacht werden. Vor der Zubereitung sollten Sie sie waschen. Mit Ausnahme von Linsen und geschälten Erbsen sollte man Hülsenfrüchte vor dem Kochen in der dreifachen Menge kaltem Wasser einweichen. Zellwandbestandteile gehen in das Einweichwasser über – ein Vorgang, der für das Garen wichtig ist. Das Einweichwasser können Sie zum Kochen mitverwenden. Garen Sie Hülsenfrüchte immer bei geringer Hitze.

bekommen) oder die frisch gepflückten (und meist ebenfalls ungespritzten) Äpfel vom Bauernmarkt sind gesünder als von weit her eingeflogenes Bio-Gemüse und -Obst. Achten Sie auch bei Bio-Produkten immer auf kurze Transportwege und Frische! Ein hoher Treibstoffverbrauch für lange Transporte im Flugzeug ist ebenfalls unökologisch und schadet dem Klima!

Wenn Sie die Schale von Zitrusfrüchten zum Kochen oder Backen verwenden, sollten Sie auf jeden Fall zu Bio-Ware greifen. Denn der Hinweis »unbehandelt« auf konventionellen Produkten bedeutet lediglich, dass die Früchte nach der Ernte nicht mehr behandelt wurden. Ob sie während der Reifung am Baum oder Strauch mit Pflanzenschutzmitteln behandelt wurden, muss nicht angezeigt werden. Übrigens: Auch Bio-Produkte sollten Sie vor dem Verzehr gründlich waschen!

GETREIDE UND GETREIDE-PRODUKTE

Getreide und Getreideprodukte bilden zum Frühstück und zum Mittagessen die gesunde Grundlage für viele Rezepte. Fein schmecken Couscous, Amaranth, Hirse, Quinoa, Dinkel und Grünkern. Aus diesen schmackhaften Getreidesorten lassen sich vielerlei Low-Fat-Mahlzeiten, die zugleich ballaststoffreich sind, zubereiten. Die meisten Sorten gibt es auch als kerngesunde Flocken, die morgens für Müsli-Abwechslung sorgen.

BROT

Die Deutschen sind nicht nur Weltmeister im Brotbacken (denn hierzulande gibt es weltweit die meisten Brotsorten), sondern auch Champions im Brotverzehr: Jeder Deutsche isst jährlich im Schnitt fast 90 Kilogramm Brot! Achten Sie bei der Auswahl Ihres Lieblingsbrotes in Zukunft auf den Fettgehalt: Nüsse, Kerne oder Saaten im oder auf dem Brot liefern viel Fett und viele Kalorien – und diese Kohlenhydrat-Fett-Kombination passt nicht zur Zucker-Fett-Trennkost.

In Großbäckereien wird dem Brot oft Fett zugegeben, damit es länger hält und im Laden drei bis vier Tage überdauert. Das Brot gibt dann auf Druck gummiartig nach. Ein fettfreies Brot dagegen hat eine knusprige Rinde, die sich nicht ohne zu zerbröseln eindrücken lässt. Das Gleiche gilt für Brötchen.

In der Low-Fat-Phase am Morgen und Mittag können Sie sich schon einmal ein weißes Brötchen, ein Baguette oder einen Bagel aus Weißmehl gönnen. In der Regel sollten Sie aber Vollkornbrot und -brötchen bevorzugen. Das bedeutet keineswegs, dass Sie nun stets Kerniges und Körniges verzehren müssen,

das Sie vielleicht gar nicht so gut vertragen oder nicht mögen. Es gibt viele Vollkorn-Brotsorten aus feinem Mehl, die hervorragend schmecken. Probieren Sie einige Sorten durch, bis Sie das »Hausbrot« finden, das Ihnen und Ihrer Familie schmeckt.

Vollkornbrot ist nur »echt«, wenn es zu mindestens 90 Prozent aus Vollkornmehl besteht. Lassen Sie sich nicht von Werbeslogans täuschen, die auf Broten mit einem verschwindend geringen Anteil an Vollkorn prangen! Ihr Bäcker gibt Ihnen gern und zuverlässig Auskunft. Im Supermarkt erkennen Sie echtes Vollkornbrot daran, dass auf der Zutatenliste Vollkornmehl oder Vollkornschrot an erster Stelle steht.

WICHTIG
KALORIENBOMBE HAFER

Beachten Sie bitte, dass Hafer im Unterschied zu den anderen Getreidesorten sehr fettreich ist. Brote aus Hafer sowie Haferflocken sind daher im Rahmen der Zucker-Fett-Trennkost nicht geeignet.

MÜSLI FÜR DAS FRÜHSTÜCK

Eine Schweizer Studie ergab, dass fertige Müslimischungen aus dem Supermarkt zu den am stärksten mit künstlichen Vitaminen und Mineralstoffen angereicherten Produkten gehören. Außerdem enthalten diese Mischungen oft noch sehr viel Fett (etwa aus Nüssen, Haferflocken oder Schokolade).

Wählen Sie lieber eine Mischung aus dem Naturkostladen, die keine fettreichen Haferflocken oder Nüsse enthält. Diese Mischungen können Sie natürlich auch selbst herstellen und dann mit frischen Früchten oder Trockenobst verfeinern. Dazu muss es nicht immer Kuhmilch sein, lecker schmeckt Müsli auch mit Fruchtsaft oder fettarmer Sojamilch.

FRISCHES *FÜR DEN VORRAT*

In den Vorratsschrank gehören (Vollkorn-) Brot, Brötchen und Toast. Alle Brotwaren lassen sich auch gut einfrieren.
Auf den Küchentisch auf einem schönen Teller oder in einer Schale liegen frische Früchte der Saison für den Verzehr bereit! Blattsalate und Gemüse kaufen Sie nach Bedarf und lagern sie nur wenige Tage im Gemüsefach des Kühlschranks. Kartoffeln, Zwiebeln und Knoblauch werden dunkel gelagert.

NUDELN, REIS & CO.

Bevorzugen Sie Nudeln aus Hartweizengrieß! Sie lassen den Blutzuckerspiegel weniger stark ansteigen als Eierteigwaren, die auch oft einen erheblichen Fettgehalt aufweisen. Geschälter Basmatireis sorgt im Vergleich zu anderen polierten Reissorten ebenfalls für einen geringeren Blutzuckeranstieg. In beiden Fällen können Sie natürlich auch Sorten wählen, die zum Teil oder komplett aus dem vollen Korn hergestellt sind.

Hier haben Sie die Wahl zwischen verschiedenen Getreidesorten, es gibt Weizen-, Dinkel- oder Hirsenudeln sowie die unterschiedlichsten Reissorten. Die Vollkornvarianten enthalten mehr Vitamine, Mineralstoffe und sättigende Ballaststoffe.

Weitere empfehlenswerte Produkte aus Körnern sind Couscous aus der arabischen Küche oder Polenta (Maisgrieß) aus der italienischen Küche. Die aus Südamerika stammenden Getreidesorten Quinoa und Amaranth bieten neben gesunden Kohlenhydraten auch noch reichlich kostbares Eiweiß, das unser Körper gut verwerten kann.

HALTBARES *FÜR DEN VORRAT*

› *Fruchtsaft*
› *Ölsaaten (Kürbiskerne, Sonnenblumenkerne, Leinsamen für Salat und Gemüsegerichte)*
› *Haferkleie*
› *Vollkornflocken für Müsli*
› *Marmelade, Rübenkraut oder Honig*
› *Rohrzucker*
› *Mehl (mit hoher Typenzahl)*
› *Reis, Nudeln*
› *Senf (mittelscharf oder scharf)*
› *Tomatenmark*
› *Geschälte oder gehackte Tomaten (Konserve, ohne Zucker)*
› *Weiße oder rote Bohnen (Konserven)*
› *Thunfisch (in eigenem Saft, Konserve)*
› *Saure Gurken (Cornichons)*
› *Gemüsebrühe (gekörnt)*
› *Zwiebeln, Knoblauch, Kartoffeln (dunkel lagern)*
› *Essig (z. B. Apfelessig)*
› *Pflanzenöle, kalt gepresst (Olivenöl, Rapsöl, Leinöl)*
› *Sojasoße*
› *Getrocknete Kräuter, Gewürze, Salz, Pfeffer aus der Mühle*

MILCH UND MILCHPRODUKTE

Kuh-, Schafs- oder Ziegenmilch ist ein sehr hochwertiges und in seiner Zusammensetzung besonders ausgewogenes Lebensmittel, das sehr vielseitig verarbeitet und abwechslungsreich zubereitet werden kann.

MILCH

Kaufen Sie Milch am besten im Tetrapak oder in braunen Glasflaschen. So bleiben ihre Vitamine und Mineralstoffe auch bei mehrtägiger kühler Lagerung weitgehend erhalten. Der Fettgehalt von Kuhmilch variiert zwischen 3,8 % (Landmilch mit natürlichem Fettgehalt) und 0,1 bis 0,3 % Fett (Magermilch). Während der Low-Fat-Phase von morgens bis mittags sollten Sie bei Bedarf zu Magermilch greifen, in der Low-Carb-Phase am Abend können Sie ruhig auch Milch mit 1,5 bis 3,5 % Fettgehalt zu sich nehmen.

Bio: Alles Gute aus der Milch

Milch aus kontrolliert biologischer Landwirtschaft ist zwar etwas teurer, sie enthält jedoch einen um über 60 Prozent höheren Anteil an Omega-3-Fettsäuren (siehe Seite 41 f.) als Milch aus konventioneller Viehhaltung. Außerdem schmeckt Bio-Milch aromatischer. Denn die Tiere erhalten ausreichend Grünfutter und Bewegung.

MILCHPRODUKTE

Die Kühlregale voller Joghurts, Milchdrinks, Puddings und Quarkspeisen lassen keine Wünsche offen – in Naturkostläden und Reformhäusern mittlerweile ebenso wie im Supermarkt. Die handlichen Becher und Fläschchen gehören einfach zu den beliebtesten und praktischsten Snacks. Das Problem: Viele Milchprodukte, die mit Obst, Zucker, Fruchtzucker (Fruktose) oder Honig zubereitet sind, liefern bis auf die ganz fettarmen Ausnahmen gleichzeitig viele Kohlenhydrate und Fett. Viele enthalten außerdem Zusatzstoffe, die den Geschmack beeinflussen. Im »Erdbeerjoghurt« sind oft kaum Erdbeeren enthalten, sondern vor allem künstliche Aromastoffe.

Im Rahmen der Zucker-Fett-Trennkost wählen Sie morgens und mittags Produkte mit einem Fettanteil bis höchstens 0,3 %. Die entsprechende Angabe finden Sie auf der Packung. Auf der sicheren Seite sind Sie mit Naturjoghurt, den Sie mit frischem Obst, Marmelade und Brot oder Flocken genießen, sowie mit Magerquark, Magerjoghurt, Buttermilch bis zu 1 % Fett, Frischkäse mit 0,2 % Fett oder körnigem Frischkäse (Hüttenkäse) mit 0,8 % Fett. Am Abend können Sie dann in Maßen auch fettreichere Milchprodukte wie Frischkäse und Käse verwenden sowie die Speisen mit etwas saurer Sahne, Crème fraîche oder Parmesan verfeinern und Ricotta sowie Frischkäse mit normalem Fettgehalt und Kräutern genießen.

FÜR DEN VORRAT: MILCH UND MILCHPRODUKTE

Butter (Süßrahmbutter)
2 l Milch (Mager- und Vollmilch)
1 Becher Sahne, Crème fraîche, Crème légère, saure Sahne
1 großer Becher Naturjoghurt (fettarm)
1 Frischkäse (fettarm)
Hart- und Schnittkäse

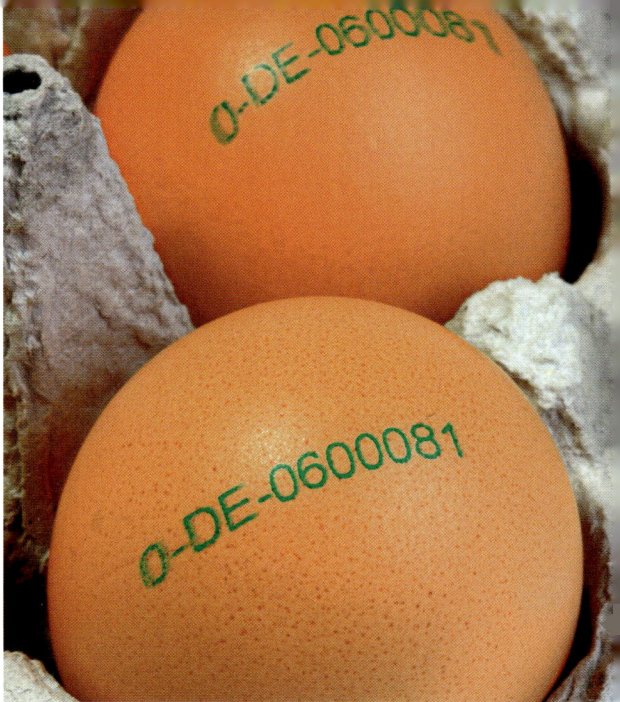

EIER

Frische Eier liefern wichtige und ansonsten recht selten verfügbare Nährstoffe. Dazu gehören Lezithin (das eine wichtige Rolle im Gehirnstoffwechsel und für die Nervenfunktionen spielt), reichlich Vitamin E sowie B-Vitamine, Phosphor und wertvolle Aminosäuren. Wie eine aktuelle Studie zeigt, helfen Eier hervorragend beim Abnehmen. Eiweiß ist reich an den lebenswichtigen Aminosäuren und kann besonders gut in körpereigenes Eiweiß für den Aufbau von Körpersubstanz (Gewebe, Muskulatur, Haut) umgewandelt werden. In unseren Rezepten für das Mittagessen finden Sie öfter die Zutat Eiweiß, am Abend dagegen werden ganze Eier verwendet. Denn Eiweiß ist komplett fettfrei, das Eigelb hingegen enthält recht viel Cholesterin und andere Fette. Wenn Sie die Eier für die Zubereitung des Mittagessens trennen, können Sie die Eidotter gut für Ihre Abendmahlzeiten aufbewahren (abgedeckt im Kühlschrank).

AUGEN AUF BEIM EIERKAUF!

Verwenden Sie Eier möglichst frisch, also spätestens innerhalb von ein paar Tagen nach dem Legedatum. So kommen Sie in den Genuss all der wertvollen Inhaltsstoffe und des guten Geschmacks. Auf dem Biobauernmarkt, im Reformhaus oder Naturkostladen erhalten Sie entsprechend frische Ware.

Von glücklichen Hühnern

Eier mit Bio-Siegel sind immer die bessere Wahl, weil bei der Fütterung der Hühner auf den Einsatz von Farbstoffen verzichtet wird, die das Dottergelb intensiver leuchten lassen. Als bedenklich wird etwa der Farbstoff Canthaxanthin eingestuft, der in großen Mengen die Netzhaut schädigen kann. Außerdem haben Bio-Hühner, die stets artgerecht gehalten werden, viel Auslauf und ein weitaus besseres Leben als solche, die ihr Dasein in Käfigen oder enger Bodenhaltung fristen. Ebenfalls akzeptabel sind Eier mit dem Vermerk »aus Freilandhaltung«.

FÜR DEN VORRAT

6 Eier (möglichst aus Freilandhaltung). Achten Sie auf die Stempel auf dem Ei. Sie geben Auskunft, wie die Hühner gehalten werden und aus welchem Land (Länderkennzeichen) und welchem Legebetrieb (Legebetriebnummer) sie stammen:

0 = Biohaltung
1 = Freilandhaltung
2 = Bodenhaltung
3 = Käfighaltung
DE = Deutschland

FLEISCH UND WURST

Fleisch ist heute kein Luxus mehr. Vor 50 Jahren war Fleisch noch dem Sonntagsbraten vorbehalten. Unter der Woche hielt man sich knapper. Aufgrund der gesunkenen Fleischpreise kommt heutzutage viel zu viel Fleisch auf den Tisch. Hinzu kommen noch Aufschnitt, Wurst und Schinken zum Frühstück oder Abendbrot. Doch so viel tierisches Eiweiß bedeutet eine hohe Zufuhr an gesättigten Fettsäuren und Cholesterin – gesundheitliche Risikofaktoren. Pro Woche sollten deshalb nicht mehr als 450 Gramm mageres Fleisch auf den Tisch kommen!

FLEISCH

Beim Fettgehalt von Fleischstücken gibt es riesige Unterschiede: So haben etwa 100 Gramm Kalbsfilet 0,8 Gramm Fett und ein Schweineschnitzel 1,9 Gramm – ein Lammkotelett von 100 Gramm weist dagegen stolze 32 Gramm Fett auf, eine Hähnchenkeule 11,2 Gramm! Im mittleren Bereich liegen zum Beispiel Rinderlende und Schweinekotelett mit rund 5 Gramm Fett pro 100 Gramm. Fragen Sie Ihren Metzger nach dem Fettgehalt der Waren! Hackfleisch lassen Sie sich von ihm aus mageren Fleischsorten frisch durch den Fleischwolf drehen.

Achten Sie immer darauf, nur frisches Fleisch einzukaufen. Sie erkennen es an einer hellroten (Schwein) bzw. dunkelroten (Rind) Färbung. Hat das Fleisch bereits graue Stellen, ist dies ein Warnsignal: Es könnte mit Bakterien belastet sein. Bei marinierten Produkten sind solche Stellen häufig nicht erkennbar. Deswegen ist es besser, wenn Sie frisches Fleisch zu Hause selbst marinieren. Dies hat auch den Vorteil, dass Sie den Überblick über sämtliche Zutaten bzw. Nährstoffe in der Marinade haben.

Ideal im Rahmen der Zucker-Fett-Trennkost sind alle mageren Fleischsorten: Hähnchen, Pute, mageres Schweine- und Rindfleisch.

> ### TIPP FETTARM KOCHEN!
>
> *Braten Sie Fleisch für die abendliche Low-Carb-Mahlzeit nur mit wenig Öl und bei mittlerer Hitze an. Und besorgen Sie sich gutes, qualitätsvolles Koch- und Bratgeschirr. Ideal sind beschichtete Bratpfannen. Erkundigen Sie sich im Fachhandel, denn die Unterschiede in Sachen Wärmeleitfähigkeit sind groß.*

WURST

Aufschnitt und Wurstwaren wie Salami, Fleischwurst und Co. enthalten häufig sehr viel verstecktes Fett, also Fett, das man auf den ersten Blick nicht wahrnimmt. Lesen Sie deshalb immer die Angabe zum Fettgehalt auf der Packung beziehungsweise fragen Sie Ihren Metzger danach.

Am unteren Ende der Skala stehen zum Beispiel magere Geflügelwurst, Lachs- oder Kochschinken sowie Roastbeef mit rund 4 Gramm Fett pro 100 Gramm. Ganz dick kommt es dagegen in Salami, Leberkäse, fetter Leberwurst oder Knackwürstchen, die mit rund 30 Gramm Fett zu Buche schlagen. Auch mit Wurst angerichtete Salate sollten Sie sich sparen. Fettarme Alternativen zur Wurst sind Bratenaufschnitt von Rind, Schwein, Pute oder Hähnchen sowie Corned Beef und Bresaola (Rinderschinken).

VORRAT FLEISCH UND WURST

Magerer Aufschnitt (Pute, Hähnchen, Rind etc.)
Steaks, Filets, Braten, Hühnerkeulen etc. (lassen sich alle gut einfrieren)

Bio-Fleisch und -Wurst: den Tieren und Ihrer Gesundheit zuliebe

Als im Jahr 2000 die bei Rindern festgestellte Krankheit BSE die Welt erschütterte, griffen viele Verbraucher, die bisher weniger auf die Herkunft ihrer Fleischwaren geachtet hatten, vermehrt zu Produkten aus ökologischer Tierhaltung. Viele deutsche Betriebe stellten zudem auf die kontrollierte ökologische Landwirtschaft und Tierhaltung um. Mittlerweile gibt es auch an der Fleischtheke oder in der Tiefkühltruhe im Supermarkt eine Auswahl an hervorragenden Bio-Produkten.

Fleisch aus artgerechter Tierhaltung ist zwar etwas teurer, enthält aber mehr wertvolle Inhaltsstoffe als das Fleisch von Tieren aus nicht artgerechter Haltung. Es hat nur kurze Transportwege hinter sich, die Tiere werden nicht in kurzer Zeit gemästet, sondern dürfen in ihrem Tempo heranwachsen. Dadurch hat das Fleisch weniger Fett und mehr von den günstigen Omega-3-Fettsäuren. Übrigens müssen laut geltender Ökoverordnung auch die Gewürze und sonstige Zutaten in Bio-Wurstwaren aus kontrolliert biologischem Anbau stammen.

Sie bekommen Bio-Fleisch beim spezialisierten Metzger, beim Bio-Bauern (meist nur in größeren Mengen) oder an der Fleischtheke Ihres Supermarktes.

MAGERE GEHEIMTIPPS

› *Rinderfilet: der Immun-Booster. Das fettarme Fleisch ist sehr aromatisch, fettarm und enthält mehr immunstärkendes Zink als Schwein, Lamm, Huhn oder Pute – und 740 Milligramm von der wichtigen Aminosäure Histidin pro 100 Gramm. Die Kombination aus Zink und Histidin hat sich in verschiedenen Studien als Powerformel für ein starkes Immunsystem erwiesen. Außerdem sorgen Vitamin B$_{12}$ und Eisen für die Blutbildung und einen guten Sauerstofftransport.*
› *Putenbrust: der Light-Belag. Liefert leicht verdauliches tierisches Eiweiß und dabei fast kein Fett. Vitamine der B-Gruppe unterstützen den Zucker- und Eiweißstoffwechsel. Hähnchenbrust als Aufschnitt ist ebenfalls eine magere Alternative.*

ALTERNATIVE ZUM FLEISCH: SOJA

Sojaprodukte wie Tofu (Sojaquark) enthalten viel hochwertiges, leicht verdauliches Pflanzeneiweiß und wertvolle ungesättigte Fettsäuren. Knusprig gebratene Tofustreifen beispielsweise sind abends ein idealer Fleischersatz.

Eine besondere Köstlichkeit ist Seidentofu, der sich mit seiner zarten, puddingähnlichen Konsistenz und entsprechend verfeinert sogar als Dessert eignet. Morgens und mittags können Sie ihn auch mit frischem Obst anreichern, abends mit etwas Bourbon-Vanille aromatisieren.

FISCH

Fisch und Meeresfrüchte enthalten viel wertvolles Eiweiß, Mineralstoffe und seltene Spurenelemente und versorgen uns außerdem mit wichtigen Fettsäuren, darunter die das Herz schützenden Omega-3-Fettsäuren. Zwei große Studien aus Amerika und Japan mit 20 000 bzw. 85 000 Teilnehmern zeigten eindrucksvoll, dass bereits eine Fischmahlzeit pro Woche das Risiko für die Entstehung von Herz- und Kreislaufbeschwerden um die Hälfte senkt. Sogar bei bereits bestehenden Herzproblemen konnte der Fischverzehr eine Besserung bewirken, wie die DART-Studie (Dietary And Reinfarction Trial), an der 2033 Patienten nach einem Herzinfarkt teilnahmen, und viele andere Untersuchungen zeigen. Auch eine viel beachtete, zusammenfassende Analyse von mehr als 50 wichtigen Studien zu den Fischölfettsäuren, die 2006 in der renommierten Fachzeitschrift »JAMA« (»Journal of the American Medical Association«) erschien, bestätigte den Zusammenhang von Fischverzehr und Herzgesundheit.

Allerdings lässt sich die positive Wirkung der Fischöle nicht unbegrenzt steigern. Die beste gesundheitsfördernde Wirkung wird mit einer Dosis erzielt, die etwa zwei Matjesheringen pro Woche entspricht.

Fisch macht schlau – und schlank!

Aber Fisch kann noch mehr. Er macht klug, denn er ist neben jodiertem Speisesalz der wichtigste Lieferant des Spurenelements Jod. Wir benötigen davon etwa 180 Mikrogramm pro Tag. Die Kinder von Frauen, die während der Schwangerschaft auf eine ausreichende Jodversorgung achteten, hatten einen um zehn Punkte höheren IQ als mit Jod unterversorgte Kinder. Und: Kinder, deren Jodversorgung im Lot ist, sind tatsächlich erfolgreicher in der Schule.

Erwachsene, deren Jodspiegel zu niedrig ist, nehmen leichter zu: Jod ist für die Funktion der Schilddrüse wichtig. Besonders wenn Sie abnehmen wollen, sollten Sie die optimale Versorgung der Schilddrüse mit Jod im Auge behalten. Ob Sie ausreichend versorgt sind, sagt Ihnen ein einfacher Test: die Bestimmung des schilddrüsenstimulierenden Hormons (thyreoideastimulierendes Hormon, TSH) im Blutserum. Zur optimalen Funktion der Schilddrüse ist auch das Spurenelement Selen wichtig, das ebenfalls in Fisch enthalten ist. Da Fisch leicht verdaulich ist, ist ein regelmäßiger Fischverzehr besser als die Einnahme von Nahrungsergänzungsmitteln mit Omega-3-Fettsäuren. Letzteres ist allenfalls für Fischallergiker empfehlenswert.

Richtig einkaufen

Fische werden in Mager- und Fettfische eingeteilt. Die Magerfische haben einen Fettanteil von weniger als einem Prozent und können – ohne Fett zubereitet – auch zur Mittagsmahlzeit gegessen werden. Magerfische sind zum Beispiel Seelachs, Viktoriabarsch,

VORRAT FISCH

Seefisch (auch TK)
Meeresfrüchte und Garnelen (auch TK)
Wenn Sie Fischkonserven verwenden,
dann sollten Sie unbedingt die Zutaten
liste genau studieren, denn in Konserven
lauert oft versteckter Zucker.

Pangasius, Forelle, Dorsch, Heilbutt, Rotbarsch, Wolfsbarsch und Kabeljau. Sie enthalten zwar Jod und Selen, jedoch kaum Omega-3-Fettsäuren. Diese sind in den fetten Fischen wie Thunfisch, Hering, Makrele, Sprotte, Aal, Sardine und Lachs enthalten (siehe auch Seite 41).

Übrigens: Nach Angaben der Welternährungsorganisation (FAO) stehen weltweit drei Viertel aller kommerziell genutzten Fischarten an der Belastungsgrenze oder sind überfischt. Deshalb müssen Sie aber nicht auf Fischgerichte verzichten! Zum einen kann man bezüglich Bestand und Fangmethoden unbedenkliche Fischarten kaufen. Entsprechende Listen erhalten Sie beispielsweise bei der Umweltorganisation Greenpeace.

Und zum anderen findet man in Bioläden und in Supermärkten immer öfter Fisch und auch Meeresfrüchte aus Bio-Aquakultur.

Als unbedenklich bezüglich Bestand gelten der Alaska-Seelachs aus Wildfang im Nordostpazifik. Die Bestände sind noch nicht überfischt. Das gilt auch für den Hering aus der Nordsee, dem Kanal und dem Skagerrak. Ebenfalls empfehlenswert sind der Seelachs aus den Fanggebieten Nordsee, Kanal und Skagerrak, die Sardinen aus Nordwestspanien und Portugal und Miesmuscheln aus sogenannten Hängekulturen.

Das MSC-Logo (Marine Stewardship Council) sagt Ihnen als Verbraucher, ob der Fisch aus umweltverträglicher und nachhaltiger Fischerei stammt.

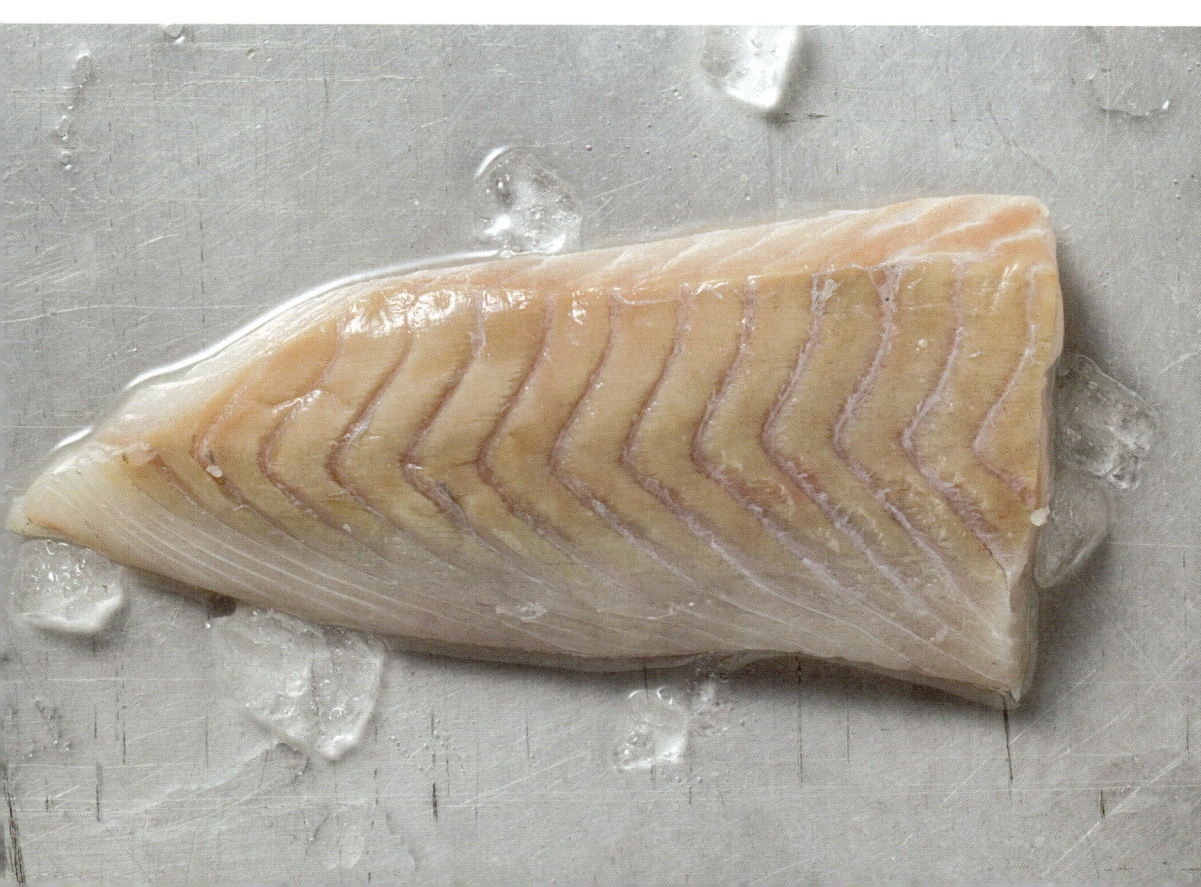

VON GETRÄNKEN UND FLÜSSIGEN LEBENSMITTELN

Ohne Essen können wir lange Zeit überleben. Ein schlanker Mensch kann sich ohne Weiteres mehrere Wochen über Wasser halten, eine übergewichtige Person zehrt sogar mehrere Monate von ihren Reserven. Ohne Trinken dagegen geht gar nichts. Schon nach einem Tag stellen sich ernst zu nehmende gesundheitliche Beschwerden ein.

Der menschliche Körper besteht zu 70 Prozent aus Wasser und benötigt als absolutes Minimum einen halben Liter Flüssigkeit pro Tag. Nur so können alle Lebensfunktionen aufrechterhalten und Giftstoffe aus dem Körper ausgeleitet werden, sodass wir fit, gesund und leistungsfähig bleiben. Einen Teil seines Flüssigkeitsbedarfs bezieht der Körper aus der Nahrung (z. B. Gemüse und Obst), den Rest müssen wir trinken.

Ganz wichtig: Warten Sie nicht mit dem Trinken, bis Sie ein Durstgefühl verspüren! Durst entsteht, wenn der Körper bereits 0,5 Prozent seines Gewichts in Form von Flüssigkeit verloren hat. Bei älteren Menschen geht zudem das Durstgefühl mehr und mehr verloren. Sie nehmen oft nur den Kopfschmerz wahr, der eines der ersten Zeichen des bereits bestehenden Wassermangels ist.

> Wasser ist lebensnotwendig. Trinken Sie mindestens 1,5 bis 2 Liter Wasser am Tag!

Trinken Sie regelmäßig kleinere Mengen Wasser. Am besten stellen Sie sich immer eine Wasserflasche in greifbare Nähe. Auch Kinder sollten regelmäßig zum Trinken angehalten werden und daran gewöhnt sein, ungesüßte Getränke wie Wasser oder Früchtetee zu sich zu nehmen.

WASSER

Nicht nur Blut, auch Wasser ist ein besonderer Saft. Durch seine speziellen Eigenschaften löst es einen Großteil der Nährstoffe, Salze und Mineralien aus unserer Nahrung und ermöglicht ihren Transport im Körper. Wasser ist Leben, und Wasserentzug bedeutet den Tod – dies gilt für alle Lebewesen. Der Körper geht deshalb mit den Wasservorräten sparsam um. Durch den Magen-Darm-Trakt fließt täglich eine Menge von elf Litern Wasser und trägt Sorge dafür, dass alle wichtigen Nährstoffe, Salze und Mineralien aufgenommen werden können.

Wasserhahn oder Flasche?

In der Regel können Sie bedenkenlos zum Leitungswasser greifen – es sei denn, in Ihrem Haus strömt das Wasser durch Blei- oder Kupferleitungen aus dem vorigen Jahrhundert. Fragen Sie im Zweifel bei der Hausverwaltung oder Ihrem Hausmeister nach! Auch Ihr örtliches Wasserwerk gibt Ihnen gerne Auskunft über die Qualität des Leitungswassers.

Auch Tafelwasser und Mineralwasser mit oder ohne Kohlensäure sind sehr gut geeignet, um den Flüssigkeitsbedarf zu decken. Mineralwässer haben darüber hinaus den Vorteil, dass sie den Körper mit vielen wichtigen Mineralstoffen versorgen.

Heilwasser ist kein Durstlöscher!

Abfüllungen aus Heilquellen enthalten stets eine hohe Konzentration an bestimmten Mineralien. Sie sind bei verschiedenen Erkrankungen angezeigt, sollten aber nicht auf Dauer als reine Durstlöscher getrunken werden, da sie sonst den Stoffwechsel zu sehr belasten.

FRUCHTSAFT UND SCHORLEN

Fruchtsaft pur schmeckt köstlich und liefert viele Vitamine und Mineralstoffe. Nur ist Saft kein Durstlöscher, sondern ein flüssiges Lebensmittel. Säfte haben einen hohen Gehalt an Fruchtzucker (siehe auch Seite 32 f.) und damit auch viele Kalorien: Ein Glas Saft enthält fast so viele Kalorien wie ein Glas Cola oder Limonade!

Verdünnen Sie reine Fruchtsäfte in einem Mischungsverhältnis von 1 : 2 (1 Teil Saft, 2 Teile Wasser) Es muss nicht immer Apfelschorle sein. Auch Ananas-, Grapefruit-, Quitten-, Rhabarber- oder Birnensaft eignen sich hervorragend zum Mischen. Am gesundheitlich wertvollsten mit vielen Vitalstoffen aus der frischen Frucht ist Direktsaft, der frisch gepresst abgefüllt und nicht aus Konzentrat gewonnen wird.

Wenn Sie Obstsaft lieben, genießen Sie doch zum Frühstück ein Glas frisch gepressten Saft. Er versorgt Ihren Körper mit vielen Vitaminen, Mineralstoffen und sekundären Pflanzenstoffen und hilft, ihn vor Schädigungen durch Stress, Umweltgifte und Sonnenstrahlen zu schützen.

Vorsicht, Zuckerbomben!

Neben dem hochwertigen Fruchtsaft gibt es auch Fruchtnektare und Fruchtsaftgetränke, etwa Orangensaft- und Multivitamingetränke oder Zubereitungen aus sauren Früchten wie Johannisbeeren. Der Fruchtgehalt ist hier viel geringer als bei reinen Säften, und es darf jede Menge Zucker, vor allem Fruchtzucker, zugesetzt werden. Werden die Säfte beispielsweise mit Traubensirup gesüßt, muss nicht einmal der Gehalt an Fruchtzucker auf dem Etikett angegeben werden! (Zu den Folgen des hohen Fruchtzuckerverzehrs siehe Seite 32 f.) Mit Vitaminen angereicherte Fruchtsäfte und Fruchtsaftgetränke können daher zu einer Überversorgung mit diesen Wirkstoffen führen. Außerdem machen sie aufgrund ihres extrem hohen Zuckergehalts schnell hungrig. Deshalb: Finger weg von solchen Zuckerbomben!

WIE GUT SIND SMOOTHIES?

Der in verführerische kleine Fläschchen abgefüllte Mix aus reinem Fruchtpüree und frisch gepressten Säften wird immer beliebter. Wie gesund sind die kleinen Fruchtbomben aber wirklich? Die Idee, die tägliche Portion frisches Obst einfach aus der Flasche trinken zu können, ist sehr verlockend. Allerdings liefern diese Getränke, die eigentlich flüssige Snacks sind, jede Menge Kalorien in Form von Fruchtzucker (siehe Seite 32 f.). Außerdem geht beim Herstellungsverfahren ein großer Teil der Vitamine und Ballaststoffe verloren, die frisches Obst so wertvoll machen. Übrigens: Für den Preis von drei Smoothies bekommen Sie mehrere Pfund frisches Obst!

KRÄUTER- UND FRÜCHTETEES

Trinken Sie Kräutertee in Maßen, denn alle Kräuter sind Heilmittel der Natur und haben eine medizinische Wirkung. Sie liefern Ihnen zusätzlich Vitamine, Mineralstoffe und ätherische Öle mit gesundheitsfördernden Eigenschaften. Auch beim Abnehmen können manche Tees Sie unterstützen, indem sie den Stoffwechsel oder die Verdauung anregen. Warmer Tee unterstützt Sie auch dadurch bei der Gewichtsreduktion, indem er den Magen wärmt und so das Hungergefühl eindämmt.

Früchtetee enthält in der Regel keine medizinisch wirksamen Heilpflanzenteile. Er bekommt aber nicht jedem – die Fruchtsäuren können bei empfindlichen Menschen die Magenschleimhaut reizen. Bereiten Sie den Tee nicht zu stark zu und achten Sie beim Einkauf darauf, dass er keine künstlichen Aromastoffe enthält, was bei Mischungen, gerade bei solchen aus dem Supermarkt, häufig der Fall ist.

HILFE BEIM ABNEHMEN

Die ätherischen Öle und sonstigen Inhaltsstoffe von Heilkräutern können Sie beim Abnehmen unterstützen. Verdauungsfördernd und galletreibend wirken etwa Tees aus Fenchel, Kümmel, Anis, Dillsamen, Ingwer, Schafgarbe Kamille und Minze. Wassertreibend und entgiftend sind Brennnessel und Birkenblätter. Ihr Apotheker stellt Ihnen eine speziell auf Ihre persönlichen Bedürfnisse abgestimmte Mischung zusammen.

PU-ERH-TEE

Ein Tee, dem spezielle gesundheitsfördernde Eigenschaften zugeschrieben werden, ist der Pu-Erh-Tee. Er erhält durch eine spezielle Art der Fermentation eine rote Farbe und einen besonderen Geschmack. Da dieser Tee den Hunger vertreibt, wurde er zum Berufsgetränk der Lastenträger im Himalayagebirge. Diesen Effekt können auch Sie sich nach Belieben zunutze machen. Gleiches gilt für Matetee.

SCHWARZER, WEISSER UND GRÜNER TEE

Der Aufguss aus den Blättern, Knospen, Blüten und Stängeln der Chinesischen Teepflanze (Camellia sinensis) ist das älteste und bekannteste Genussmittel – im Jemen etwa trinkt man seit dem 6. Jahrhundert Tee. Verantwortlich für die belebende Wirkung des Tees ist das enthaltene Koffein. Es ist sehr gut wasserlöslich und geht beim Aufbrühen binnen vier Minuten in das Wasser über. Lässt man den Tee länger ziehen, so gehen auch die etwas schwerer löslichen Gerbsäuren in das Wasser über, und der Tee bekommt ein leicht bitteres Aroma.

Beim Schwarztee werden die Bitterstoffe durch die Fermentierung vermindert, allerdings gehen bei diesem Vorgang auch wertvolle Antioxidantien – das sind Stoffe, die gegen freie Radikale wirken – verloren. Für den kostbaren weißen Tee werden junge Knospen des Teestrauchs geringfügig anfermentiert. Er ist wie der unfermentierte grüne

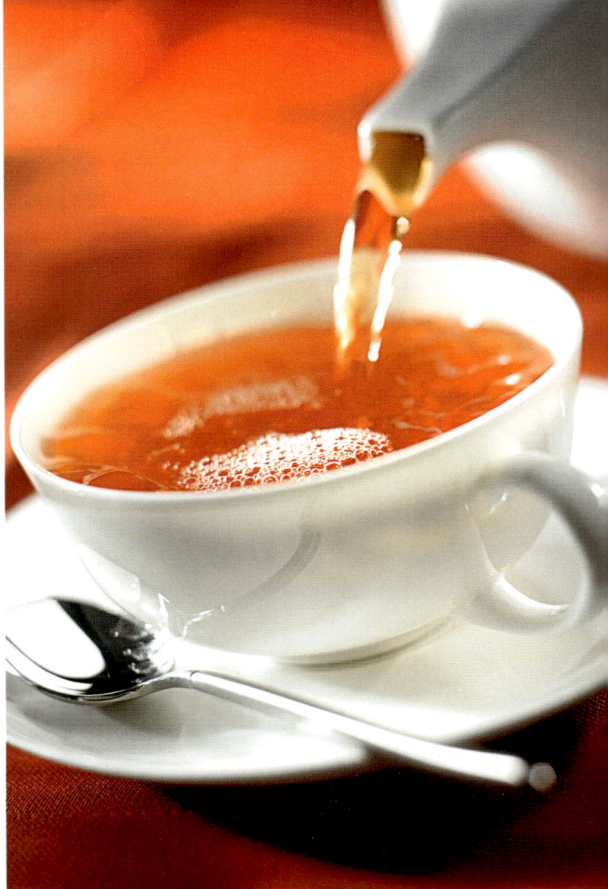

Tee reich an Antioxidantien und sekundären Pflanzenstoffen. Grüner Tee hat tatsächlich eine leicht grüne Farbe als Aufguss. Die Blätter werden nach der Ernte nur kurz gedämpft. Das verhindert die Fermentierung und damit die typische braune Farbe des schwarzen Tees. Theobromin, Koffein, Spuren von Vitamin C, B, E sowie Fluorid, Zink, Kalzium, Kalium, Jod, Kupfer und Mangan sind im grünen Tee enthalten sowie sekundäre Pflanzenstoffe, die z. B. entzündungshemmend wirken, vor freien Radikalen schützen und Entgiftungsprozesse unterstützen.

Die Teezubereitung

Für die richtige Teezubereitung sollten Sie sich ein Teethermometer zulegen und sich an die Anleitung auf der Packung halten. Die Zubereitung ist immer mit einem kleinen Ritual verbunden – nutzen Sie es, um sich kurz eine Ruhepause in Ihrem stressigen Alltag zu schaffen. Entspannen Sie sich ein paar Minuten, während Sie den Tee genießen.

Die Zubereitung von Tee hängt sehr stark von der Sorte ab. Für die Zubereitung von weißem und grünem Tee empfiehlt es sich, Kannen aus Glas oder Porzellan zu verwenden. Die Menge der Teeblätter sollte nach Sorte und eigenem Geschmack dosiert werden. Einen japanischen Sencha-Tee brüht man am besten mit 70 °C heißem Wasser 1 bis 2 Minuten auf. Weißer und grüner Tee sollten mit 80 °C heißem Wasser 2 bis 5 Minuten lang aufgebrüht werden. Die Ziehzeit beträgt 1 bis 2 Minuten. Diese Temperaturen sollten möglichst genau eingehalten werden, da zu heißes Wasser viele Gerbstoffe aus den Teeblättern herauslöst und der Tee dadurch ein bitteres Aroma erhält.

Schwarzer Tee entfaltet sein Aroma am besten in Glas-, Ton- und Porzellankannen. Je nach Geschmack und Sorte sollten 10 bis 15 Gramm Teeblätter mit 1 Liter heißem Wasser überbrüht werden. Die Ziehzeit beträgt hier 3 Minuten.

Pu-Erh-Teeblätter sollten vor der Zubereitung gewaschen werden. Man verwendet 10 bis 12 Gramm und überbrüht diese mit einem Viertelliter Wasser. Diesen Aufguss schüttet man sofort weg, da er zu viele Gerbstoffe enthält. Die Teeblätter lässt man dann in 90 °C heißem Wasser noch einmal 3 bis 5 Minuten ziehen und gießt den Tee dann durch ein Sieb ab. Rooibostee ist äußerst ergiebig. 6 bis 10 Gramm des Tees reichen für 1 Liter Wasser. Diesen übergießt man mit kochendem Wasser und lässt ihn für 3 bis 5 Minuten ziehen.

KAFFEE

Wissenschaftler waren lange Zeit uneinig darüber, ob Kaffee zur Flüssigkeitszufuhr geeignet ist. Aufgrund der entwässernden Wirkung behaupteten viele Wissenschaftler, dass man nach jeder Tasse Kaffee ebenso viel Wasser trinken müsse, um den Flüssigkeitsverlust auszugleichen. Heute weiß man, dass sich die wassertreibende Wirkung und die Flüssigkeitszufuhr durch den Kaffee in etwa die Waage halten.

Dem Genuss einer schönen Tasse Kaffee steht, auch wenn Sie sich nach der Zucker-Fett-Trennkost ernähren, nichts entgegen. Der Kaffee kann Ihnen den Start in den Tag erleichtern oder nach einem stressigen Arbeitstag Entspannung bringen. Kaffee kurbelt den Stoffwechsel an, da der Kreislauf angeregt wird, die Blutgefäße erweitert werden und die Durchblutung aller Organe verbessert wird. So regt er den Stoffwechsel an und hilft auf diese Weise beim Abnehmen.

> Koffeinhaltige Getränke sind keine Durstlöscher, sondern Genussmittel, die Sie auch bewusst genießen sollten.

Ob Sie sich für Filterkaffee oder Espresso entscheiden, ist in Bezug auf die Inhaltsstoffe des Kaffees egal. Espresso ist jedoch etwas magenfreundlicher als Filterkaffee, denn durch die starke Röstung der Bohnen werden Säuren und andere magenreizende Stoffe bereits zerstört.

KOFFEIN

Koffein regt den »Muntermacher« in unserem Nervensystem an, den Sympathikus, und kann so die Gewichtsabnahme unterstützen. Kaffee und Kakao enthalten ebenso wie grüner, weißer und schwarzer Tee pro Tasse etwa 100 mg Koffein. Bis zu drei Tassen am Tag gelten als empfehlenswert hinsichtlich der belebenden und konzentrationsfördernden Wirkung. Mehr Koffein macht übrigens nicht mehr munter, sondern – im Gegenteil – nur noch müder.

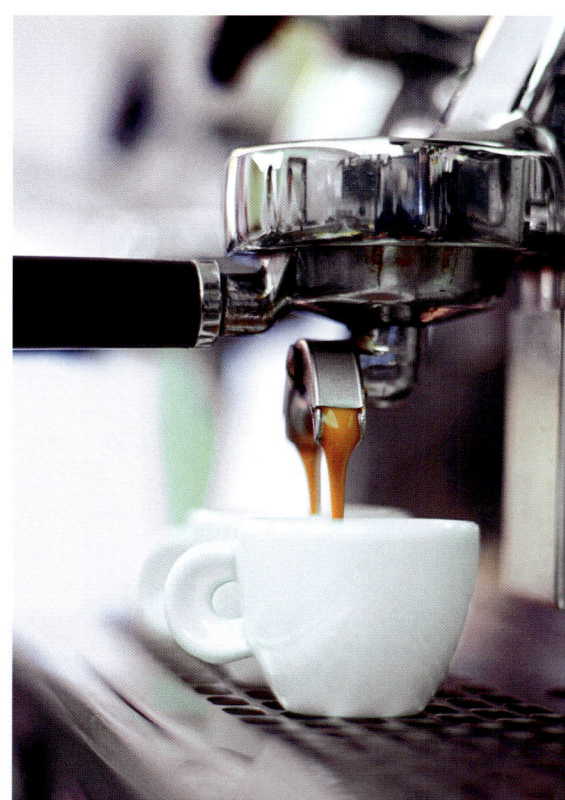

KAKAO

Kakao enthält genauso viel Koffein wie Kaffee und hat auch dieselbe anregende Wirkung. Außerdem liefert Kakaopulver wertvolle sekundäre Pflanzenstoffe und Antioxidantien und ist reich an wertvollen mehrfach ungesättigten Fettsäuren. Diese sekundären Pflanzenstoffe und Öle sind auch dafür verantwortlich, dass Kakao den Magen nicht reizt. Unvergleichlich gut schmeckt ein Kakaogetränk, das Sie aus entöltem Kakaopulver, fettarmer Milch, etwas braunem Rohrohrzucker und einer Prise echter Vanille zubereiten (Low-Fat-Frühstück). Im Naturkostladen gibt es auch schwach entölte Sorten, die aufgrund ihres höheren Fettgehalts noch mehr von den wertvollen Inhaltsstoffen der Kakaobohne enthalten (mit Süßstoff zubereitet geeignet für die Low-Carb-Phase).

TIPP *KAKAOSCHALENTEE*

Eine schön schokoladig-nussige, kalorienfreie Alternative zum Kakao ist ein Tee aus Kakaoschalen, den Sie im Reformhaus, Naturkostladen oder Teefachgeschäft erhalten. Die feinen Umhüllungen der Kakaobohnen werden ein paar Minuten lang gekocht. Der Tee schmeckt hervorragend und leicht süß. Sie können ihn am Morgen mit etwas Honig oder Kandiszucker, am Abend mit einem Tröpfchen Sahne verfeinern.

MILCH

Erst Anfang des letzten Jahrhunderts wurde die Milch zu einem festen Bestandteil unserer Ernährung, und ab der Mitte des 20. Jahrhunderts entwickelte sich eine große Angebotspalette an Milchprodukten (siehe auch Seite 96). Heute ist Milch aus unserer Ernährung nicht mehr wegzudenken. Milch und Milchprodukte sind sehr wichtige Kalziumlieferanten. Bei einer milchfreien Ernährung wird unser Körper nur mit etwas mehr als der Hälfte des notwendigen Kalziums versorgt. In diesem Fall muss das Kalzium durch mit Kalzium angereicherte Fruchtsäfte oder entsprechende Präparate ersetzt werden. Milch hat aber viele Kalorien und ist deshalb, ebenso wie Fruchtsaft, kein Durstlöscher, sondern ein flüssiges Nahrungsmittel.

Milch liefert neben Kalzium auch die Vitamine Biotin und B_5, die für gesunde Zähne, glänzendes Haar und feste Fingernägel notwendig sind. Gönnen Sie sich täglich ein Glas Milch (morgens 0,1 %, abends 3,5 % Fett), damit sorgen Sie für starke Knochen, feste Fingernägel und kräftiges Haar.

Milch können Sie – in unterschiedlichen Fettstufen – zu jeder Tageszeit trinken. Trinken Sie in der Low-Fat-Phase am Vormittag Magermilch (maximal 0,5 % Fett) als Mixgetränk mit Früchten oder am Abend ein Glas Milch (mit normalem Fettgehalt) pur.

Sojamilch ist ein schmackhafter Ersatz, wenn Sie Kuhmilch nicht vertragen sollten oder sich vegan ernähren. Das Getränk wird aus Sojabohnen hergestellt. Traditionelle Sojamilch ist ein flüssiger Extrakt aus ganzen Sojabohnen. Die Flüssigkeit wird durch das Einweichen getrockneter Sojabohnen hergestellt, die anschließend mit dem Einweichwasser ausgedrückt werden. Sojamilch schmeckt leicht nussig und ist ebenso vielseitig verwendbar wie normale Kuhmilch.

ALKOHOL

Bier und Weine mit viel Restsüße liefern reichlich Kohlenhydrate und Kalorien. Denn zu dem Zucker kommt der Alkohol, der mit 7 kcal pro Gramm fast ebenso viele Kalorien hat wie Fett. Daher eignen sie sich im Rahmen der Zucker-Fett-Trennkost nicht als Begleitung zur abendlichen Low-Carb-Mahlzeit, sondern höchstens zum Low-Fat-Mittagessen. Abends können Sie nach Belieben ein Glas trockenen Weiß- oder Rotwein mit wenig Restsüße genießen. Viel mehr als ein Gläschen sollte es allerdings nicht sein, da sonst der Fettabbauprozess über Nacht warten muss, bis der Alkohol verbrannt ist.

Rotwein für ein längeres Leben

Neuere Untersuchungen haben bestätigt, dass insbesondere Rotwein, wenn er in geringen Mengen regelmäßig genossen wird, das Leben im Schnitt um ein bis zwei Jahre verlängert. Dies bestätigt die Beobachtung von Serge Renaud, Forscher an der Universität von Bordeaux, der den Begriff des »Französischen Paradoxons« prägte: Franzosen werden demnach trotz (oder gerade wegen) regelmäßigen Rotweinkonsums etwa drei Jahre älter als z. B. Deutsche oder Amerikaner. Auch altern sie weniger stark. Die dafür verantwortlichen wertvollen Inhaltsstoffe (Polyphenole) stecken allerdings nur in einigen wenigen Rotweinsorten (z. B. Tannat). Ob das Französische Paradoxon tatsächlich besteht, ist umstritten. Fakt ist bei jeder Art von Alkoholkonsum, dass die Leber Alkohol nur in geringen Mengen schadlos abbauen kann »Geringe Mengen« bedeutet: für Männer höchstens 30 Gramm pro Tag, für Frauen höchstens 20 Gramm. 10 Gramm entsprechen etwa 100 Milliliter Wein. Höhere Mengen führen zu einer Abnahme der schützenden Wirkung des Rotweins, der reich an Pflanzenschutzstoffen ist, die sich unter anderem günstig auf die Gefäßgesundheit auswirken. Weitere Untersuchungen haben gezeigt, dass jede Art von Alkohol in dieser geringen Menge eine vergleichbare Wirkung hat. Wer allerdings mehr trinkt, hebt nicht nur die gesundheitliche Wirkung wieder auf. Das Risiko, richtig Appetit (auf etwas Süßes oder Fetthaltiges, Schokolade oder Käse ...) zu bekommen, ist schon bei geringen Mengen erheblich. Deswegen sollte dieser Genuss besser auf die Zeit nach der Gewichtsabnahme verschoben werden.

BIER

Im Mittelalter brauten Mönche Bier, um während der Fastenzeit nicht zu sehr vom Fleisch zu fallen. Insofern ist Bier auch kein Getränk, sondern, wie auch Fruchtsaft und Milch, ein flüssiges Nahrungsmittel. Man unterscheidet obergäriges und untergäriges Bier, entsprechend der verwendeten Hefe. Im obergärigen Weißbier verbleibt die Hefe zum Teil im Getränk. Es enthält deshalb neben reichlich Kohlenhydraten auch noch einen hohen Anteil an Purinen, die besonders für Personen mit erhöhten Harnsäurewerten im Blut ungeeignet sind. Bei einem erhöhten Harnsäurespiegel kann es zur Gicht kommen. In diesen Fällen empfiehlt sich eine Ernährungsumstellung und der Verzicht auf Alkohol.

SOFTDRINKS & CO.

Gar nicht geeignet für eine gesunde Ernährung und zum Schlankwerden sind die
sogenannten »Softgetränke«, wie Cola, Limonade, Getränke mit Fruchtaroma etc. Cola-
getränke sind zudem reich an Phosphat, das
die Knochenstabilität beeinträchtigen kann.
Softdrinks sind Genussmittel, die Sie wirklich nur ausnahmsweise und nur in der Low-
Fat-Phase zu sich nehmen sollten.

Isodrinks – nur für Sportler!

Wenn eine Umsatzsteigerung lockt, kennt die
Nahrungsmittelindustrie kein Pardon. Freizeit-
sportler werden mit Kalorienbomben bewor-
fen, angereichert mit nutzlosen Nährstoffen,
die eine Leistungssteigerung oder mehr Wohlbefinden bewirken sollen. Je mehr Inhaltsstoffe sich in dem Getränk befinden, desto
teurer darf es sein. Für Hochleistungssportler
sind Isogetränke (iso von isotonisch: Diese
Getränke haben die gleiche Konzentration an
Mineralien wie die Körperflüssigkeiten) durchaus sinnvoll, weil durch die starke körperliche
Beanspruchung viele Mineralien übers
Schwitzen verloren gehen. Dann sollten aber
auch gezielt Magnesium oder Natrium ersetzt
werden. Bei pulsgesteuerten Ausdauerbelas-
tungen, die bis zu 60 Minuten dauern, kommen Sie besser mit Wasser und Apfelschorle
über die Runden.

Light-Getränke

Seit rund zehn Jahren kommen immer mehr
Getränke auf den Markt, die als »Diät«- oder
»Light«-Produkte gekennzeichnet sind. Ihren
süßen Geschmack erhalten sie durch künst-
liche Süßungsmittel. Viele Menschen lieben
den süßen Geschmack von Getränken und
wollen nicht darauf verzichten. Doch das
Gehirn lässt sich hier nicht austricksen: Das
»Diät«-Getränk stillt zwar vorübergehend das
Verlangen nach Süßem, jedoch bemerkt das
Gehirn sehr schnell, dass der Blutzucker aufgrund der zum Süßen verwendeten Zucker-
sorten gar nicht ansteigt. Deshalb kehrt das
Verlangen nach etwas Süßem sofort wieder
zurück. Insbesondere der Fruchtzucker in den
Getränken ist ein Übeltäter. Er wird vollstän-
dig in die Fettzellen entsorgt – und Sie neh-
men schleichend zu. Beginnen Sie bei der
Umstellung auf die Zucker-Fett-Trennkost
langsam Ihren Zuckerverbrauch zu senken.
Das geht am einfachsten bei den Getränken!

VORSICHT, ERSATZSTOFFE!

*Vorsicht bei gesüßten nichtalkoholischen
Getränken. Sie sorgen nicht nur für Heißhungerattacken. In letzter Zeit geraten die
Zuckeraustausch-, Zuckerersatz- und
Süßstoffe immer wieder in die Diskus-
sion. Getränke, die mit Süßstoff statt
Zucker versetzt wurden, sind zwar kalorienarm. Auf der anderen Seite jedoch
wirken Süßstoffe wie beispielsweise
Aspartam (E 951) oder Cyclamat (E 952)
sowie Zuckeraustauschstoffe wie Sorbit
(E 420) und Xylit (E 967) bei höheren
Verzehrmengen abführend. Häufig sind
in alkoholfreien Getränken wie Zitronen-
oder Orangenlimonade auch Lebensmit-
telzusatzstoffe enthalten, beispielsweise
die Farbstoffe Gelborange (E 110) oder
Tartrazin (E 102). Sie stehen in Verdacht,
allergische Reaktionen auszulösen.*

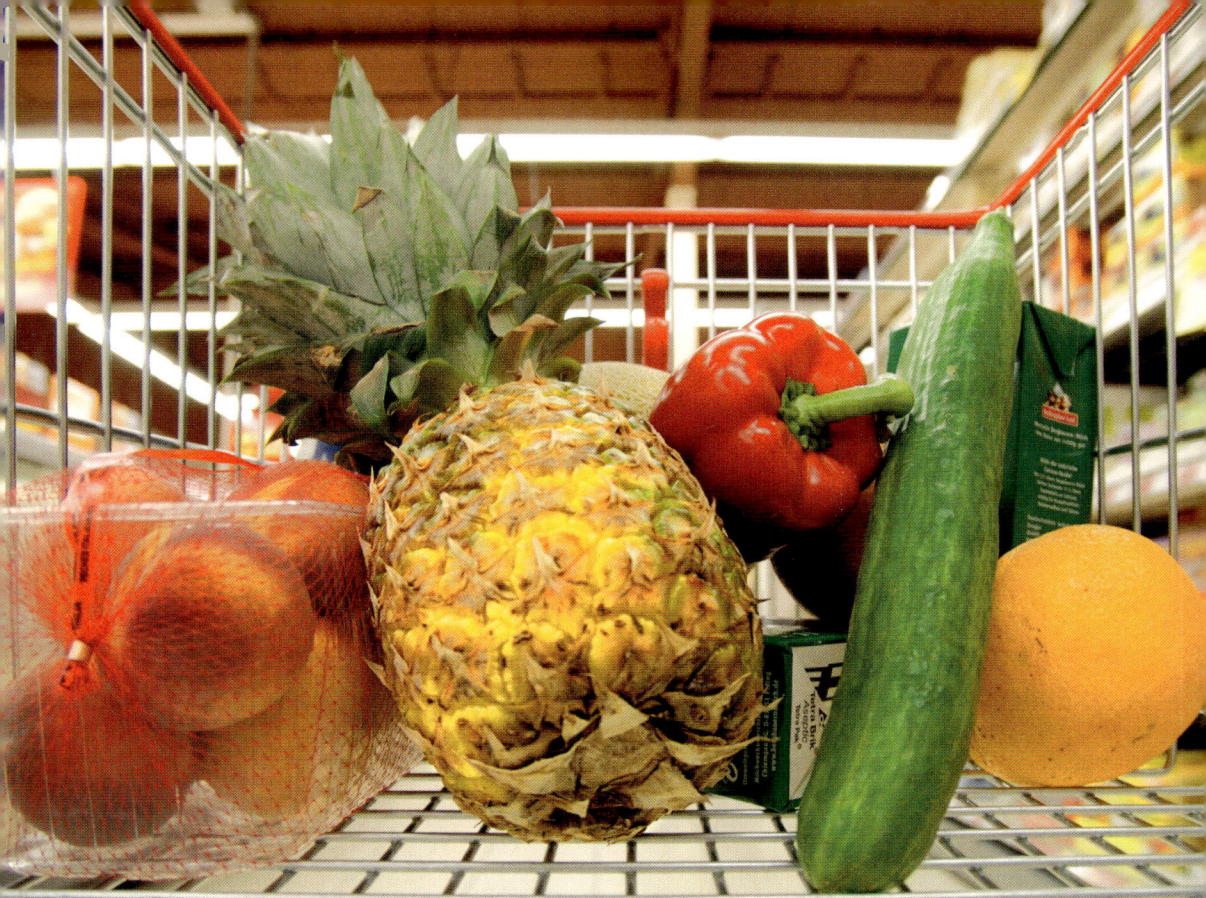

EINKAUFSFALLEN UMGEHEN

EIN WIRTSCHAFTSZWEIG, dessen Kreativität fast ebenso unermesslich zu sein scheint wie das Fassungsvermögen unserer Fettzellen, ist die Lebensmittelindustrie. Keine Krise kann ihr etwas anhaben. Im Mai 2009, inmitten der Wirtschaftskrise, gab es erneut ein Umsatzplus. Wie die Bundesvereinigung der Deutschen Ernährungsindustrie mitteilte, legten die Erlöse im März um 1,4 Prozent auf 12,7 Milliarden Euro zu. Das ist einerseits erfreulich, andererseits kann es uns ruhig auch ein wenig nachdenklich stimmen. Schließlich sind wir es, die die Tütensuppen, Joghurtmischungen, Süßigkeiten und Fertiggerichte kaufen. Besonders im Trend sind Light- und Wellness-Produkte. Das Problem: Sie sind selten wirklich light und tun der Figur damit letztlich auch nichts Gutes.

Glücklicherweise kann jeder von uns selbst entscheiden, was er für sich und seine Familie kauft und wovon er dann doch lieber Abstand halten möchte.

Gewöhnen Sie sich deshalb an, beim Einkaufen die Inhaltsstoffe von industriell behandelten Lebensmitteln auf den Packungen zu prüfen. Da stecken zum Teil jede Menge Salz, Zucker, Öl und diverse Zusatzstoffe in Konserven, Gläsern und TK-Produkten. Manche Dosentomaten enthalten beispielsweise Zucker, andere nicht. Hinschauen lohnt sich also auf jeden Fall. So werden Sie nicht von anderen ausgetrickst, sondern haben selber in der Hand, was bei Ihnen auf den Tisch kommt und was nicht. Mit der Zeit stellt sich dann ein Lerneffekt ein, und Sie greifen nur noch zu Lebensmitteln, von denen Sie sicher wissen, dass sie in Ordnung sind.

SCHNELL SELBST GEMACHT ODER FIX UND FERTIG?

Das Angebot an Fertigprodukten ist beachtlich: Es gibt alles und noch viel mehr und das Tolle daran: Man braucht noch nicht einmal mehr einen Herd zum Kochen und Backen – eine Mikrowelle tut es völlig –, geschweige denn Hilfsmittel wie eine Salatschleuder oder gar ein Gemüsemesser. Denn es gibt den Schnittsalat aus der Tüte, die Pilzsuppe als Pulver, das Putengeschnetzelte mit Reis in der Aluschale. Wo Zeit, Lust oder einfach das Wissen um gesunde Ernährung fehlen, können wir uns auf sogenannte Convenience-Produkte (engl.: Annehmlichkeit) verlassen. Diese Fertigmahlzeiten machen immerhin zwei Drittel unserer Lebensmittel aus, Tendenz steigend. Sie sind schön praktisch, und die ganze Küchenarbeit wird

ERFINDUNGEN DER LEBENSMITTELINDUSTRIE

Es begann mit Dosenmilch, Erbswurst und gefriergetrocknetem Kaffee und endet noch lange nicht bei Tütensuppen, probiotischen Joghurtdrinks und mit Pseudokäse belegter Pizza.

Heute liegt auf Käsegebäck aus der Bäckerei und auf Pizzen statt Käse immer häufiger eine Mischung aus Wasser, Eiweiß und Pflanzenfett. Man nennt das schnöde »Analogkäse«. Das heißt, er schmeckt zwar nach seinem Namensgeber, enthält aber keine Kuhmilch. Auch mit Schafskäse wird so getrickst.

Der Kunstkäse bietet für die Hersteller zahlreiche Vorteile: Er ist rund 40 Prozent billiger als normaler Käse und außerdem hitzebeständig. Der falsche Käse kann je nach Mischung zart schmelzen, Fäden ziehen oder nach Mozzarella schmecken. Deutsche Käsewerke stellen jedes Jahr 100 000 Tonnen des Imitats her, mit denen die Verbraucher grob getäuscht werden. Aber es gibt noch weit mehr solcher Schummeleien. So sind Schokokekse aus dem Supermarkt gar nicht mit Schokolade, sondern mit Imitat gefüllt. Und Schinkenimitat besteht aus einem großen Anteil von schnittfestem Stärkegel, in das kleine Fleischstücke eingebettet sind. Der Gehalt an magerem Fleischeiweiß ist im Vergleich zu echtem Schinken niedrig, der Fremdwassergehalt sehr hoch, weshalb sich die Scheiben auf der Pizza auch nicht wellen.

einem bereits mit dem Einkauf abgenommen. Nun sind Fertigprodukte durchaus unterschiedlich hinsichtlich ihrer Qualität. Trotzdem gilt als Faustregel: Je stärker verarbeitet das Lebensmittel ist, desto mehr Zusatz- und Aromastoffe stecken drin. Überlegen Sie einmal ernsthaft, ob in einer Tütensuppe erntefrisches Gemüse stecken kann. Zudem enthalten Convenience-Produkte in aller Regel Fett und Kohlenhydrate.

ZUSATZSTOFFE UND WIE SIE WIRKEN

Antioxidationsmittel: Sie sorgen für längere Haltbarkeit und behindern Reaktionen von Sauerstoff mit Lebensmitteln.

Emulgatoren: Sie verbinden ursprünglich nicht miteinander mischbare Stoffe, z. B. Fett und Wasser. Bei der Herstellung von Schokolade sind sie unabdinglich. Allerdings werden sie auch genutzt, um anstelle von teurem Fleisch in die Wurst Wasser einzulagern.

Farbstoffe: Sie machen die Lebensmittel »hübsch« und fördern den Verkauf, weil man dahinter eine bessere Qualität vermutet.

> ### WUSSTEN SIE SCHON?
>
> *Lebensmittelkonzerne legen bei ihren Packungsangaben einen deutlich höheren Zuckerbedarf zugrunde: Die Weltgesundheitsorganisation (WHO) und die Deutsche Gesellschaft für Ernährung (DGE) empfehlen einen maximalen Zuckerverbrauch von 50 bis 60 Gramm am Tag – die Lebensmittelindustrie hingegen hält 90 Gramm für vertretbar.*

> ### KONSERVEN – JA ODER NEIN?
>
> *Konserven sind praktisch endlos haltbar. Allerdings: Vitamine bleiben bei der Haltbarmachung der Lebensmittel fast immer auf der Strecke. Dennoch empfehlenswert sind aber alle Hülsenfrüchte und Tomaten aus der Dose (auf den Zuckergehalt achten!).*

Feuchthaltemittel und Geliermittel: Sie binden Flüssigkeiten. Dabei verdicken oder festigen sie Lebensmittel, beeinflussen das Schmelzverhalten (in Eiscreme) oder das Kaugefühl bei Süßwaren. Wurstsorten können »schnittfestes« Wasser enthalten. Außerdem haben einige dieser Stoffe die unangenehme Eigenschaft, Kalzium, Eisen oder Zink zu binden und sie so für den Körper unbrauchbar zu machen. Obendrein handelt es sich bei einigen dieser Stoffe um Zucker, die das Insulin ansteigen lassen.

Geschmacksverstärker tun alles für einen guten Geschmack. Sie können zu übermäßigem Verzehr eines Produkts anregen und fördern Übergewicht. Da sie den Geschmack von teuren Rohstoffen verstärken, können die Hersteller kostspielige Zutaten einsparen.

Konservierungsstoffe verlängern die Haltbarkeit. Sie dienen dazu, ein Lebensmittel so lange wie möglich verkaufen zu können und Kosten zu sparen. Außerdem können Lebensmittel so über lange Strecken transportiert werden.

Säuerungsmittel vermitteln einen säuerlichen Geschmack, wirken konservierend und geschmacksverstärkend.

Süßungsmittel machen süß. Überdosierungen sind bei einer einseitigen Ernährung sehr leicht möglich.

Eine Broschüre über Lebensmittel-Zusatzstoffe erhalten Sie kostenlos bei Ihrer Verbraucherzentrale.

EIN BISSCHEN SUPERMARKT-PSYCHOLOGIE

Supermärkte sind keineswegs Irrgärten voller Waren, die einen verwirren und locken. Tatsächlich werden viele Discounter und Supermärkte nach psychologischen Kriterien eingerichtet, um unser Kaufverhalten ganz bewusst zu steuern. Geschickt macht man sich unsere Schwäche für Süßes und Fettes zunutze.

› Die Gänge im Supermarkt verlaufen fast immer linksherum – dies empfinden wir als angenehmer, als wenn es rechtsherum geht. Und wer sich wohlfühlt, kauft mehr.

› Höherpreisige Produkte werden stets auf Augenhöhe dargeboten, günstigere in den unteren Regalfächern. Da wir außerdem wie beim Lesen den Inhalt der Supermarktregale von links nach rechts studieren, werden höherpreisige Waren nicht nur auf Augenhöhe, sondern auch eher rechts gelagert.

› Produkte, die uns im Gang auf Paletten dargeboten werden, identifizieren wir automatisch als Sonderangebote oder als etwas ganz Besonderes, das es nur für kurze Zeit gibt – auch wenn dies gar nicht der Wirklichkeit entspricht. Wir greifen trotzdem zu.

› Der Weg zu den Produkten, die man im Haushalt oder in der Küche am häufigsten benötigt, führt immer an vielen anderen Regalen und Sonderaktionen vorbei.

› Wer langsam durch den Supermarkt spaziert, ist eher kaufbereit: Die Obstabteilung am Eingang hat oft die Form und Funktion eines »Auffangbeckens«. Schmale Gänge mit scharfen Kurven und mitten im Gang aufgestellte Hindernisse tun ihr Übriges, um uns zu bremsen.

› Die sogenannte Kombiplatzierung ist besonders tückisch: Neben der Käsetheke mit ihren fetthaltigen Köstlichkeiten steht ein Sonderregal mit Grissini und Crackern (und ihren versteckten Fetten). Im Nudelregal locken nicht nur herrliche Teigwaren, sondern auch zucker- und fettreiche Fertigsoßen.

› Die Einkaufswagen werden immer größer. Dadurch wollen die Händler eine lästige Angewohnheit ihrer Kunden kurieren, nämlich im Durchschnitt nur zehn Produkte zu kaufen. Die sehen in einem großen Einkaufswagen ziemlich verloren aus ...

› Daneben fährt dann der Mini-Einkaufswagen für die Kleinsten, in den auch noch viel hineinpasst. Einfach nur ins Regal greifen!

› Bestimmte Düfte verlocken zum Kauf. Was riecht köstlicher als frische Croissants oder ein paar süße Teilchen zum gemütlichen Nachmittagskaffee?

› Warmes Licht lässt auch bereits länger gelagertes Obst und Gemüse frisch und natürlich aussehen.

› An der Kasse schließlich warten nochmals zahlreiche kleine Verführungen, denen während des Wartens nicht nur Kinder erliegen.

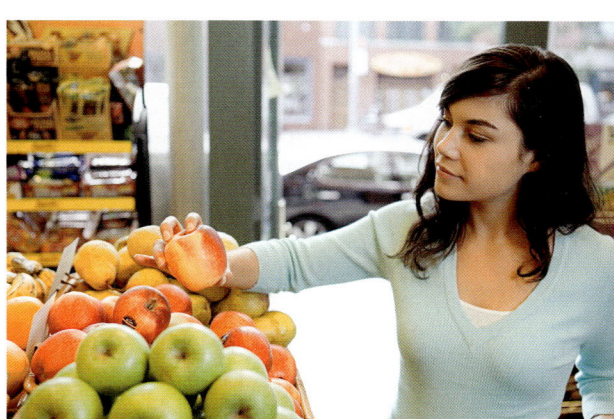

SELBST KOCHEN MACHT SPASS

Geschmackserlebnisse prägen uns: Kinder, die größtenteils mit Fertigprodukten groß werden, können dem Geschmack von frischen Produkten oft nichts mehr abgewinnen. Deshalb lohnt es sich, schon die Kleinen in der Küche mithelfen zu lassen. Das kann viel Spaß machen, und sie lernen, dass Ernährung ein ganz eigenes Vergnügen sein kann und nicht nur ein »Normgeschmack-Erlebnis« aus Tüte oder Folie. Zudem: Wenn Sie das Kochen nur Lebensmittelherstellern überlassen, haben Sie kaum mehr Einfluss darauf, wie viel Fett und Zucker Sie gleichzeitig zu sich nehmen. Und die sind in Fertiggerichten oft überreichlich vorhanden. So viele Lieblingsgerichte lassen sich außerdem mit nur ein paar Handgriffen selbst zubereiten – und das ganz ohne die Zucker-Fett-Kombination!

KANN DENN VERPACKUNG LÜGEN?

Die meisten Entscheidungen treffen wir unbewusst und gefühlsgesteuert, wie man aus der Hirnforschung weiß. Das gilt insbesondere dann, wenn wir »unvorbereitet«, also ohne Einkaufsliste, im Supermarkt unterwegs sind – oder, noch schlimmer, wenn wir hungrig oder gestresst sind. Dann möchten wir uns zu allem Überfluss auch noch trösten oder belohnen. Nun hat die Verpackung von Lebensmitteln grundsätzlich die Funktion, den Inhalt vor Verunreinigung und Beschädigung zu schützen. Zudem informiert sie uns auch über den Inhalt.

Was verbirgt sich hinter manchen der aufgedruckten Versprechen?

› **»Mit ausgewählten Zutaten«:** Die Floskel ist nicht gesetzlich geschützt, kann also alles bedeuten – eine besonders gute Qualität oder ein gesundheitlicher Nutzen der Zutaten verbirgt sich nicht dahinter.

› **»Premium«:** Auch dieser Begriff ist nicht geschützt. Er wird oft auf Fischverpackungen verwendet, anstelle von »fein« oder »Delikatess-...« – diese Kennzeichnungen unterliegen den offiziellen Leitsätzen für solche Waren und setzen einen besonders guten Geschmack voraus.

› **»Aus kontrolliertem, integriertem Anbau«:** Diese nach Gutdünken des Herstellers vergebene Aufschrift erinnert stark an die Kennzeichnung von echten Bio-Lebensmitteln, hat aber nichts mit ihr zu tun. Bio-Waren müssen den Verweis »aus kontrolliert biologischem Anbau« tragen und außerdem das Bio-Siegel eines oder mehrerer anerkannter Bio-Landbau-Verbände aufweisen.

› **»Mit verbesserter Rezeptur«:** Ob ein so gekennzeichnetes Produkt durch eine veränderte Zusammensetzung wirklich besser geworden ist, bleibt offen. Verbraucherschützer raten, einen genauen Blick auf die Zutatenliste zu werfen. So erkennen Sie, ob wirklich gute und natürliche Zutaten verwendet werden oder ob die »Verbesserung« nur in der Zugabe von Fett und Zucker besteht.

› **»Unter regelmäßiger Kontrolle«:** Hier handelt es sich eigentlich um eine Selbstverständlichkeit, denn jeder Hersteller von Lebensmitteln ist dazu verpflichtet, engmaschige Kontrollen durchzuführen. Über die Qualität und den Gesundheitswert eines Lebensmittels ist damit noch nichts gesagt.

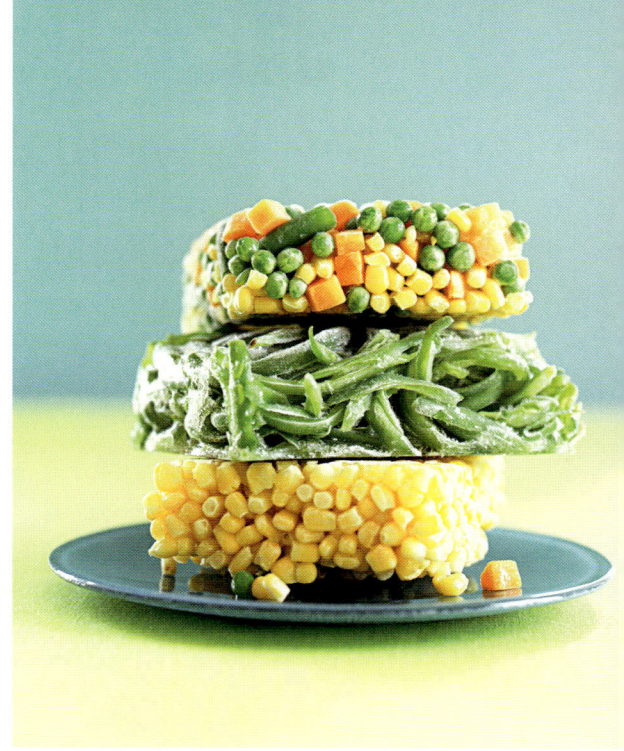

CONVENIENCE – JA ODER NEIN?

Convenience-Produkte sparen eine Menge Zeit. Aber viele industriell verarbeitete Produkte enthalten reichlich Fett, Zucker, Zusatzstoffe, Geschmacksverstärker und Aromastoffe. Gerade bei ungekühlten Komplettmahlzeiten muss man davon ausgehen, dass sie reich an Zucker und Fett, dabei aber garantiert vitaminarm sind. Sie sind daher weder im Rahmen der Zucker-Fett-Trennkost geeignet, noch sind sie generell für eine gesunde Ernährung empfehlenswert. Denn der Wert eines Lebensmittels spiegelt sich auch in seiner sogenannten Nährstoffdichte wider. Dies ist die Menge an Nährstoffen, die mit einer Kalorie des Lebensmittels zugeführt wird. Viele Hersteller versuchen diesen Nährstoffmangel durch entsprechende chemische Zugaben auszugleichen. Doch das, was frische Zutaten so gesund macht, ist immer das natürliche Zusammenspiel verschiedener Stoffe, von denen jeder für sich gar nicht so gut wirkt oder sogar schädlich ist. Ganz davon abgesehen, haben Convenience und genussvolles Essen nichts miteinander zu tun.

TIEFKÜHL-GEMÜSE UND -OBST

Trotzdem kann man nicht alle Fertiggerichte bzw. alle Hersteller von Fertiggerichten verdammen. Tatsächlich gibt es einige wenige, die hochwertige und figurfreundliche Fertiggerichte ohne Zusatzstoffe anbieten (z. B. Frosta oder Weight Watchers). Die Auswahl ist jedoch gering und diese haben auch ihren Preis. Achten Sie beim Kauf auf folgende Kriterien, dann sind Sie in Sachen Zucker und Fett auf der sicheren Seite:

› Es sollten nicht mehr als 300 bis 500 Kalorien pro Portion enthalten sein.

› Der Fettgehalt sollte gering sein.

› Ein Drittel der Mahlzeit sollte aus Gemüse bestehen oder mit Rohkost, Salat oder Gemüse ergänzt werden können.

› Verzichten Sie auf Fertiggerichte mit Fleischbällchen oder Würstchen, in denen oft minderwertige Zutaten, wie etwa beispielsweise gehärtete pflanzliche Fette, stecken.

Es gibt in Super- und Biomärkten sowie in Discountern eine große Auswahl an tiefgefrorenem Gemüse und Obst. Es wird direkt nach der Ernte schockgefroren und ist Frischware in puncto Vitamingehalt gleichwertig. Außerdem bleiben so Geschmack und Farbe erhalten, sodass in der Regel kaum Zusatzstoffe nötig sind. Auf Konservierungsstoffe kann sogar völlig verzichtet werden. Bei TK-Fertiggerichten immer auf den Fett- und Kohlenhydratgehalt achten!

Am besten ist unverarbeitete, schockgefrorene Frischware, mit der Sie jederzeit die vitaminreichen und leckeren Rezepte ab Seite 125 zubereiten können.

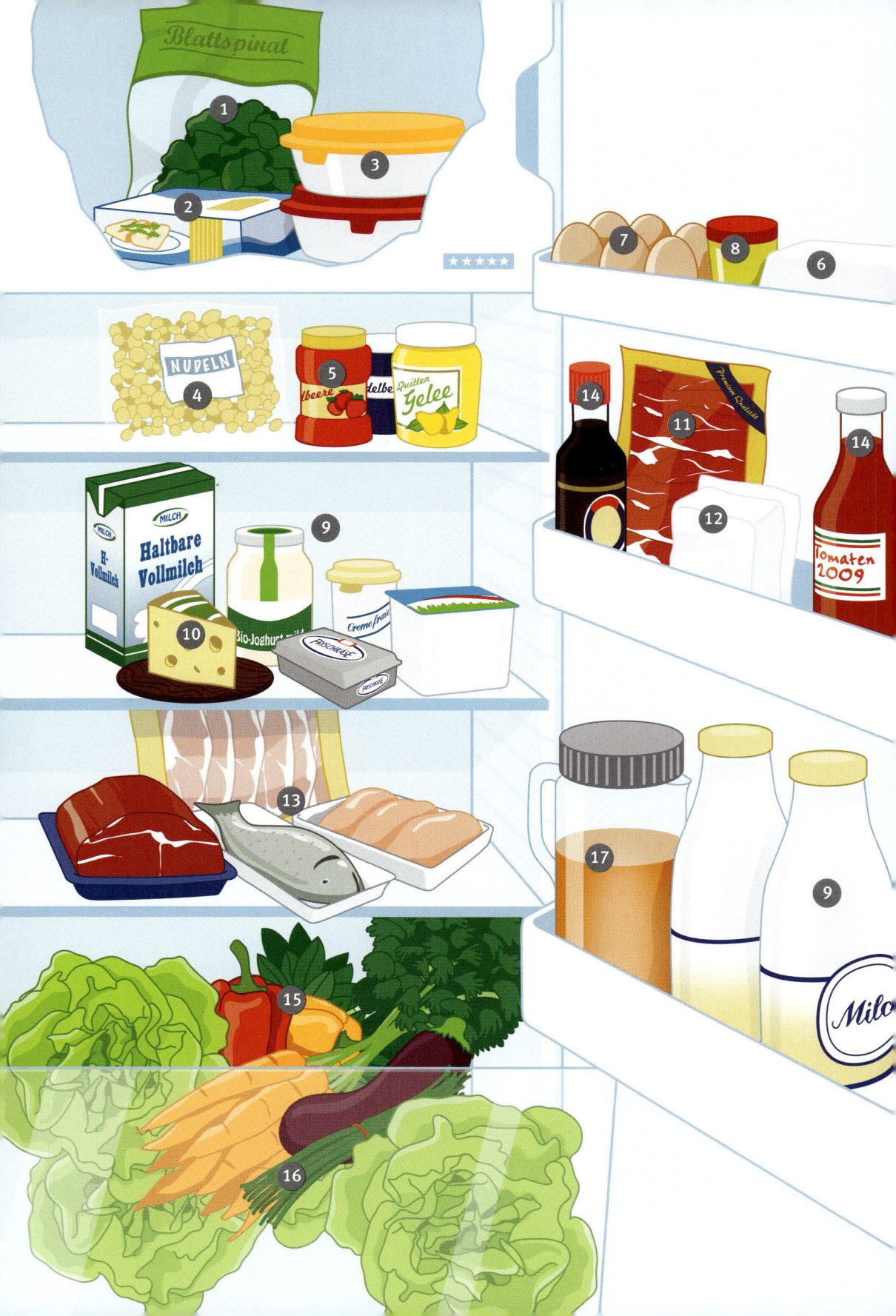

Der Kühlschrank-Check

DAS GEHÖRT IN IHREN KÜHLSCHRANK:

1   *Ein, zwei Sorten TK-Gemüse und TK-Kräuter ohne Zusatzstoffe.*

2   *TK-Fisch: bitte Haltbarkeitsdatum und Lagerbedingungen beachten!*

3   *Bereiten Sie ruhig einmal die doppelte oder dreifache Portion Ihres Lieblingsgerichts zu und frieren sie ein. Das ist praktisch zum Mitnehmen ins Büro oder wenn Sie einmal keine Zeit haben, etwas Frisches zuzubereiten. Im ***-Fach halten die Gerichte (je nach Zutaten) zwischen einer und zwei Wochen.*

4   *Fertige Mahlzeiten, z. B. im Gefrierbeutel, können Sie im oberen Fach lagern, denn sie brauchen weniger Kühlung. Verbrauchen Sie sie am nächsten Tag!*

5   *Marmelade, auch mit hohem Fruchtanteil, kann ebenfalls oben gelagert werden.*

6   *Butter ist zum Dünsten und Braten für die Abendmahlzeit da. Als Brotaufstrich verwenden Sie bitte Magerquark.*

7   *Eier sollten immer ganz frisch sein – höchstens ein paar Tage alt.*

8   *Mit Senf können Sie Salatsoßen und Brotaufstriche verfeinern. Greifen Sie zu mittelscharfem oder scharfem Senf (ohne Zucker).*

9   *Milch, Quark, Joghurt, Frischkäse & Co. sind in der Mitte gut aufgehoben. Vorsicht: In der Low-Fat-Phase sind nur Magerprodukte mit 0,3 bis 1,5 % Fett erlaubt. Abends verwenden Sie nach Belieben Crème légère oder Crème fraîche.*

10   *Frisch-, Hart- und Schnittkäse: Wählen Sie Sorten mit einem Fettgehalt bis 45 %.*

11   *Räucherschinken am Stück ist länger haltbar und kann in der Tür gelagert werden. Bevorzugen Sie möglichst Stücke ohne Fettrand.*

12   *Tofu und Tofuprodukte (hier auf den Fettgehalt achten) halten sich im Türfach sehr lange.*

13   *Leicht verderbliche Lebensmittel wie mageres Fleisch, Aufschnitt und Fisch sollten unten, an der kältesten Stelle, gelagert werden.*

14   *In der Kühlschranktür sind pikante und zuckerfreie Würzsoßen gut aufgehoben!*

15   *Gemüse gehört ins Gemüsefach. Tomaten, Gurken und Kartoffeln lagern Sie besser kühl und dunkel außerhalb des Kühlschranks. Pilze nur in Papiertüten ins Kühlfach legen!*

16   *Frische Kräuter kurz abbrausen und möglichst in einer Frischhaltetüte ins Fach.*

17   *Mineralwasser und Tee sind erfrischende Durstlöscher.*

DIE TOP-TEN-LEBENSMITTEL UND BESTEN SNACKS FÜR JEDE TAGESZEIT

MORGENS: LOW-FAT – REICHLICH GESUNDE KOHLENHYDRATE, WENIG FETT

› Vollkornbrot und -brötchen (ohne Fett, Nüsse und Ölsaaten), Laugengebäck
› Müsli (selbst gemachte Mischung, siehe Seite 130) und Cornflakes
› Süßer Milchreis, Couscous oder Bulgur
› Hartweizen- oder Maisgrieß
› Obst, alle Sorten
› Gemüserohkost mit Low-Fat-Dip für ein herzhaftes Frühstück
› Magermilch und Magermilchprodukte mit 0,1–0,5 % Fett
› Marmelade
› Honig, Ahornsirup und Frucht-Dicksäfte zum Süßen
› Vanillestangen
! Meiden Sie morgens zuckerhaltige Lebensmittel wie Süßigkeiten und süße Getränke, denn sie schüren den Hunger.

SNACKS AM VORMITTAG

Probieren Sie aus, von welchen Snacks Sie gut satt werden – denn ob ein Lebensmittel satt oder heißhungrig macht, ist von Mensch zu Mensch verschieden. Geeignet sind:
› frisches Obst, etwa Apfel, Orange, Banane, eine Handvoll Beeren
› rohes Gemüse, etwa Gurke, Möhre, Tomate, Kohlrabi, Paprika
› Backwaren ohne Fett, etwa Vollkornbrot (ohne Samen und Nüsse) oder Laugengebäck, Reiswaffeln
› fettarme Milchprodukte, etwa Magerquark, Magerjoghurt, evtl. mit frischem Obst

MITTAGS: DIE LOW-FAT-PHASE GEHT WEITER

› Kartoffeln
› Nudeln aus Hartweizengrieß (ohne Ei!)
› Getreide (z. B. Reis, Bulgur, Couscous, Hirse, Grünkern)
› Brot (am besten Vollkornbrot ohne Fett, Nüsse und Samen)
› **jede beliebige Sorte** Gemüse, Hülsenfrüchte und Salat
› Obst
› Pilze
› frische Sprossen
› magere Milchprodukte wie Magerjoghurt und Magerquark
› Kräuter, Gewürze und Gemüsebrühe zum Würzen und Verfeinern
! Meiden Sie gezuckerte Nachspeisen und zuckerhaltige Lebensmittel wie zum Beispiel Ketchup, dann kommen Sie ohne Hunger durch den Nachmittag.

SNACKS GEGEN DEN HEISSHUNGER AM NACHMITTAG

In der Übergangsphase von Low-Fat zu Low-Carb müssen Sie sowohl kohlenhydrathaltige wie auch fetthaltige Speisen meiden. Geeignet für eine Zwischenmahlzeit sind:
› rohes oder gekochtes Gemüse wie Gurke, Kohlrabi, Spargel, Stangensellerie, Zucchini
› reiner fettarmer Naturjoghurt und Quark ohne Früchte und Zucker
Ideale Getränke für den Nachmittag sind Matetee, Pu-Erh-Tee und Ingwerwasser.
Gegen den Süßhunger hilft ein ungezuckerter Kakaoschalentee (siehe S.107). Diejenigen, die es herzhafter mögen, können den Magen mit einer klaren Gemüsebrühe füllen.

ABENDS: LOW-CARB – GUTE FETTE UND PROTEINE

› Fleisch und Geflügel (möglichst fettarme Varianten)

› Fisch und Meeresfrüchte (eine Mischung aus fettarmen Sorten und Omega-3-Fettsäure-reichen Fettfischen, siehe Seite 101)

› Pflanzenöle, Butter, Margarine

› Tofu

› Eier

› Käse, Frischkäse, Mozzarella

› Nüsse und Samen (z. B. Pekannüsse, Mandeln, Sesam, Kürbiskerne)

› Avocado

› Gemüse, Pilze und Salat

› frische Sprossen und Keime

! Bevorzugen Sie fettarme Fleischsorten, etwa Huhn statt Ente, Rind- statt Schweinefleisch, fettarmen Joghurt statt Sahnejoghurt. Wenn Ihnen die Umstellung von der abendlichen Brotzeit auf unsere kohlenhydratarmen Gerichte schwer fällt, probieren Sie doch einmal einen selbstgemachten Gemüsebratling als Beilage. Der sättigt gut und löst dabei kein Völlegefühl aus.

TIPP

Salat und Gemüse, ob roh oder gegart, können Sie zu jeder Mahlzeit in beliebiger Menge essen. Lediglich stärkehaltige Gemüsesorten wie Kartoffeln, Kürbis, Knollensellerie, Pastinaken, Petersilienwurzel und Rote Bete sowie sämtliche Hülsenfrüchte sind nur für die Low-Fat-Phase geeignet, da sie viele Kohlenhydrate enthalten.

GARANTIERT SATT!

Die folgenden Gemüsesorten können Sie den ganzen Tag lang essen. Es sind die perfekten Sattmacher für Ihre Low-Carb- und Low-Fat-Mahlzeiten.

Artischocken
Auberginen
Bambussprossen (Glas)
Blumenkohl
Brechbohnen
Brokkoli
Chicorée
Chinakohl
Fenchel
Gurke
Kohlrabi
Lauch
Mangold
Möhren
Paprika
Pilze
Radicchio
Radieschen
Rettich
Rhabarber
Rosenkohl
Rotkohl
Salat
Schwarzwurzeln
Spargel
Spinat
Steckrüben
Tomaten
Weißkohl
Wirsing
Zucchini

ESSEN UNTERWEGS!

Manchmal hat man wirklich keine Zeit, sich etwas für die Geschäftsreise oder für den Bürotag einzupacken, das zur neuen Zucker-Fett-Trennkost passt. Nicht so schlimm, denn auch unterwegs können Sie sich in Restaurant, Kantine oder sogar an der Tankstelle mit Mahlzeiten versorgen, die Ihren Abnehmerfolg nicht gefährden.

IM RESTAURANT

Im Restaurant können Sie Ihre Mahlzeitenzusammenstellung auch variieren: Essen Sie im Restaurant ruhig schon mittags Low-Carb, also Fleisch oder Fisch mit Gemüse oder Salat. Besser ist natürlich Low-Fat, z. B. Nudeln, Reis oder Kartoffeln mit Gemüse und Salat. Fettfallen lauern in Soßen, Frittiertem und Panaden. Deshalb sollten Sie bei den Soßen nachfragen, wie sie zubereitet sind, und die Fett-Kohlenhydrate-Kombination mit Nichtachtung strafen. Abends machen Sie dann mit Low-Carb weiter.

Mittags: Alles (ausnahmsweise) erlaubt!

Low-Fat:
› Klare Gemüsesuppe.
› Nudeln mit Tomaten- oder Gemüsesoße.
› Gazpacho (spanische kalte Suppe aus Tomaten und Gurken) mit Brot.
› Couscous oder Taboulé, das mit wenig Fett zubereitet wurde (fragen Sie nach).
› Eine Ofenkartoffel, zu der Sie sich statt Quark einen hellen Senf reichen lassen.
› Gegrilltes oder gekochtes Gemüse, Mais.
› Mageres gegrilltes Fleisch, zum Beispiel Hähnchen oder Pute.
› Gegrilltes oder gedämpftes Fischfilet von Magerfischen (siehe Seite 100 und 163) mit Zitrone und evtl. einem Kräuterdip, ohne Butter, Käse, Milch, Sahne und Öl.
› Zum Dessert: Fruchtsorbet ohne Milch oder Sahne, Obstsalat ohne Nüsse oder einfach frisches Obst.
› Ein Espresso mit etwas Zucker darf die Mahlzeit abschließen.
Alternativ: Low-Carb, genauso wie am Abend.

Abends (oder ausnahmsweise mittags): Einfach köstlich!

Low-Carb:
› Klare Gemüsesuppen (keine gebundenen Suppen!).

ALLES ZUM MITNEHMEN

Ab Seite 127 finden Sie Rezepte für köstliche Brotaufstriche, die Sie gut vorbereiten können. Packen Sie ein oder zwei knusprige Brötchen ein und ein Schraubglas mit dem Aufstrich. Dazu gibt es ein paar frische Gemüsestreifen oder Salatblätter von zu Hause mitgebracht, und Sie haben ein erfrischendes, stärkendes Mittagessen, das bis zum Nachmittagssnack vorhält.

Oder Sie nehmen sich einen fertig vorbereiteten Salat mit, das Dressing dazu extra in einem Schraubglas. Auch Couscous-, Nudel- oder Kartoffelsalat, die Sie gleich fertig zubereiten können, sind eine wunderbare Mittagsmahlzeit.

Für Ihren Snack am Nachmittag nehmen Sie sich einen Magerjoghurt oder Magerquark mit, den Sie noch mit Vanillemark abschmecken können.

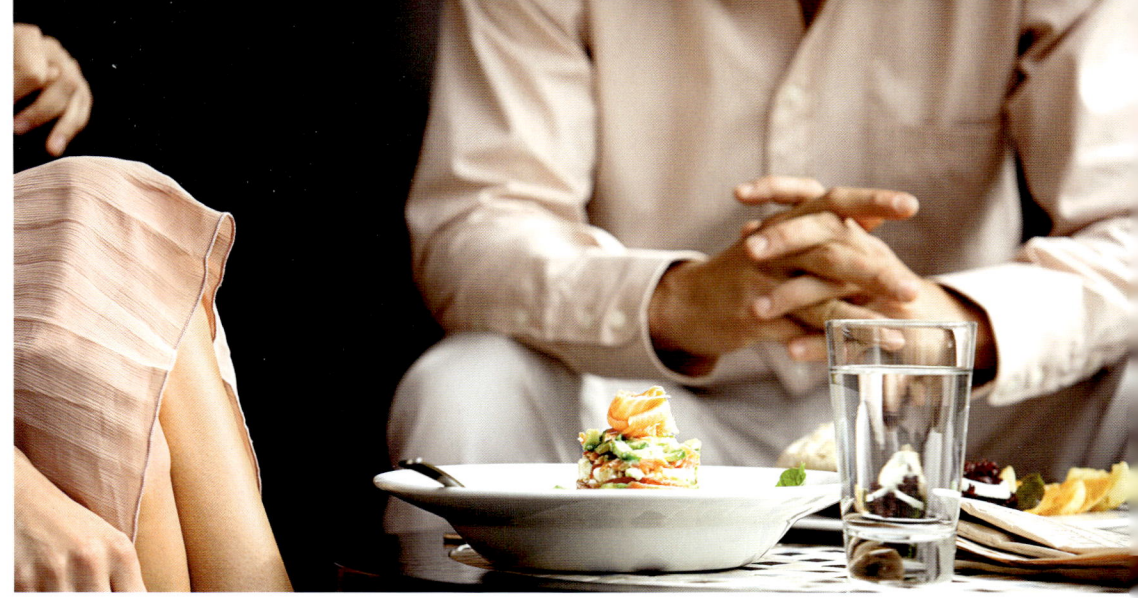

› Fleisch, Fisch und Meeresfrüchte (ohne Panade, kohlenhydrathaltige Beilagen und gebundene Soßen) – gegrillt, angebraten oder gedünstet.

› Omelette mit Gemüse- oder Pilzfüllung.

› Salate und Sprossen, auch mit Käse, Schinken oder Fisch – aber ohne Brot!

› Zu allen Gerichten erlaubt: Gemüse, auch in Butter gedünstet, in jeder Menge und jeder Form, mit Ausnahme der stark kohlenhydrathaltigen Varianten (siehe Tipp auf Seite 119).

› Zum Abschluss: Käse (ohne Brot), danach ein Espresso ohne Zucker.

› Verzichten Sie abends auf Säfte, Softdrinks und Cocktails. Halten Sie sich an Mineralwasser. Wenn Sie gerne ein Glas Wein trinken möchten, dann nur ein wenig trockenen Weiß- oder Rotwein.

IN DER KANTINE

Kantinen sind sehr unterschiedlich in der Qualität ihrer Küche. Letztlich kommt es aber nur darauf an, Zucker-Fett-Fallen zu vermeiden. Mittags liegen Sie ganz richtig mit einer Portion gedämpftem oder gegrilltem Fisch mit Zitrone, mit viel Gemüse und Salat. Als Beilage schmecken Reis oder Kartoffeln.

Auch bei magerer Puten- oder Hähnchenbrust mit Gemüse oder Salat können Sie bedenkenlos zugreifen.

Fettreiche Nudelaufläufe oder Schnitzel mit Pommes sind natürlich im Rahmen der Zucker-Fett-Trennkost völlig ungeeignet. Achten Sie bei Beilagen wie Reis, Nudeln oder Kartoffeln darauf, dass diese nicht mit Butter oder Öl angerichtet sind. Im Zweifelsfall greifen Sie zu Brot oder Brötchen als Beilage. Salat ist ebenfalls erlaubt mit einem Dressing ohne Öl, stattdessen Senf oder Magerjoghurt.

> Eine Low-Carb-Mahlzeit macht müde und ist deshalb mittags im Berufsalltag oder wenn Sie nachmittags viel Leistung bringen müssen, weniger anzuraten.

VERSTECKTE FETTE UND ZUCKER GUT IM BLICK

Zucker- und Fettfallen lauern auch beim Essen auswärts. Setzen Sie auch in der Kantine, am Büfett und im Restaurant konsequent auf die Zucker-Fett-Trennkost. Besonders tückisch sind hier die versteckten Zucker und Fette, die in bestimmten Zutaten stecken. Fragen Sie im Zweifelsfall nach, wie die Gerichte zubereitet wurden.

Versteckte Fette befinden sich in:

Antipasti, in Öl mariniert
Aufläufen und Gratins
Aufschnitt (Salami, Schinken etc.)
Avocados
Burgern mit Käse, Schinken o. Ä.
Desserts (z. B. Panna cotta)
Döner Kebab (mit Joghurtsoße, vollfett)
Frikadellen
Gebäck (Kekse, süße Teilchen)
(Weich-)Käse (z. B. Camembert etc.)
Käsegebäck (vom Bäcker)
Knabbereien (Chips, Salzgebäck etc.)
Mayonnaise
Nudeln, gefüllt
Nüssen und Ölsaaten
Oliven
Pizza
Milch- und Milchprodukten
Salatdressings
Schweinebraten
Soßen (vor allem Sahne- und Käsesoßen)
Suppen (vor allem Cremesuppen)
Süßigkeiten (z. B. Schokolade, Eiscreme)
Panierten und frittierten Gerichten
Vegetarischem Brotaufstrich
Würsten (z. B. Wiener Würstchen)

Versteckte Zucker befinden sich in:

Agavensirup, Ahornsirup, Apfelsirup
Baby-Obstgläschen (mit Fruktose/ohne Kristallzucker), Babybrei
Burgern (Brötchen)
Chicken Wings
Chips
Colagetränken
Desserts
Dicksaft
Eiscreme
Fruchtjoghurt und -quark
Fruchtsaft und Fruchtsaftschorlen
Gebäck (Kekse, Kuchen, süße Teilchen)
Gemüse, eingelegt (z. B. Saure Gurken, Mixed Pickles, Rote Bete, Maiskörner)
Gemüsekonserven (z. B. geschälte Tomaten)
Honig
Ketchup
Knabbereien, salzig
Knödeln und Klößen
Kroketten
Limonaden
Milch- und Milchprodukten (z. B. Milch-Mixgetränke)
Kakaopulver, gesüßt
Nudeln, gefüllt
Obstkonserven (z. B. Ananas, Aprikosen)
Panade (z. B. auf Fisch, Fleisch oder Geflügel)
Pommes frites
(süßem) Senf
Salatdressings
Soßen
Suppen (z. B. Tomatensuppe)
Zutaten mit den Endungen -dextrin, -sirup oder -ose

AM BÜFETT

Haben Sie eine Einladung zum abendlichen Büfett bekommen? Dann freuen Sie sich, denn hier haben Sie die Möglichkeit, unter vielen Köstlichkeiten solche auszuwählen, die zu Ihrer neuen Ernährungsweise passen. Aber, Vorsicht! Lassen Sie sich nicht von Ihrem Gehirn – genauer: dem limbischen System – überrumpeln! Das könnte dazu führen, dass Sie, angeregt von den leckeren Düften der hübsch angerichteten Speisen, all Ihre guten Vorsätze über Bord werfen und sich den Teller munter mit den verschiedensten Köstlichkeiten beladen. Achten Sie darauf, dass Sie nicht einfach spontan zugreifen, weil Sie etwas gesehen haben, das Sie lange nicht mehr gegessen haben. Treffen Sie Ihre Auswahl an Speisen ganz in Ruhe, sonst landet womöglich etwas auf Ihrem Teller, das Sie gar nicht essen sollten, da es die tückische Zucker-Fett-Kombination enthält.

Abends lassen Sie auf jeden Fall Brot und Gebäck ebenso wie den Kartoffel- oder Nudelsalat weg, und auch das schöne Obst lassen Sie links liegen. Stattdessen können Sie sich an Salate, klare Suppen, Gemüse-Antipasti, Fisch- und Fleischhäppchen sowie die Käseplatte halten und dazu ein gutes Mineralwasser und gelegentlich ein Glas trockenen Weiß- oder Rotwein genießen.

> Am abendlichen Büfett haben Sie volle Wahlfreiheit in Sachen Low-Carb! Aber aufgepasst: Wählen Sie Ihre Speisen mit Bedacht aus und greifen Sie nicht vorschnell zu!

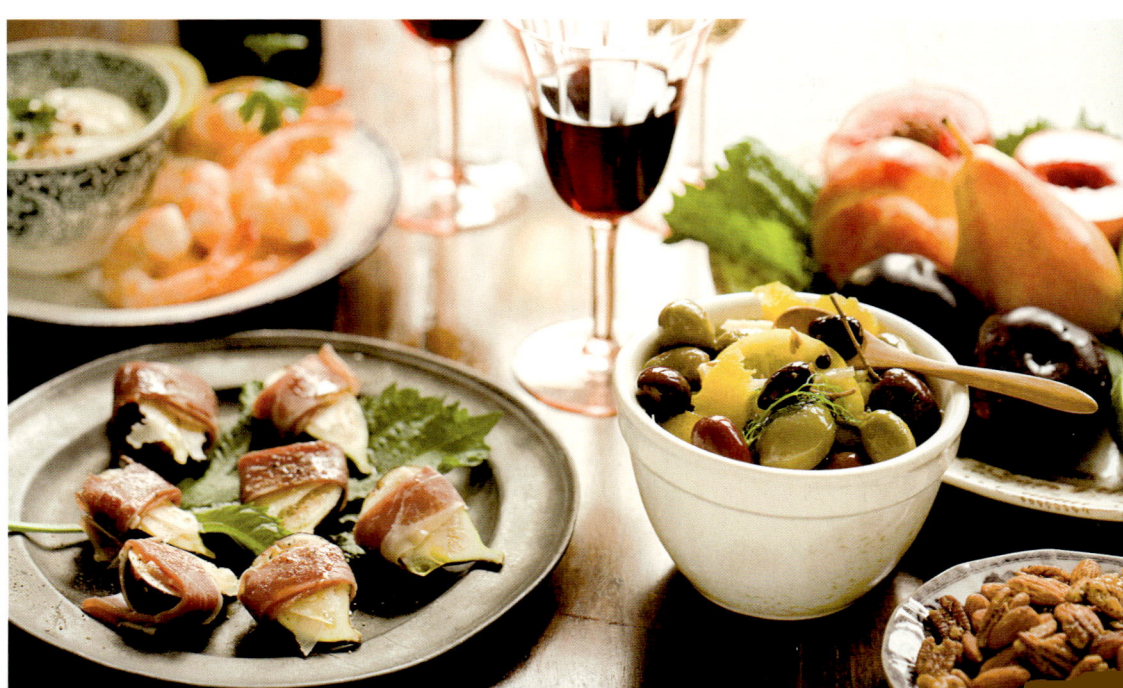

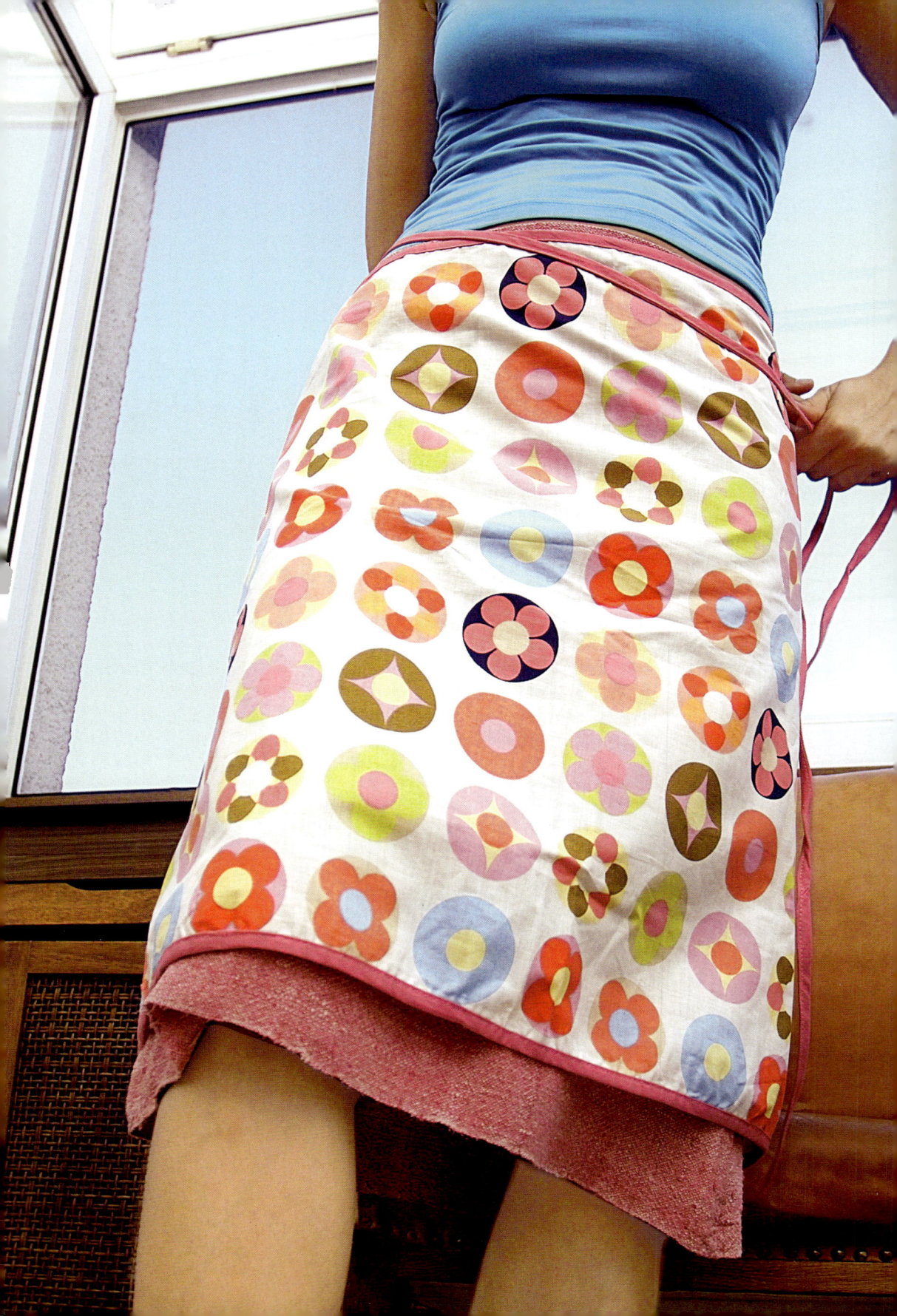

Feine Schlank-mit-Genuss-Rezepte

> Hier finden Sie leckere Rezepte für Frühstück, Mittag- und Abendessen und feine Abnehm-snacks für den kleinen Hunger zwischendurch.

> So geht das Abnehmen ganz leicht: Morgens und mittags essen Sie gesunde Kohlenhydrate, abends gute Fette in Maßen.

> Viel Obst und Gemüse sorgen für eine ausrei-chende Vitaminzufuhr, gesunde kleine Speisen liefern zwischendurch neue Energie.

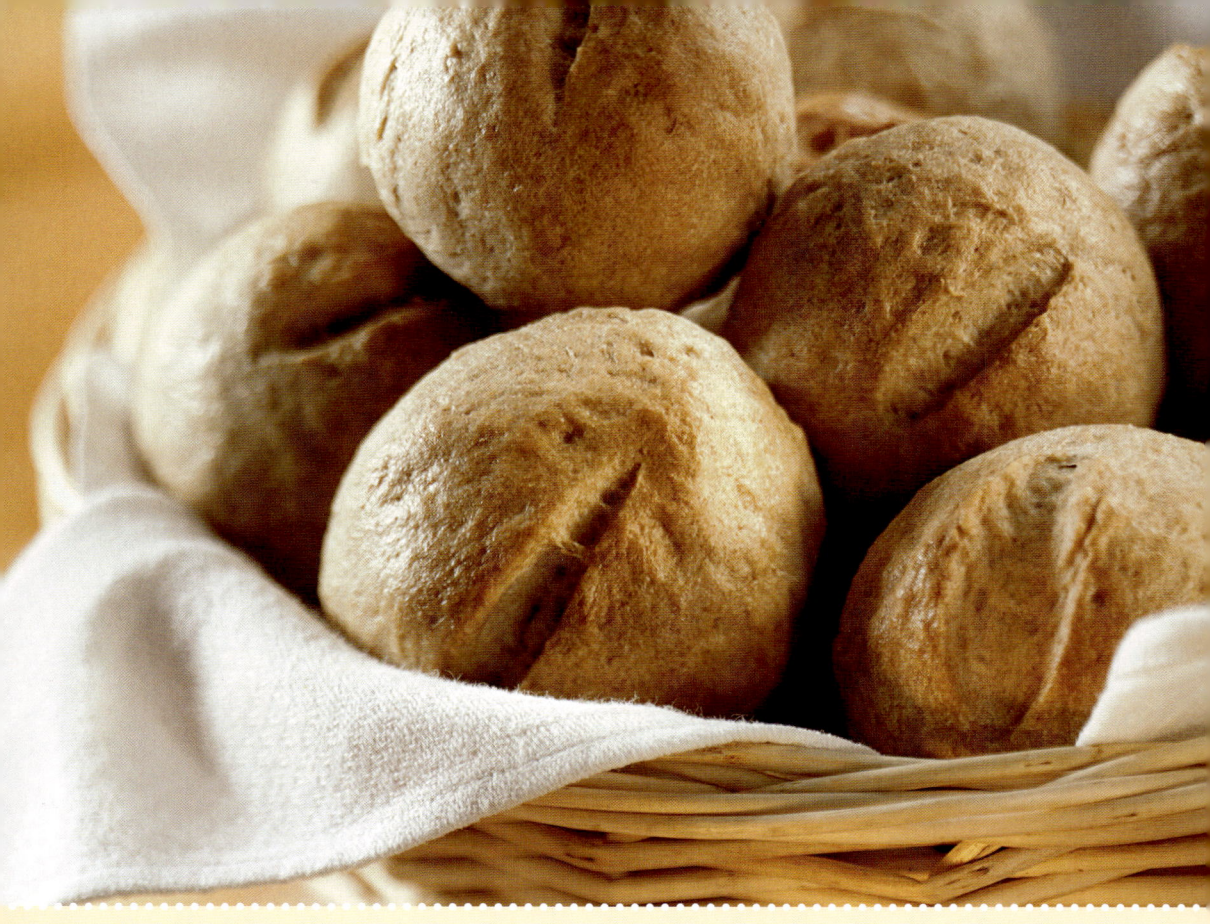

LOW-FAT-MAHLZEITEN: FRÜHSTÜCK

DAS FRÜHSTÜCK IST WICHTIG. Denn jetzt tankt der Körper die Energie für einen langen Tag. Dazu braucht er viele Kohlenhydrate. Essen Sie sich satt an Vollkornbrot und -brötchen, Müsli und viel frischem Obst!
Da das Frühstück zur Low-Fat-Phase gehört, sollten Sie auf Fett verzichten; erlaubt sind morgens höchstens zwei Gramm Fett pro Mahlzeit. Trinken Sie zum Frühstück Kräuter-

tee, Früchtetee, Wasser, Säfte oder Schorlen. Auch Kaffee oder schwarzer Tee ist erlaubt, jedoch genügen zwei Tassen am Morgen.

Die folgenden Angaben finden Sie bei jedem Rezept. Und das bedeuten sie:
F = Fett, KH = Kohlenhydrate, E = Eiweiß, kcal = Kilokalorien

LECKERE BROTAUFSTRICHE

Vollkornbrot mit einem fix selbst gemachten Brotaufstrich, herzhaft oder süß, ermöglicht Ihnen einen gesunden Start in den Tag. Verwenden Sie beim Frühstück statt Butter Frischkäse (maximal 0,2 % Fett) oder Magerquark. Marmelade, Konfitüre und Honig können Sie natürlich nach wie vor essen. Tabu sind aber so fettreiche Brotaufstriche wie Erdnussbutter oder Nussnougatcreme.

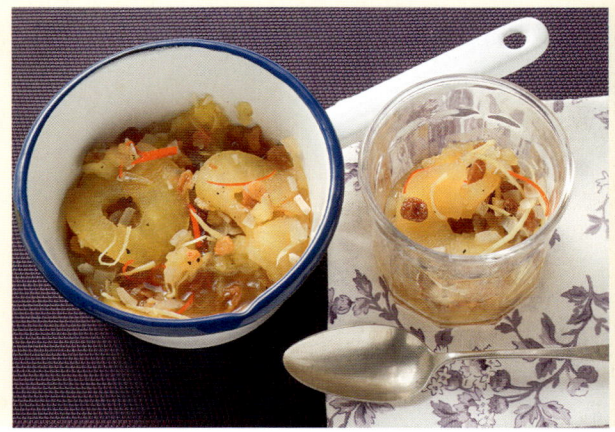

Alpenquark mit Brunnenkresse und Schnittlauch

Zubereitungszeit: 20 Minuten
Zutaten für 2 Personen

150 g Magerquark | 150 g Hüttenkäse (körniger Frischkäse), max. 0,8 % Fett | 50 g Harzer Käse | ½ Bund frischer Schnittlauch | 1 EL frische Brunnenkresse | 1 Msp. edelsüßes Paprikapulver | 1 Prise gemahlener Kümmel | Salz | Pfeffer

1 Den Magerquark und den Hüttenkäse in einer Schüssel verrühren.

2 Den Harzer Käse in kleine Würfel schneiden. Den Schnittlauch und die Brunnenkresse waschen, trocken schütteln und fein hacken.

3 Den Harzer Käse und die fein gehackten Kräuter zu dem Quark geben und mit Paprika, Kümmel, Salz und Pfeffer kräftig abschmecken.

Pro Person F 0,7 g | KH 4 g | E 27 g | 140 kcal

Apfelchutney

Zubereitungszeit: 45 Minuten
Zutaten für 2 Personen

2 säuerliche Äpfel | 2 EL Zitronensaft | 30 g frischer Ingwer | 2 frische rote Chilischoten | 1 Zwiebel | 4 Knoblauchzehen | 4 EL Weißweinessig | 4 EL Rosinen | 4 EL brauner Zucker | 4 Gewürznelken | Salz | schwarzer Pfeffer

1 Die Äpfel schälen, das Kerngehäuse entfernen und in ca. 1 cm dicke Scheiben schneiden. Mit Zitronensaft beträufeln.

2 Den Ingwer schälen, die Chilischoten putzen und entkernen und beides in feine Streifen schneiden. Die Zwiebel und den Knoblauch abziehen und fein hacken.

3 Äpfel, Zwiebeln, Knoblauch, Chilischoten, Essig und Rosinen mit Zucker, Gewürznelken, Salz und Pfeffer langsam aufkochen. Bei mittlerer Hitze ca. 20 Minuten dünsten. Evtl. etwas Wasser angießen. Lauwarm oder abgekühlt servieren.

Pro Person F 0,5 g | KH 68 g | E 1,2 g | 300 kcal

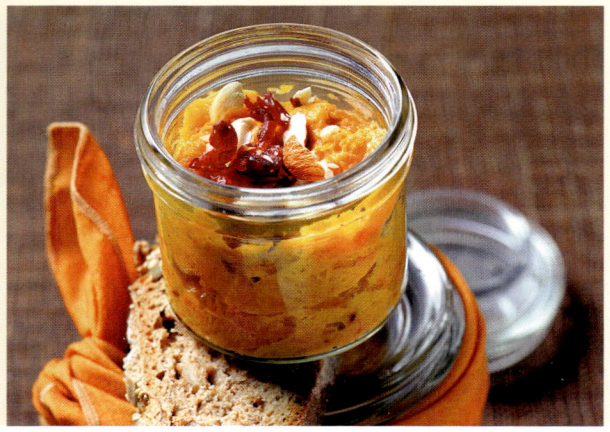

2 Die Cranberrys grob hacken.

3 Die Form aus dem Ofen nehmen,den Ingwer enfernen, die restlichen Zutaten in ein hohes Gefäß geben und mit dem Pürierstab fein pürieren, evtl. etwas Gemüsebrühe hinzugeben. Zum Schluss den Frischkäse und die gehackten Cranberrys einrühren. Alles mit Salz, Pfeffer, Chili und Orangensaft abschmecken.

Pro Person F 0,5 g | KH 17 g | E 4 g | 90 kcal

Kürbisaufstrich mit Chili und Cranberrys

Zubereitungszeit: 30 Minuten plus
50 Minuten Garzeit
Zutaten für 2 Personen

300 g Kürbisfleisch (z. B. vom Hokkaidokürbis) | 2 kleine Möhren (160 g) | 1 kleine Zwiebel (50 g) | 2 dünne Ingwerscheiben, geschält | 2–3 Prisen getrocknete Chiliflocken | Meersalz | schwarzer Pfeffer | etwas Gemüsebrühe | 10 g Cranberrys | 1 EL Frischkäse mit 0,1 % Fett | einige Spritzer frisch gepresster Orangensaft | Außerdem: Alufolie

1 Den Backofen auf 180 °C (Umluft) vorheizen. Den Kürbis entkernen, schälen und in 2 cm große Würfel schneiden. Die Möhren schälen, die Zwiebel abziehen und beides klein schneiden. Kürbis, Möhren, Zwiebel und Ingwer in eine ofenfeste Form geben. Mit Chiliflocken, Meersalz und Pfeffer würzen. Mit ein wenig Gemüsebrühe beträufeln. Die Form mit Alufolie abdecken, in den Ofen stellen und etwa 50 Minuten garen.

Grünkernaufstrich

Zubereitungszeit: 20 Minuten
Zutaten für 2 Personen

1 Zwiebel | 1 Knoblauchzehe | 300 g Champignons | 150 ml Gemüsebrühe | 80 g Grünkernschrot | je 1 ½ TL getrockneter Thymian und Majoran | Salz | Pfeffer

1 Die Zwiebel und den Knoblauch schälen und fein hacken. Mit einem feuchten Tuch die Erde von den Champignons entfernen und diese dann fein würfeln.

2 Etwas Gemüsebrühe in einer beschichteten Pfanne erhitzen und die Champignons, die Zwiebeln und den Knoblauch darin anbraten. Die restliche Brühe angießen, den Grünkernschrot und die Kräuter hinzugeben und noch ca. 10 Minuten quellen lassen.

3 Alles pürieren und mit Salz und Pfeffer abschmecken. Kühl aufbewahrt hält sich der Aufstrich etwa 5 Tage.

Pro Person F 1,5 g | KH 27 g | E 8,5 g | 150 kcal

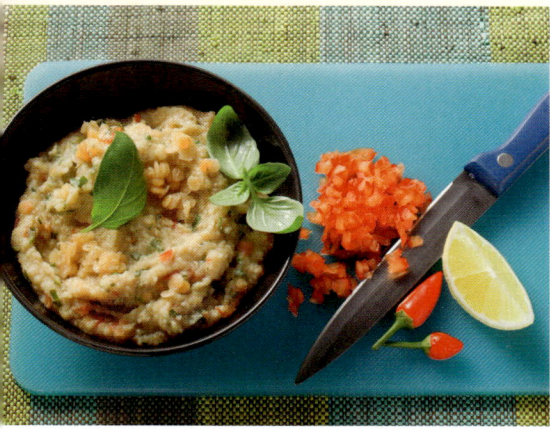

Scharfe Linsencreme

Zubereitungszeit: 45 Minuten
Zutaten für 2 Personen

150 g rote Linsen | 2 Knoblauchzehen |
½ rote Paprikaschote | 2 rote Chili-
schoten | einige Stängel Basilikum |
4 EL Gemüsebrühe | Salz | ½ EL Zitronen-
saft | 1 Msp. Honig

1 Die Linsen in einen Topf füllen. Die
Knoblauchzehen schälen, halbieren und
dazugeben, mit 350 ml Wasser aufgießen.
Zum Kochen bringen. Die Hitze reduzieren, und die Linsen mit Deckel etwa
20 Minuten köcheln. Bei Bedarf noch
Wasser zugießen.

2 Die Paprikahälfte, die Chilischoten und
das Basilikum waschen und fein hacken.

3 Die abgekühlten Linsen mit der Gemü-
sebrühe fein pürieren. Die Paprika-Chili-
Mischung und das Basilikum unter die
Linsen rühren. Mit Salz, Zitronensaft und
Honig abschmecken.

Pro Person F 0 g | KH 9 g | E 5 g | 65 kcal

Rhabarber-Erdbeer-Konfitüre

Zubereitungszeit: 45 Minuten
Ergibt 6 Gläser (je 250 ml)

500 g Rhabarber | 500 g Erdbeeren |
1 Vanilleschote | 1 Bio-Zitrone |
500 g Gelierzucker

1 Den Rhabarber waschen, die Wurzel-
enden abschneiden und dabei die langen
Fasern vom Stiel abziehen. Die Stangen
quer in daumendicke Stücke schneiden.
Die Erdbeeren waschen, vom Stielansatz
befreien und halbieren.

2 Die Vanilleschote aufschlitzen und das
Mark herauskratzen. Die Zitronenschale
fein abreiben und den Saft auspressen.

3 Alles in einem Topf mit dem Gelierzucker mischen. Aufkochen und 4 Minuten
sprudelnd kochen lassen. Vom Herd nehmen, noch 3 Minuten ziehen lassen. In
Schraubgläser füllen und verschließen.

Pro Glas F 0 g | KH 87 g | E 1 g | 360 kcal

OBSTSÄFTE – FRISCH GEPRESST

*Beginnen Sie den Tag mit einem frisch
gepressten Obstsaft! So schützen Sie
Ihren Körper vor Schädigungen durch
Stress, Umweltgifte und Sonnenstrahlen.
Frisch gepresste Obstsäfte versorgen Ihren
Körper mit vielen Vitaminen, Mineralstoffen und sekundären Pflanzenstoffen
und sind, mit Wasser gemsicht, gesunde
und abwechslungsreiche Durstlöscher
während der Kohlenhydratphase.*

MÜSLI UND CORNFLAKES

Verzichten Sie auf fertige Müslimischungen, und stellen Sie sich Ihr Frühstücksmüsli selbst zusammen. Verwenden Sie dabei keine Haferflocken, da sie neben Kohlenhydraten auch reichlich Fett enthalten. Gute Alternativen sind zum Beispiel Dinkel-, Weizen-, Roggen- oder Hirseflocken. Außerdem können Sie Ihr Müsli mit Amaranth und Weizenkleie oder Trockenfrüchten aufpeppen.

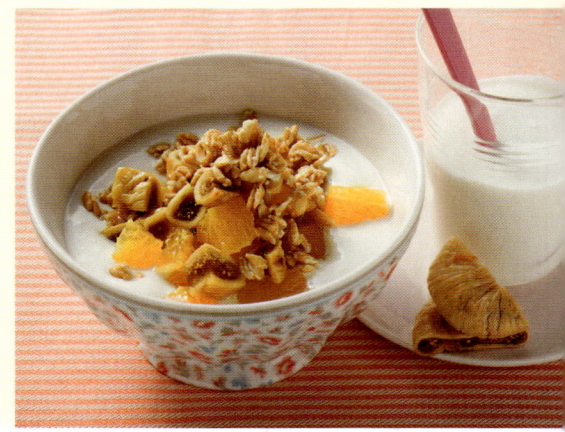

Erdbeer-Kiwi-Flocken

Zubereitungszeit: 15 Minuten
Zutaten für 2 Personen

250 g Erdbeeren | 1 Kiwi | 1 EL Ahornsirup | 200 ml Buttermilch | 2 EL Dinkelflocken | 1 TL Zucker

1 Die Erdbeeren abbrausen, gut abtropfen lassen, putzen und je nach Größe in Scheiben oder in Viertel schneiden. Die Kiwi schälen, längs halbieren, den harten Mittelstrunk herausschneiden und das Fruchtfleisch in kleine Würfel schneiden. Die Erdbeeren und die Kiwi mischen, mit dem Ahornsirup beträufeln und mit der Buttermilch übergießen.

2 Eine gut beschichtete Pfanne auf eine mittlere Temperatur erwärmen und die Dinkelflocken ohne Fett hineingeben. Dann den Teelöffel Zucker hinzufügen und unter ständigem Rühren die Dinkelflocken vorsichtig goldgelb rösten. Die fertig gerösteten Flocken noch heiß über das Müsli geben.

Pro Person F 0,5 g | KH 30 g | E 5 g | 170 kcal

Feigenmüsli mit Orangen

Zubereitungszeit: 15 Minuten
Zutaten für 2 Personen

2 EL Dinkelflocken | 75 ml Magermilch (0,1 % Fett) | 2 getrocknete Feigen | 1 Orange | 200 g Magerjoghurt (0,1 % Fett)

1 Dinkelflocken in der Milch 10 Minuten quellen lassen. Inzwischen die Feigen in sehr feine Würfel schneiden. Orange schälen, von den weißen Häutchen befreien und das Fruchtfleisch würfeln.

2 Die Orangen- und Feigenwürfel zu den Dinkelflocken geben und mit dem Joghurt unter die Flocken rühren.

Pro Person F 0,8 g | KH 31 g | E 9 g | 170 kcal

TIPP

In Naturkostläden gibt es Flockenquetschen, mit denen Sie Ihre Frühstücksflocken jeden Morgen frisch herstellen können. So kommen Sie in den Genuss aller wertvollen Nährstoffe aus dem Getreide.

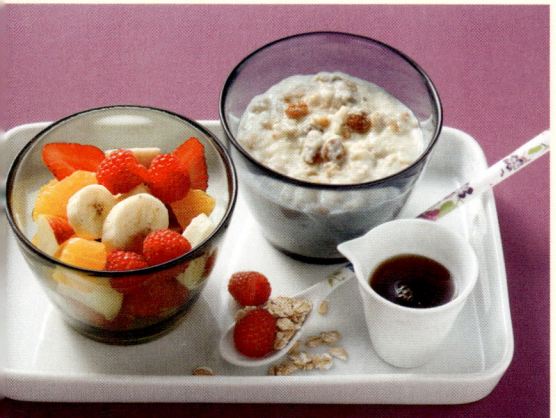

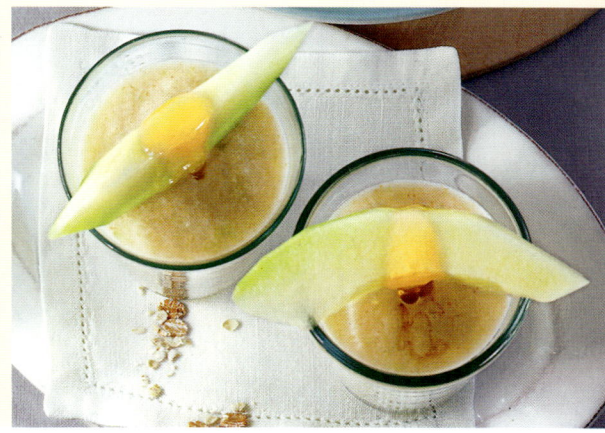

Süßer Frühstücksbrei

Zubereitungszeit: 20 Minuten
Zutaten für 2 Personen

3 EL Dinkelflocken | 3 EL Hirseflocken |
1 Stück bzw. eine Handvoll Obst, z. B.
Apfel, Orange, Banane, Erdbeeren, Hei-
delbeeren, Himbeeren | nach Geschmack
Rosinen | Ahornsirup | 4 EL Magerjoghurt

1 Die Dinkelflocken und die Hirseflocken
mit 300 ml Wasser in einem Topf aufkochen (ohne Deckel) und ca. 5–10 Minuten auf kleiner Hitze ausquellen lassen
(mit Deckel).

2 Das Obst schälen und in kleine Würfel
schneiden, bzw. die Beeren putzen, waschen und trocken tupfen. Je nach Geschmack entweder das Obst und die
Rosinen kurz mit dem Frühstücksbrei
aufkochen oder ungekocht mit dem Brei
vermengen.

3 Mit Ahornsirup süßen und mit dem
Joghurt mischen.

Pro Person F 1,4 g | KH 48 g | E 7 g | 230 kcal

Trinkmüsli

Zubereitungszeit: 15 Minuten
Zutaten für 2 Personen

500 ml Apfelsaft | 5 EL Getreideflocken
(ohne Haferflocken) | 1 kleine Galia-
Melone | 150 g Magermilchjoghurt
(0,1 % Fett) | 2 EL Honig

1 Apfelsaft mit Getreideflocken erwärmen
und 5 Minuten quellen lassen. Melone
halbieren und Kerne herausschaben.
Hälften schälen und in Stücke schneiden. Fruchtfleisch, Flockenmischung und
Joghurt pürieren. Mit dem Honig süßen
und in zwei hohen Gläsern servieren.

Pro Person F 1,3 g | KH 60 g | E 8 g | 300 kcal

> **INFO**
>
> *Bei einer Kuhmilchallergie können Sie
> Sojamilch verwenden. Diese hat einen
> Fettgehalt von mindestens 1,2 %. Deswe-
> gen verdünnen Sie die Milch mit Wasser.
> Am Abend ist sie jedoch nicht geeignet,
> da sie viele Kohlenhydrate enthält.*

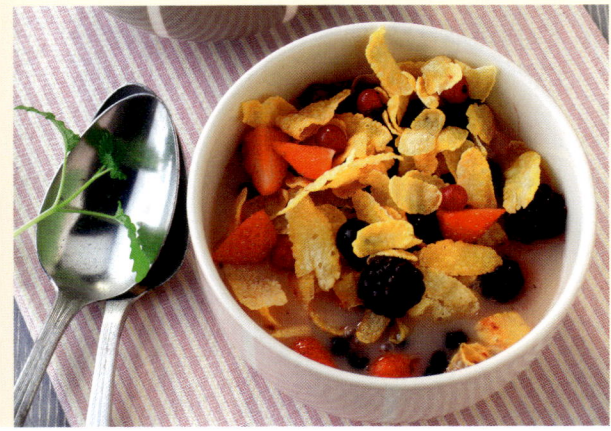

Cornflakes mit Beeren

Zubereitungszeit: 10 Minuten
Zutaten für 2 Personen

300 g gemischte Beeren (frisch oder TK) |
150 ml Ananassaft | 150 ml Reisdrink |
100 g Cornflakes

1 Die Beeren behutsam waschen und
trocken tupfen. Die tiefgekühlten Früchte
auftauen und abtropfen lassen. Die Beeren auf zwei Schälchen verteilen.

2 Den Ananassaft und den Reisdrink jeweils zur Hälfte über die Beeren gießen
und unterrühren. Die Cornflakes darüberstreuen. Sofort servieren.

Pro Person F 1,8 g | KH 78 g | E 4,5 g | 360 kcal

BÄRENSTARKE BEEREN

*Egal ob frisch oder tiefgekühlt – Beeren
sind prall gefüllt mit Vitaminen und
Mineralstoffen. Sie stärken die Abwehr-
kräfte, regen den Stoffwechsel an und
schützen vor Krebserkrankungen.*

Bananencrunch

Zubereitungszeit: 20 Minuten
Zutaten für 2 Personen

2 Äpfel | 2 Päckchen Bourbon-Vanille-
zucker | 100 ml Birnensaft | 2 Bananen |
100 ml Reisdrink | 100 g Cornflakes

1 Die Äpfel waschen, halbieren und das
Kerngehäuse entfernen. Die Hälften in
dünne Spalten schneiden. Den Vanillezu-
cker in eine Pfanne streuen und bei mittlerer Hitze schmelzen lassen. Die Äpfel
kurz im Vanillekaramell bräunen. Mit dem
Birnensaft ablöschen und zugedeckt bei
schwacher Hitze kurz dünsten.

2 Die Bananen schälen und 1 Banane
mit dem Reisdrink im Mixer oder mit dem
Pürierstab cremig pürieren. Die zweite
Banane in Scheiben schneiden.

3 Die Cornflakes, die gedünsteten Apfel-
spalten und die Bananenscheiben in
zwei Schälchen verteilen. Die Bananen-
creme angießen und sofort servieren.

Pro Person F 1,7 g | KH 100 g | E 5,5 g | 450 kcal

DIE GELBEN SATTMACHER

*Die von der Natur genial verpackten
Bananen sättigen schnell, ohne den Blutzuckerspiegel zu schnell ansteigen zu lassen. Sie liefern außerdem eine große Viel-
falt an Nährstoffen, vor allem Kalium,
Phosphor und Magnesium, und sind
daher die optimale Zwischenmahlzeit für
Schulkinder, Rad- und Autofahrer sowie
»Kopfarbeiter«.*

SONNTAGSFRÜHSTÜCK ODER SÜSSE MITTAGSMAHLZEIT

Diese ein wenig aufwendigeren, köstlichen Frühstücksideen eignen sich auch als leichte, erfrischende Mahlzeit für die Mittagspause. Bleiben Reste übrig, haben Sie schon eine leckere Zwischenmahlzeit für den nächsten Vormittag parat.

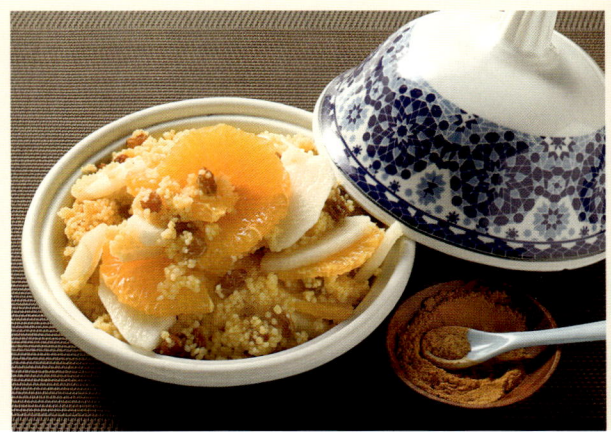

Obstsalat

Zubereitungszeit: 30 Minuten
Zutaten für 2 Personen

150 g Wassermelone | 150 g Erdbeeren | 150 g Aprikosen | 1 Orange | 30 g Zucker | 1 TL Orangenblütenwasser

1 Die Melone von der Schale und den Kernen befreien, in Stücke schneiden. Die Erdbeeren waschen, putzen und vierteln. Die Aprikosen waschen, der Länge nach aufschneiden, achteln und dabei die Steine entfernen.

2 Die Orange quer halbieren, eine Hälfte schälen, von den weißen Häutchen befreien und filetieren, dabei den Saft auffangen. Die andere Hälfte auspressen und den gesamten Saft mit dem Zucker und 25 ml Wasser ca. 10 Minuten sirupartig einkochen. Abkühlen lassen.

3 Das Orangenblütenwasser und den Sirup verrühren, unter das Obst mischen. 2 Stunden kalt stellen.

Pro Person F 0 g | KH 38 g | E 2,5 g | 180 kcal

Süßer Couscoussalat

Zubereitungszeit: 20 Minuten
Zutaten für 2 Personen

2 Orangen | 60 g Instant-Couscous | 1 Prise Zimt | 2 EL Rosinen | 1 Birne

1 Saft einer Orange auspressen (mind. 120 ml) und erwärmen (nicht heiß werden lassen!). Den Couscous mit Zimt und den Rosinen unter den Saft mischen und 5 Minuten quellen lassen.

2 Zweite Orange schälen, vierteln, Häutchen entfernen und in schmale Scheiben schneiden. Die Birne waschen, vierteln, entkernen und in Scheiben schneiden. Das Obst zum Couscous geben.

Pro Person F 1 g | KH 54 g | E 6,5 g | 260 kcal

INFO

Couscous ist grob geschliffener Weizengrieß und gehört zu den Grundnahrungsmitteln der nordafrikanischen Küche. Er ist fettarm und sättigt gut.

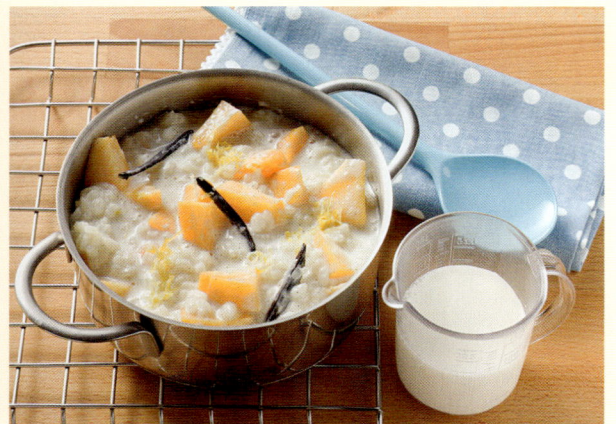

Milchreis mit Mango-Kiwi-Salsa

Zubereitungszeit: 50 Minuten
Zutaten für 2 Personen als Hauptspeise,
für 4 Personen als Nachspeise

500 ml Magermilch | die Schale einer
Bio-Zitrone (in 1–2 großen Stücken) |
1 Prise Salz | eine Vanilleschote | 30 g
Zucker | 125 g Milchreis | 1 Mango |
1 Kiwi | 1 kleine rote Chilischote | ½ Bio-
Limette | Zucker

1 Die Milch mit der Zitronenschale, Salz,
Vanilleschote und dem Zucker zum Kochen bringen. Dann den Milchreis hinzufügen, einmal kurz aufkochen lassen und
auf der niedrigsten Stufe ca. 40 Minuten
quellen lassen.

2 In der Zwischenzeit die Mango und die
Kiwi schälen, die holzigen Teile entfernen
und das Fruchtfleisch fein würfeln. Die
Chilischote waschen, entkernen und sehr
fein hacken. Die Limettenschale abreiben
und den Saft der Limette auspressen.
Den Saft mit Chili und der Limettenschale
verrühren, mit etwas Zucker abschmecken und vorsichtig mit den Fruchtwür-
feln mischen.

3 Den Milchreis durchrühren, die Zitronenschale und Vanilleschote entfernen
und mit der Salsa anrichten. Der Milchreis mit Mango-Kiwi-Salsa kann an Win-
tertagen warm, im Sommer natürlich
auch kalt genossen werden.

Pro Person als Hauptspeise
F 0,5 g | KH 76 g | E 12 g | 370 kcal
Pro Person als Nachspeise
F 0,2 g | KH 38 g | E 6 g | 185 kcal

Pfirsich-Vanille-Traum

Zubereitungszeit: 40 Minuten
Zutaten für 2 Personen

½ Vanilleschote | 750 ml Magermilch
(0,1 % Fett) | 30 g Zucker | Salz | 180 g
Milchreis | 2 Pfirsiche | ½ Zitrone

1 Die Vanilleschote der Länge nach aufschlitzen und das Mark herauskratzen.

2 Die Milch mit dem Vanillemark und
der ausgekratzten Schote, dem Zucker,
1 Prise Salz und dem Reis in einem Topf
erhitzen. Nach Packungsangabe garen.

3 Inzwischen die Pfirsiche mit kochendem Wasser überbrühen, kurz ziehen lassen, kalt abschrecken und die Haut abziehen. Das Fruchtfleisch in kleine Würfel
schneiden. Kurz vor Ende der Garzeit
unter den Reis mischen.

4 Die Zitronenhälfte heiß abwaschen,
die Schale fein abreiben und unter den
Reis ziehen. Warm servieren.

Pro Person F 0,6 g | KH 110 g | E 18 g | 550 kcal

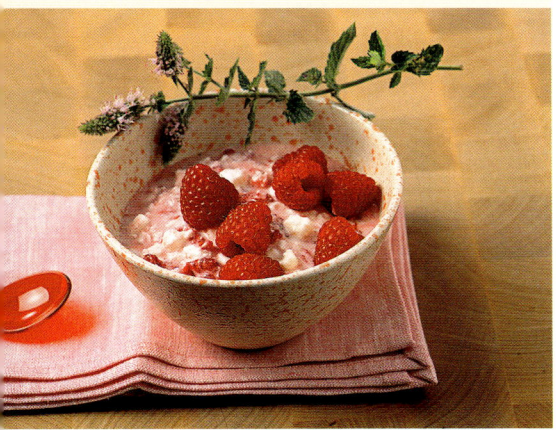

Buchweizenpfannkuchen mit Ahornsirup

Zubereitungszeit: 30 Minuten,
weitere 30 Minuten gehen lassen
Zutaten für 2 Personen

50 g Buchweizenvollkornmehl | 50 ml
Milch (max. 0,5 % Fett) | 1 Eiweiß | 3 g frische Hefe | 1 Prise Zucker | 1 Prise Salz |
Ahornsirup

1 Mehl, Milch und Eiweiß in eine Schüssel geben. Die Hefe hineinbröckeln, mit
Zucker und Salz bestreuen und zu einem
zähflüssigen, glatten Teig verrühren.
30 Minuten mit einem Küchentuch abgedeckt quellen lassen.

2 Den gequollenen Teig noch einmal
durchrühren. Je 1 EL Teig in eine heiße,
gut beschichtete Pfanne geben, zu kleinen runden Talern formen, zwei Minuten
bei geringer Hitze braten, wenden und
noch eine Minute weiterbraten.

3 Die warmen Plätzchen mit dem Ahornsirup beträufeln und sofort servieren.

Pro Person F 0,5 g | KH 30 g | E 2 g | 130 kcal

Limetten-Frischkäse mit Himbeeren

Zubereitungszeit: 10 Minuten
Zutaten für 2 Personen

250 g Himbeeren (frisch oder TK) |
200 g Hüttenkäse (körniger Frischkäse,
max. 0,8 % Fett) | 1 EL flüssiger Akazienhonig oder Ahornsirup | 1 EL Limettensaft | einige Minzeblättchen

1 Die Beeren waschen und trocken tupfen bzw. auftauen und abtropfen lassen.
Die Hälfte der Beeren pürieren.

2 Den Frischkäse mit dem Honig und
dem Limettensaft verrühren, das Himbeerpüree unterrühren. Nach Belieben
mit den Minzeblättchen garnieren.

Pro Person F 0,8 g | KH 12 g | E 15 g | 130 kcal

TIPP

*Tiefkühlprodukte haben den gleichen
Mineralstoff- und Vitamingehalt wie die
frische Ware.*

VOLLKORN- ODER AUSZUGSMEHL?

*Dunkles Vollkornmehl ist gesünder als
helles Auszugsmehl, da es mit Schale gemahlen wird. Die Typenzahl des Mehls
verrät Ihnen, wie hoch der Mineralstoffgehalt ist: 405 bedeutet, dass 1 kg Mehl
ca. 4,05 g Mineralstoffe enthält. 1 kg
Vollkornmehl vom Typ 1050 enthält also
mit 10,5 g wesentlich mehr Mineralstoffe.*

ZWISCHENMAHLZEITEN

Der weitverbreitete Glaube, dass man mit wenigen ausgiebigen Mahlzeiten und langen Pausen dazwischen am besten abnimmt, ist falsch. Wenn Sie zusätzlich zu den drei Hauptmahlzeiten noch zwei kleine Zwischenmahlzeiten einlegen, versorgen Sie sich optimal mit Vitaminen und Mineralstoffen. Eine gesunde Zwischenmahlzeit hilft Ihnen, den Energietank Ihres Körpers wieder aufzufüllen, um Konzentration und Leistungsfähigkeit aufrechtzuerhalten. Denn schon am späten Vormittag sind die Energiereserven vom Frühstück verbraucht. Dann bleiben auch Heißhungerattacken aus, die den Abnehmerfolg gefährden.

AM VORMITTAG
In der Low-Fat-Phase am Vormittag sind maximal 2 g Fett pro Snack erlaubt, Kohlenhydrate dürfen Sie dagegen ohne Einschränkung zu sich nehmen.

GEEIGNETE SNACKS
FÜR DEN VORMITTAG

> *frisches Obst*
> *rohes Gemüse*
> *fett- und zuckerfreie Backwaren (Laugengebäck, Vollkornbrot ohne Samen und Nüsse), entweder pur oder mit magerer Putenbrust, magerem Schinken, Frischkäse oder Salat, Tomate und Gurke belegt (praktisch für unterwegs)*
> *fettarme Milchprodukte wie Magerquark oder Magerjoghurt mit Früchten oder mit Zucker oder Honig gesüßt*
> *Molke- oder Joghurtdrinks mit 0,1 % Fett*
> *Trockenfrüchte*

Mango-Smoothie

Zubereitungszeit: 15 Minuten
Zutaten für 2 Personen

½ reife Mango | 2 reife Kiwis | 1 Limette | 4 Orangen | Eiswürfel | etwas frisch geriebenen Ingwer

1 Mango und Kiwis schälen und würfeln. Limette und Orangen auspressen. Früchte und Saft mit den Eiswürfeln in einem Mixer zu einem Drink aufschlagen.

2 Mit Ingwer abschmecken, in Gläser füllen und sofort servieren.

Pro Person F 0 g | KH 25 g | E 3 g | 130 kcal

Vollkornbrot mit Krabben

Zubereitungszeit: 15 Minuten
Zutaten für 2 Personen

¼ Salatgurke | 2 EL Frischkäse (0,1 % Fett) | ½–1 TL Chilisoße | Salz | Cayennepfeffer | 50 g gegarte, geschälte Nordseekrabben | 2 Salatblätter | 2 Scheiben Vollkornbrot

1 Gurke waschen, halbieren, Kerne herauskratzen, die Hälften in feine Stifte hobeln. Den Frischkäse mit der Chilisoße verrühren, salzen und pfeffern. Krabben und Gurken untermischen.

2 Die Salatblätter waschen, trocknen und in mundgerechte Stücke zupfen. Die beiden Brotscheiben mit Salatblättern belegen und die Krabbenmischung darauf verteilen.

Pro Person F 0,6 g | KH 10 g | E 6 g | 70 kcal

Rote Grütze

Zubereitungszeit: 15 Minuten plus
Abkühlzeit
Zutaten für 2 Personen

100 g TK-Himbeeren | 100 g TK-Erd-
beeren | 1 EL Zucker | 1 Gewürznelke |
1 Msp. Zimtpulver | 1 TL Speisestärke |
1 Handvoll Zitronenmelisseblättchen

1 Die tiefgekühlten Beeren in einem Topf
bei schwacher Hitze unter Rühren auftauen. Weitererhitzen, bis sie weich werden. Zucker, Nelke und Zimt unterrühren.

2 Die Stärke mit 1–2 EL Wasser verrühren und untermischen. Unter Rühren einmal kurz aufkochen, vom Herd nehmen
und abkühlen lassen. Die Nelke herausnehmen.

3 Die Zitronenmelisse waschen und
trocknen. Die Rote Grütze in zwei Schalen
füllen und mit Zitronenmelisseblättchen
garniert kalt oder warm servieren.

Pro Person F 0 g | KH 15 g | E 0 g | 75 kcal

Himbeer-Shake

Zubereitungszeit: 15 Minuten
Zutaten für 2 Personen

150 g Himbeeren | ⅛ l Buttermilch |
⅛ l Milch (0,1 % Fett) | 1–2 EL flüssiger
Honig | abgeriebene Schale von ¼ Bio-
Zitrone

1 Die Himbeeren verlesen und einige
zum Verzieren beiseitelegen. Buttermilch
und Milch, Honig und Zitronenschale pürieren. Etwa 10 Minuten kalt stellen.

2 Den Shake in zwei Gläser verteilen und
mit den restlichen Himbeeren dekorieren.

Pro Person F 1 g | KH 22 g | E 10 | 140 kcal

AM NACHMITTAG

Der Nachmittag ist die Übergangsphase zwischen Low-Fat- und Low-Carb-Phase. Jetzt
müssen Sie sowohl kohlenhydrathaltige als
auch fetthaltige Speisen meiden. Es sind
maximal 10 g Kohlenhydrate und höchstens
2 g Fett pro Snack erlaubt!

GEEIGNETE SNACKS
FÜR DEN NACHMITTAG

› *rohes oder gekochtes Gemüse*
› *Naturjoghurt und Quark (ohne*
  Früchte und Zucker, z. B. 150 g von
  einem Joghurt mit 1,5 % Fett)

Gemüsesticks mit Dip

Zubereitungszeit: 30 Minuten
Zutaten für 2 Personen

2 Knoblauchzehen | 2 Stängel Petersilie |
Salz | 1 EL Weißweinessig | 200 g Mager-
quark | 500 g Gemüse (z. B. Stauden-
sellerie, Möhren, Salatgurke, Paprika)

1 Den Knoblauch schälen und pressen.
Die Petersilie waschen und fein hacken.
Alles zusammen mit ¼ TL Salz, dem Essig
und dem Quark verrühren.

2 Das Gemüse waschen, evtl. schälen
und in Streifen zum Dippen schneiden.

Pro Person F 0,2 g | KH 4 g | E 14 g | 75 kcal

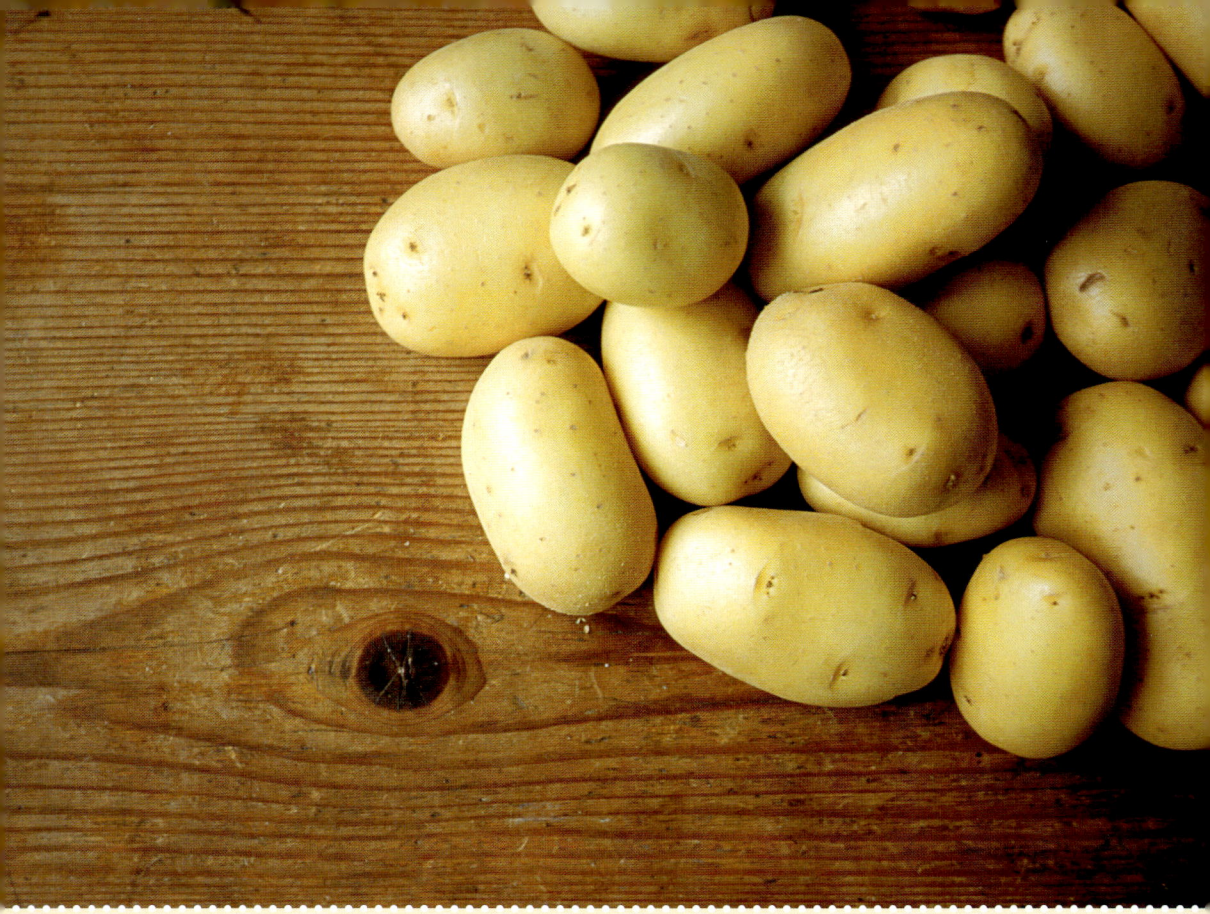

LOW-FAT-MAHLZEITEN: MITTAGESSEN

FÜR VIELE MENSCHEN IST DAS MITTAGESSEN die Hauptmahlzeit des Tages. Sie essen reichlich, um die vormittags verloren gegangenen Kräfte wieder aufzufrischen. Doch genau das Gegenteil tritt ein. Sie fühlen sich müde und schlapp. Grund hierfür: Magen und Darm brauchen nun besonders viel Blut, um die Aufnahme und den Abtransport von Nährstoffen zu gewährleisten. Dieses Blut fehlt in anderen Körperbereichen, die Sauerstoffversorgung des Gehirns wird verringert, und wir fühlen uns müde und schlapp, die Konzentration lässt nach, es kommt zum Mittagstief.

Dies lässt sich deutlich verringern, wenn Sie mittags kohlenhydratreich und fettarm essen. Geeignete Mahlzeiten sind Kartoffeln, Reis oder Nudeln mit Gemüse, da sie den Blutzuckerspiegel im Gleichgewicht halten.

HERZHAFTE SUPPEN UND EINTÖPFE

Alle Suppen und Eintöpfe können Sie auch in der doppelten Menge zubereiten und ein paar Tage darauf nochmals genießen. Frieren Sie einfach die Hälfte davon ein.

Erbsen-Mais-Suppe mit Zitronenmelisse

Zubereitungszeit: 20 Minuten
Zutaten für 2 Personen

1 Frühlingszwiebel | 100 g Mais (Dose) | 600 ml Gemüsebrühe | 150 g TK-Erbsen | 2 Zweige Zitronenmelisse | Jodsalz | Pfeffer | Zucker

1 Die Frühlingszwiebel waschen und putzen, die weißen und hellgrünen Teile in feine Ringe schneiden. Den Mais in ein Sieb gießen und abtropfen lassen.

2 Etwas Gemüsebrühe in einem Topf erhitzen und die Frühlingszwiebel darin andünsten, mit der restlichen Brühe ablöschen. Die Hälfte der Maiskörner und die Erbsen in die Brühe rühren. Bei schwacher Hitze 5 Minuten köcheln.

3 Die Zitronenmelisse waschen, trocken schütteln und grob hacken. Zum Gemüse geben, im Mixer oder mit dem Pürierstab fein pürieren.

4 Den restlichen Mais in die Suppe rühren und nochmals kurz erhitzen. Die Suppe mit Salz, Pfeffer und etwas Zucker würzen. Portionsweise anrichten.

Pro Person F 2 g | KH 18 g | E 7,5 g | 120 kcal

Tomatencremesuppe

Zubereitungszeit: 30 Minuten
Zutaten für 2 Personen

100 g Zwiebel | 300 g Tomaten | 1 kleiner Zucchino | 200 ml Gemüsebrühe | 50 g Frischkäse (0,1 % Fett) | 5 Zweige Basilikum | Jodsalz | Pfeffer | 1 TL Curry

1 Die Zwiebel abziehen und hacken. Die Tomaten waschen, die Stielansätze entfernen und würfeln. Den Zucchino waschen, putzen und ebenfalls würfeln.

2 Etwas Gemüsebrühe im Topf erhitzen und die Zwiebel darin andünsten. Die Tomatenwürfel einrühren und mit der restlichen Brühe ablöschen. Zugedeckt bei schwacher Hitze 5 Minuten köcheln lassen. Die Suppe im Mixer oder mit dem Pürierstab fein pürieren.

3 Die Zucchiniwürfel bei schwacher Hitze ca. 10 Minuten in der Suppe garen, aber nicht kochen lassen. Den Frischkäse in die Suppe einrühren, nicht mehr aufkochen. Das Basilikum abbrausen, trocken schütteln, die Blättchen abzupfen und mit einem sehr scharfen Messer in feine Streifen schneiden. Die Suppe kräftig mit Salz, Pfeffer und Curry würzen und mit dem Basilikum bestreuen.

Pro Person F 0,5 g | KH 9 g | E 6 g | 70 kcal

TIPP

Die Suppe enthält weniger als 10 g Kohlenhydrate pro Portion und kann auch abends gegessen werden. Gut auch als Vorspeise für Gäste.

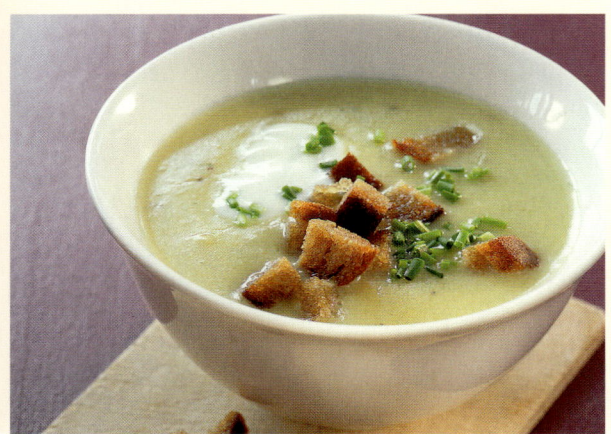

Kartoffel-Samtsuppe mit Knusperchen

Zubereitungszeit: 40 Minuten
Zutaten für 2 Personen

1 Bund Suppengrün (Lauch, Möhren, Sellerie) | 300 g mehlig kochende Kartoffeln | 1 Zwiebel | 1 Lorbeerblatt | 1 Gewürznelke | 600 ml Gemüsebrühe (evtl. etwas mehr) | ½ Bund Schnittlauch | 50 g Frischkäse, 0,1 % Fett | Salz | Pfeffer | 2 Scheiben Brot

1 Den Lauch waschen, putzen und in Ringe schneiden. Möhren, Sellerie und Kartoffeln waschen, schälen und würfeln. Die Zwiebel schälen, mit dem Lorbeerblatt und der Nelke bestecken.

2 In einem großen Topf etwas Gemüsebrühe erhitzen. Die Möhren, den Sellerie und die Zwiebel darin anbraten. Zum Schluss die Kartoffeln noch kurz mitbraten. Mit der restlichen Brühe ablöschen, zum Kochen bringen und bei kleiner Hitze ca. 15 Minuten gar köcheln. Die Suppe vom Herd nehmen, die Zwiebel entfernen und die Suppe fein pürieren.

3 Den Schnittlauch waschen, in feine Röllchen schneiden. Mit dem Frischkäse in die Suppe rühren. Die Suppe mit Salz und Pfeffer abschmecken.

4 Für die Knusperchen das Brot in kleine Würfel schneiden und in einer gut beschichteten Pfanne (ohne Butter!) goldbraun anrösten. Die Suppe und die Knusperchen getrennt servieren.

Pro Person F 0,5 g | KH 32 g | E 7,5 g | 170 kcal

VARIANTE: Wenn Sie die Kartoffelsuppe mit der ganzen Familie genießen möchten, geben Sie doch einfach für diejenigen Personen, die keine Diät machen, ein paar Wiener Würstchen hinein.

ESSEN SIE MEHR KARTOFFELN!

Kartoffeln sind keine Dickmacher. Ganz im Gegenteil: Kartoffeln liefern nur wenige Kalorien, enthalten jedoch Ballaststoffe, hochwertiges Eiweiß, Vitamine, Mineralstoffe und so gut wie kein Fett. Wichtig ist, dass Sie bei der Zubereitung hohe Vitamin- und Mineralstoffverluste vermeiden. Deshalb: Kochen Sie Kartoffeln am besten ungeschält und unzerkleinert als Pellkartoffeln. Wenn Sie Salzkartoffeln zubereiten, lassen Sie die geschälten, zerkleinerten Kartoffelstücke nicht länger als nötig im Wasser oder an der Luft liegen. Die geringsten Vitaminverluste treten beim Dünsten (also beim Kochen mit wenig Wasser) auf. Hierbei ist es wichtig, dass der Topf immer fest mit dem Deckel verschlossen ist, damit der Dampf nicht entweichen kann.

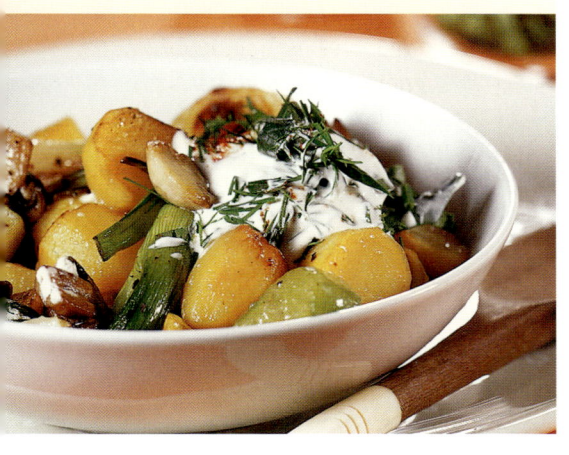

und kurz mitbraten. Die restliche Gemüsebrühe dazugießen und das Gulasch bei mittlerer Hitze 15–20 Minuten garen.

3 Die Kräuter abbrausen, die Blättchen abzupfen und hacken. Mit dem Frischkäse unter das Gulasch rühren, nicht mehr aufkochen. Mit Salz, Pfeffer, Kümmel und Paprika würzen.

Pro Person F 0,3 g | KH 30 g | E 7,5 g | 160 kcal

Kartoffel-Pilz-Gulasch

Zubereitungszeit: 45 Minuten
Zutaten für 2 Personen

400 g Kartoffeln (festkochend) | ¼–½ Salatgurke | 200 g kleine Champignons oder Egerlinge | ½ Bund Frühlingszwiebeln | 120 ml Gemüsebrühe | ein paar Stängel Dill und Petersilie sowie etwas Borretsch, Brunnenkresse oder Basilikum | 80 g Frischkäse, 0,1 % Fett | Salz | Pfeffer | 1 Prise gemahlener Kümmel | etwas edelsüßes Paprikapulver

1 Die Kartoffeln schälen, waschen und in etwa 2 cm große Würfel schneiden. Die Gurke schälen, der Länge nach halbieren, die Kerne entfernen und die Gurke quer in 1 cm breite Stücke schneiden. Die Pilze mit Küchenpapier abreiben und halbieren. Die Frühlingszwiebeln waschen und putzen, längs halbieren und in ca. 2 cm lange Stücke schneiden.

2 In einem großen Topf einige EL Gemüsebrühe erhitzen. Die Kartoffeln darin 1–2 Minuten anbraten. Erst die Pilze, dann Zwiebeln und Gurken untermischen

Rote Linsensuppe

Zubereitungszeit: 40 Minuten
Zutaten für 2 Personen

1 Zwiebel | 1 Knoblauchzehe | 1 Möhre | 1 Stange Lauch | 4 Zweige frischer Thymian (oder ½ TL getrockneter) | 600 ml Gemüsebrühe | 150 g rote Linsen | Salz | Pfeffer | ½ TL edelsüßes Paprikapulver | Apfelessig

1 Die Zwiebel, den Knoblauch, die Möhre und den Lauch putzen und sehr fein hacken. Den Thymian waschen, trocken schütteln und fein hacken.

2 Das Gemüse kurz in etwas Gemüsebrühe andünsten. Die restliche Brühe angießen, Linsen und Thymian einrühren. Alles bei schwacher Hitze 15–20 Minuten garen, bis die Linsen weich sind.

3 Die Hälfte der Suppe fein pürieren. Das Püree in die restliche Suppe rühren, nochmals alles erhitzen. Mit Salz, Pfeffer, Paprika und etwas Apfelessig pikant würzen.

Pro Person F 1,5 g | KH 40 g | E 20 g | 270 kcal

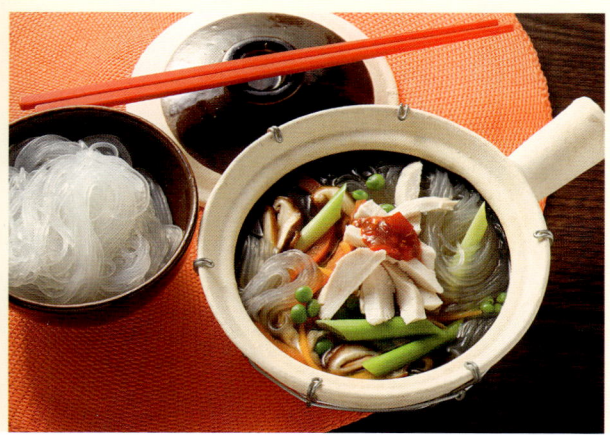

Asia-Eintopf mit Glasnudeln

Zubereitungszeit: 1 Stunde
Zutaten für 2 Personen

1 Zwiebel | 10 g frischer Ingwer | 1 TL Pfefferkörner | 100 g Hähnchenbrustfilet | 60 g Glas- oder Reisnudeln | 200 g Möhren | 1 rote Paprikaschote | 1 Bund Frühlingszwiebeln | 100 g Sprossenmix | 100 g Shiitakepilze (ersatzweise braune oder weiße Champignons) | 75 g TK-Erbsen | 2 EL Sojasoße | Salz | Pfeffer | Sambal Oelek

1 Die Zwiebel schälen und vierteln. Den Ingwer fein schälen und in dünne Scheiben schneiden. 500 ml Wasser in einen hohen Topf geben, die Zwiebel, den Ingwer und die Pfefferkörner darin aufkochen. Dann die Hähnchenbrust hineingeben und bei milder Hitze 30 Minuten ziehen lassen.

2 In der Zwischenzeit die Glas- oder Reisnudeln 15 Minuten lang in kaltem Wasser einweichen, bis sie transparent und weich sind.

3 Die Möhren putzen, schälen bzw. abreiben und in etwa 5 cm lange, feine Streifen schneiden. Die Paprikaschote waschen, putzen und in feine Streifen schneiden. Die Frühlingszwiebeln waschen, putzen, längs vierteln und in 5 cm lange Stücke schneiden. Die Sprossen waschen und gut abtropfen lassen. Die Pilze abbürsten, die Stiele herausknipsen und die Köpfchen in Stücke brechen (Champignons putzen und samt Stiel in Scheiben schneiden).

4 Das Fleisch aus dem Kochwasser nehmen und etwas abkühlen lassen, die Flüssigkeit durch ein Sieb abgießen, auffangen und in den Topf zurückgeben.

5 Das vorbereitete Gemüse und die Erbsen in den Topf geben und zugedeckt bei milder Hitze 10–15 Minuten ziehen lassen, bis die Möhren gar, aber noch bissfest sind. Das Fleisch in feine Streifen schneiden und mit den Nudeln in die Suppe geben. Mit Sojasoße würzen und mit Salz und Pfeffer abschmecken. Nach Belieben Sambal Oelek dazu reichen.

Pro Person F 2 g | KH 35 g | E 20 g | 240 kcal

ALLES IN EINEM TOPF

Das Kochen verschiedener Zutaten in einem Topf gehört zu den ältesten Kochtechniken. Perfekt ist ein Eintopf zur Resteverwertung am Ende einer Woche. Kochen Sie Ihre Gemüsereste in einer Gemüsebrühe und geben entweder Kartoffeln, Nudeln oder Reis (in der Low-Fat-Phase) oder Fleisch (in der Low-Carb-Phase) hinzu.

HIRSE, REIS & CO.

Die Ernährungsumstellung soll Ihnen Spaß machen. Genießen Sie Ihre Mahlzeiten ganz bewusst und scheuen Sie sich nicht, etwas Neues auszuprobieren, wie beispielsweise Hirse: Hirse ist eine der ältesten Getreidesorten. Sie ist reich an Mineralstoffen und Spurenelementen und enthält viel Kieselsäure, die gut für Haare und Haut ist.

Warmer Hirsesalat

Zubereitungszeit: 30 Minuten
Zutaten für 2 Personen

Salz | 75 g Hirse | je 1 gelbe, rote und grüne Paprikaschote | 1 Bund Petersilie | 3 Zweige Thymian | 100 g Tomatenpüree | 2 EL Ajvar (Paprikapüree) | 1 Knoblauchzehe | Pfeffer

1 200 ml Salzwasser in einem größeren Topf zum Kochen bringen und die Hirse darin zugedeckt bei schwacher Hitze ca. 25 Minuten quellen lassen.

2 Inzwischen die Paprika waschen, halbieren, putzen und in Würfel schneiden. Nach 15 Minuten Garzeit zur Hirse geben.

3 Petersilie und Thymian abbrausen, trocken schütteln und fein hacken. Mit Tomatenpüree und Ajvar verrühren. Den Knoblauch abziehen und dazupressen.

4 Die Paprikahirse mit dem Tomatenpüree mischen. Mit Salz und Pfeffer kräftig abschmecken.

Pro Person F 1,5 g | KH 30 g | E 4 g | 130 kcal

Fenchelhirse mit Rosmarin

Zubereitungszeit: 45 Minuten
Zutaten für 2 Personen

1 große Fenchelknolle | 1 kleine rote Zwiebel | 2 Zweige Rosmarin | 100 g Tomaten | 100 g Hirse | 250 ml Gemüsebrühe | 1 TL Fenchelsamen | Salz | Pfeffer | 100 g Radicchio- oder Chicoréeblätter

1 Den Fenchel waschen, putzen, der Länge nach vierteln und den harten Strunk jeweils schräg abschneiden. Quer in 1 cm breite Streifen schneiden. Die Zwiebel schälen, vierteln und ebenfalls in Streifen schneiden. Den Rosmarin abbrausen, trocken schütteln und fein hacken. Die Tomaten waschen, vierteln und das Fruchtfleisch sehr fein würfeln. Die Hirse in einem Sieb kalt abbrausen und abtropfen lassen.

2 Etwas Gemüsebrühe in einem Topf erhitzen. Zwiebel, Fenchel, Rosmarin und die Fenchelsamen 2–3 Minuten darin andünsten.

3 Die Hirse untermischen. Die restliche Gemüsebrühe angießen, die Tomaten untermischen, mit Salz und Pfeffer würzen. Den Deckel auflegen und bei geringer Hitze etwa 20 Minuten garen. Zwischendurch umrühren und bei Bedarf noch etwas Gemüsebrühe hinzufügen.

4 Inzwischen den Radicchio oder den Chicorée waschen, in Streifen schneiden und unter die Hirse mischen. Zugedeckt noch einmal 2–3 Minuten erwärmen.

Pro Person F 2 g | KH 55 g | E 10 g | 290 kcal

Pilzrisotto

Zubereitungszeit: 1 Stunde
Zutaten für 2 Personen

5 g getrocknete Steinpilze | ½ Bund
Frühlingszwiebeln | 1 Knoblauchzehe |
150 g Champignons, Steinpilze oder
Kräuterseitlinge | ½ Bio-Zitrone | 0,5 l
Gemüsebrühe | 200 g Risottoreis | ½
Bund Bärlauch | Salz | Pfeffer

1 Die getrockneten Steinpilze in ¼ Liter
lauwarmem Wasser 30 Minuten einweichen, dann klein schneiden (das Wasser
aufbewahren).

2 In der Zwischenzeit die Frühlingszwiebeln waschen, putzen und in feine Ringe
schneiden. Den Knoblauch schälen und
klein würfeln. Die frischen Pilze putzen,
ebenfalls würfeln. Die Zitrone heiß abwaschen, etwas Schale dünn abschälen und
in Streifen schneiden (ca. 1 TL). Den Saft
der halben Zitrone auspressen.

3 Etwas Gemüsebrühe in einen Topf
geben. Die Frühlingszwiebeln und den
Knoblauch mit allen Pilzen darin andünsten. Den Reis dazugeben und mit dem
Pilzeinweichwasser ablöschen.

4 Den Reis mit der Zitronenschale würzen, offen 20–30 Minuten bei mittlerer
Hitze garen. Dabei immer wieder Brühe
angießen und häufig umrühren.

5 Den Bärlauch waschen, trocken schütteln, in feine Streifen schneiden und unter
den gegarten Reis rühren. Mit Salz, Pfeffer
und dem Zitronensaft abschmecken.

Pro Person F 0,8 g | KH 78 g | E 10 g | 360 kcal

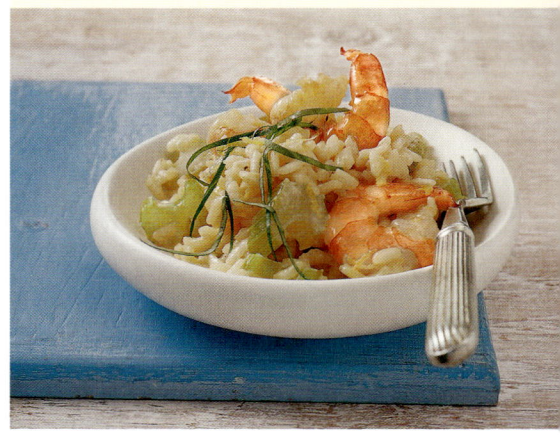

Garnelenrisotto

Zubereitungszeit: 45 Minuten
Zutaten für 2 Personen

200 g rohe Tiefkühlgarnelen | 60 g Zwie-
beln | 1 Knoblauchzehe | 150 g Stauden-
sellerie | 0,5 l Gemüsebrühe | 150 g Ri-
sottoreis | 1 EL Weißweinessig | Salz |
Pfeffer | ½ TL abgeriebene Schale von
einer Bio-Zitrone | 2 Stängel Basilikum

1 Die Garnelen säubern. Zwiebeln und
Knoblauch schälen und würfeln. Den Sellerie putzen und in Scheiben schneiden.

2 Etwas Gemüsebrühe in einem Topf erhitzen, die Garnelen anbraten, herausnehmen. Zwiebeln, Knoblauch, Sellerie
und Reis dünsten. Etwa ⅓ der Gemüsebrühe hinzugießen, einkochen lassen.
Wieder ⅓ der Brühe und Weißweinessig
zugießen, 15–20 Minuten quellen lassen,
dabei umrühren. Salzen und pfeffern.

3 Garnelen und Zitronenschale unterrühren, erwärmen. Mit Basilikum garnieren.

Pro Person F 1,4 g | KH 60 g | E 20 g | 330 kcal

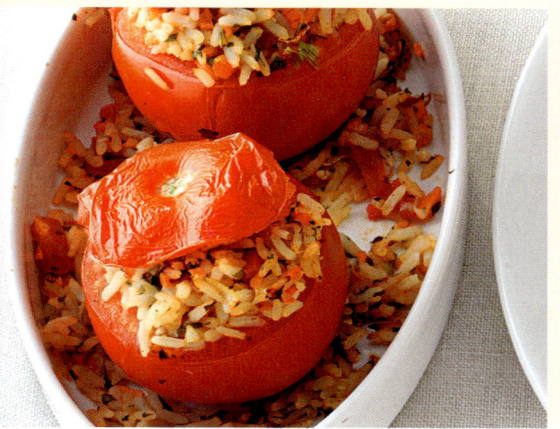
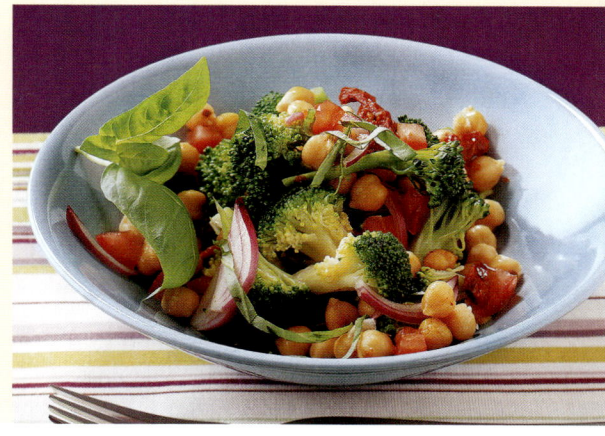

Gefüllte Reistomaten

Zubereitungszeit: 50 Minuten
Zutaten für 2 Personen

2 große Tomaten | 250 ml Gemüsebrühe |
75 g Vollkornreis | 1 kleine Möhre |
1 kleine Knoblauchzehe | 1 Frühlings-
zwiebel | ¼ Bund Petersilie | Jodsalz |
Pfeffer | ¼ TL edelsüßes Paprikapulver

1   Die Tomaten waschen, oben einen Deckel abschneiden, aushöhlen und das Innere zur Brühe geben. Den Reis in der Gemüsebrühe nach Packungsangabe garen.

2   Backofen auf 200 °C (Umluft 180 °C)
vorheizen. Möhre und Knoblauch schälen, Frühlingszwiebel und Petersilie waschen und putzen. Alles hacken, zum
Reis dazugeben und mitgaren. Am Ende
der Garzeit mit Salz, Pfeffer und Paprika-
pulver pikant abschmecken. Dann die
Tomaten mit Reis füllen und die Deckel
auflegen. Den restlichen Reis und die
Tomaten in eine Auflaufform füllen. Im
Ofen ca. 15 Minuten backen.

Pro Person F 1,5 g | KH 31 g | E 4 g | 150 kcal

Brokkoli mit Kichererbsen

Zubereitungszeit: 30 Minuten
Zutaten für 2 Personen

Salz | 300 g TK-Brokkoli | 120 g Kicher-
erbsen aus der Dose | 1 rote Zwiebel |
10 getrocknete Tomaten | 1 Fleischtoma-
te | Basilikumblätter von ca. 4 Stängeln |
3 EL Balsamico bianco | Pfeffer

1   In einem Topf ⅛ l Wasser mit etwas
Salz zum Kochen bringen. Den Brokkoli
darin 2–4 Minuten bissfest garen. Abgießen, das Kochwasser auffangen.

2   Die Kichererbsen in einem Sieb abtropfen lassen. Die Zwiebel schälen, halbieren und mit den getrockneten Tomaten und der Fleischtomate in Würfel
schneiden. Die Basilikumblätter in Streifen schneiden.

3   Balsamico mit 2–3 EL vom Kochwasser, Salz und Pfeffer verrühren. Gemüse
und Basilikum mit der Soße mischen, abschmecken. Lauwarm oder kalt servieren.

Pro Person F 1,6 g | KH 13 g | E 4,5 g | 85 kcal

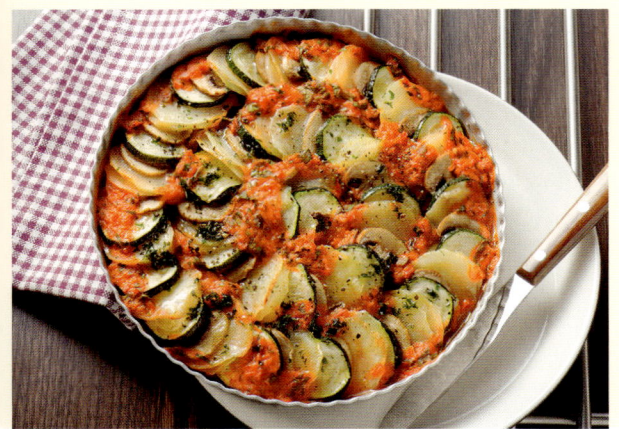

Zucchini-Auflauf

Zubereitungszeit: 30 Minuten plus
45 Minuten Garzeit
Zutaten für 2 Personen

400 g Zucchini | 200 g Kartoffeln |
100 g Champignons | 1 Bund Petersilie |
Jodsalz | Pfeffer | Muskatnuss | 100 ml
Milch (maximal 1,5 % Fett) | 2 EL Ajvar
(Paprikapüree) | 1 Knoblauchzehe

1 Das Gemüse putzen und in dünne
Scheiben schneiden. Die Petersilie waschen, die Blättchen sehr fein hacken.

2 Backofen auf 200 °C (Umluft 180 °C)
vorheizen. In eine Auflaufform abwechselnd das Gemüse einschichten. Jede
Schicht mit Salz, Pfeffer und Muskatnuss
würzen und mit Petersilie bestreuen.

3 Die Milch mit Ajvar verquirlen. Den
Knoblauch abziehen und dazu pressen.
Die Paprikamilch über das Gemüse träu-
feln. Im vorgeheizten Backofen (mittlere
Schiene) ca. 45 Minuten backen.

Pro Person F 0,9 g | KH 21 g | E 6,7 g | 130 kcal

Zitronencouscous mit Currygemüse

Zubereitungszeit: 30 Minuten
Zutaten für 2 Personen

1 kleine Zwiebel | 1 Möhre | 1 kleiner
Zucchino | 6 Stangen grüner Spargel |
1 Frühlingszwiebel | ½ rote Chilischote |
1 Bio-Zitrone | 150 g Instant-Couscous |
feines Meersalz | ½ TL Zucker | ½ TL Cur-
rypulver | etwas Cayennepfeffer |
2 EL Magerjoghurt (0,1 % Fett)

1 Die Zwiebel und die Möhre schälen,
halbieren und mit der Frühlingszwiebel
in dünne Scheiben schneiden. Den
Zucchino waschen, putzen und fein würfeln. Den Spargel waschen, die holzigen
Enden abschneiden und schräg in finger-
dicke Scheiben schneiden. Die Chilischote waschen, den Stiel entfernen und samt
Kernen fein hacken.

2 Die Zitrone heiß abwaschen, die
Schale abreiben, den Saft auspressen.
Den Couscous nach Packungsangabe zubereiten, mit Zitronensaft, Zitronenschale
und Salz verrühren und quellen lassen.

3 Etwas Wasser in einer Pfanne erhitzen,
das Gemüse hinzugeben und in 8–10 Minuten bissfest garen, dabei regelmäßig
umrühren und eventuell noch etwas Wasser hinzufügen. Mit Salz, Pfeffer, Zucker
und den Gewürzen abschmecken.

4 Den Couscous mit einer Gabel auflo-
ckern, zum Gemüse in die Pfanne geben
und alles vermengen. Abschmecken.
Warm oder kalt mit Joghurt servieren.

Pro Person F 1,5 g | KH 30 g | E 12 g | 260 kcal

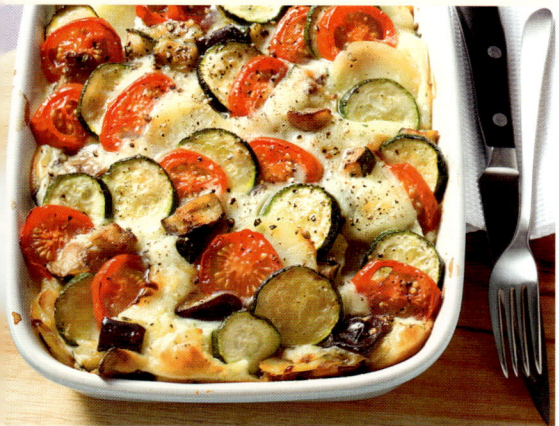

Vegetarisches Moussaka

Zubereitungszeit: 30 Minuten plus
25 Minuten Garzeit
Zutaten für 2 Personen

250 g Aubergine | 250 g Zucchini |
250 g Kartoffeln | ½ Zwiebel | Knoblauch |
100 g Tomaten | 100 ml Gemüsebrühe |
1 schwach gehäufter EL Mehl | 50 ml Milch
(maximal 1,5 % Fett) | Salz | Pfeffer | Zimt |
1 Eiweiß | 2 TL getrockneter Thymian

1 Die Auberginen und die Zucchini waschen und putzen. Die Hälfte der Zucchini in Scheiben schneiden, die restliche Zucchini und die Aubergine grob würfeln. Die Kartoffeln schälen und in dünne Scheiben schneiden. Die Zwiebel und den Knoblauch schälen, die Zwiebel in Ringe, den Knoblauch in Scheiben schneiden. Die Tomaten waschen und in Scheiben schneiden. Den Backofen auf 200 °C vorheizen.

2 Die Gemüsebrühe aufkochen. Die Kartoffeln, die Zwiebel, den Knoblauch, die Auberginen- und Zucchiniwürfel 10 Minuten vorgaren. Das Gemüse abgießen; die Flüssigkeit dabei auffangen.

3 Ein wenig von der Flüssigkeit in einem Topf erhitzen, 1 EL Mehl mit dem Schneebesen unterrühren und kurz anschwitzen. Die Milch zugeben und unter ständigem Rühren aufkochen. Die restliche Flüssigkeit zugeben und unter stetigem Rühren aufkochen. Einige Minuten köcheln lassen; mit Salz, Pfeffer und Zimt abschmecken. Die Masse vom Herd nehmen und das Eiweiß unterrühren.

4 Gemüsewürfel und Kartoffeln in eine Auflaufform füllen; mit Salz, Pfeffer und Thymian bestreuen. Die Soße darübergeben, Tomaten- und Zucchinischeiben darauf verteilen.

5 Im heißen Backofen etwa 25 Minuten knusprig überbacken.

Pro Person F 0,4 g | KH 30 g | E 8 g | 180 kcal

KOCHEN *FÜR GÄSTE*

Überzeugen Sie Ihre Familie und Freunde davon, wie gut Ihre neuen Gerichte schmecken! Das Garnelenrisotto (siehe Seite 144) ist die perfekte Hauptspeise für ein mediterranes Mittagsmenü. Reichen Sie als Vorspeise einen Salat oder die Tomatensuppe mit Brot und als Nachtisch ein Stück Beeren-Joghurt-Terrine. Auch ein Auflauf (siehe die Rezepte auf diesen Seiten) eignet sich sehr gut, wenn Sie in der Low-Fat-Phase am Mittag Besuch erwarten. Während der Auflauf im Ofen gar wird, genießen Sie mit Ihrem Besuch diesen alkoholfreien Bellini: Mischen Sie 100 ml alkoholfreien Sekt und 1 EL Pfirsichmark in einem Sektglas. Sofort eiskalt servieren.

SOSSEN FÜR NUDELN, REIS, KARTOFFELN

Nudeln, Kartoffeln und Reis schmecken am besten mit einer leckeren Soße. Häufig sind diese Soßen gefährliche Dickmacher, da sie viel Sahne oder Crème fraîche enthalten. Im Folgenden finden Sie leckere Soßen ohne viele Kalorien. Denn: Für den leckeren Geschmack ist nicht die Sahne verantwortlich, sondern die feinen Kräuter und Gewürze.

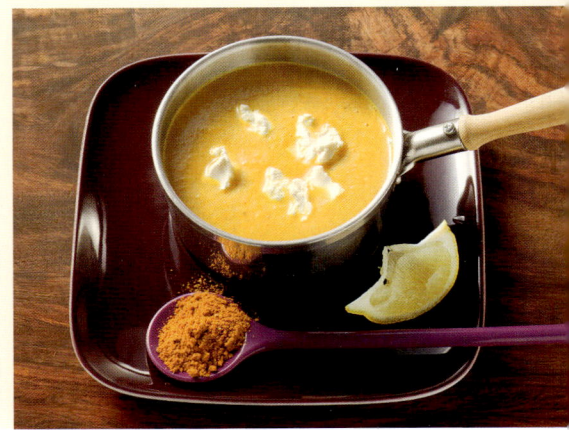

Pilzsoße

Zubereitungszeit: 25 Minuten
Zutaten für 2 Personen

300 g Champignons | ½ Zwiebel | 1 Knoblauchzehe | 60 ml Gemüsebrühe | Salz | Pfeffer | 2 EL Frischkäse (0,1 % Fett) | 1 EL Schnittlauch | 1 EL Petersilie

1 Die Champignons mit einem Küchentuch abreiben, das trockene Stielende entfernen und samt dem restlichen Stiel in Scheiben schneiden. Die Zwiebel und den Knoblauch abziehen und fein hacken.

2 Die Zwiebel, den Knoblauch und die Champignons in einem Topf mit 2 EL Gemüsebrühe andünsten. Mit der restlichen Gemüsebrühe ablöschen und alles 10 Minuten dünsten. Mit Salz und Pfeffer kräftig abschmecken.

3 Kurz vor dem Servieren den Frischkäse, den Schnittlauch und die Petersilie unterrühren. Nicht mehr aufkochen, da der Frischkäse sonst ausflockt!

Pro Person F 0,5 g | KH 2 g | E 6 g | 30 kcal

Currysoße

Zubereitungszeit: 25 Minuten
Zutaten für 2 Personen

½ Zwiebel | 1 Apfel | 2 kleine Karotten | ½ Banane | 250 ml Gemüsebrühe | Curry | Ingwer | Pfeffer | Salz | etwas Zitronensaft | 2 EL Frischkäse (0,1 % Fett)

1 Zwiebel, Apfel, Karotten und Banane schälen, würfeln und in etwas Gemüsebrühe in einem Topf andünsten.

2 Mit der restlichen Gemüsebrühe ablöschen und mit Curry, Ingwer, Pfeffer und Salz würzen. 10 Minuten köcheln lassen.

3 Die Soße pürieren, nochmals mit den Gewürzen und Zitronensaft abschmecken. Mit dem Frischkäse vermengen.

Pro Person F 1 g | KH 20 g | E 4 g | 100 kcal

VARIANTE: Für eine noch fruchtigere Variante zwei bis drei Aprikosenhälften aus der Dose würfeln und zusammen mit dem Frischkäse in die Soße rühren.

Gemüsesoße

Zubereitungszeit: 30 Minuten
Zutaten für 2 Personen

1 Karotte | 1 Zwiebel | ½ Stange Lauch |
50 g Champignons | 1 Tomate | 1 EL To-
matenmark | 250 ml Gemüsebrühe |
50 ml Milch (maximal 1,5 % Fett) | Soja-
soße | Salz | Pfeffer

1 Das Gemüse waschen, putzen und
grob zerkleinern.

2 Die Zwiebel in einem Topf ohne Fett
anrösten. Das übrige Gemüse hinzugeben und weitere 5 Minuten bei mittlerer
Temperatur rösten. Das Tomatenmark
ebenfalls hinzugeben. Das Gemüse sollte
leicht braun werden, aber nicht schwarz!
Die leichte Bräunung gibt den deftigen
Röstgeschmack.

3 Mit der Gemüsebrühe ablöschen und
etwa 15 Minuten bei mittlerer Hitze weiter
köcheln lassen.

4 Die Mischung mit dem Pürierstab fein
pürieren. Die Milch hinzufügen und zum
Schluss mit Sojasoße, Salz und Pfeffer
pikant abschmecken.

Pro Person F 0,5 g | KH 3 g | E 2 g | 30 kcal

VARIANTE: Da die Gemüsesoße kaum
Kohlenhydrate enthält, schmeckt sie in
der Low-Carb-Phase ebenfalls sehr gut zu
gebratenem Fleisch. Zu besonderen An-
lässen lässt sich die Soße gut mit Rotwein verfeinern. Verwenden Sie einfach
200 ml Gemüsebrühe und 50 ml trockenen
Rotwein zum Ablöschen.

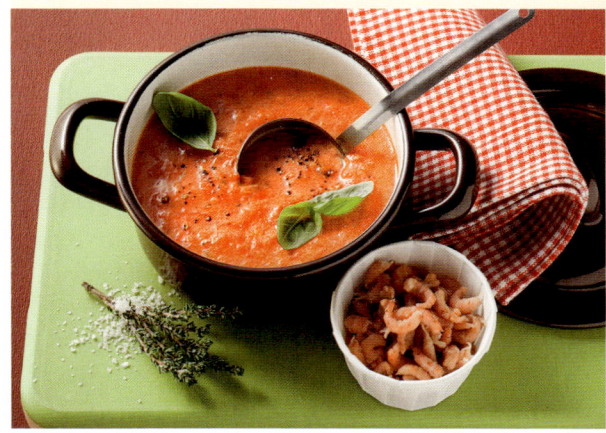

Tomatensoße mit Krabben

Zubereitungszeit: 20 Minuten
Zutaten für 2 Personen

½ Zwiebel | 1 Knoblauchzehe | 75 ml Ge-
müsebrühe | 1 kleine Dose Krabben in
Salzlake | 1 Dose geschälte Tomaten
(Abtropfgewicht 240 g) | Oregano | Basili-
kum | Thymian | Pfeffer | Salz | 1 EL Soja-
soße | 1 EL Frischkäse (0,1 % Fett)

1 Die Zwiebel und den Knoblauch fein
hacken. In ca. 2 EL Gemüsebrühe glasig
andünsten.

2 In der Zwischenzeit die Krabben in ein
Sieb geben, abtropfen lassen.

3 Die geschälten Tomaten, die restliche
Gemüsebrühe und die Krabben hinzugeben und ca. 10 Minuten köcheln lassen.

4 Mit den Gewürzen, Pfeffer, Salz und
der Sojasoße abschmecken. Am Ende
den Frischkäse hinzufügen, nicht mehr
aufkochen!

Pro Person F 0,5 g | KH 7 g | E 10 g | 70 kcal

SÜSSE SPEISEN ODER NACHTISCH

Nicht nur für Kinder ist der Nachtisch oft der schönste Teil des Essens. Darauf müssen Sie auch bei der Ernährungsumstellung nicht verzichten. Wichtig ist nur: Hören Sie auf Ihren Bauch. Haben Sie wirklich noch Hunger, oder sind Sie eigentlich schon satt? Wenn Sie satt sind, heben Sie Ihren Nachtisch einfach für den nächsten Tag auf.

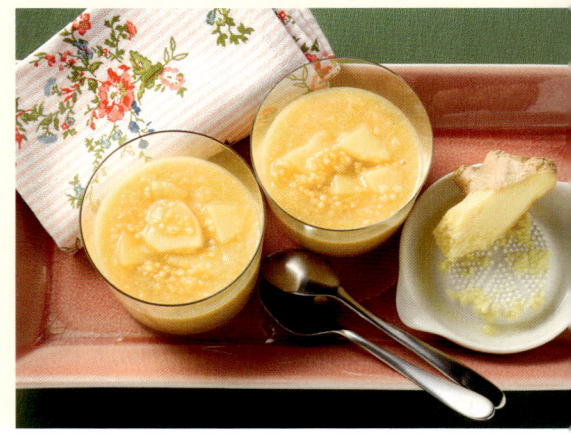

Mango-Lassi con Caffè

Zubereitungszeit: 10 Minuten
Zutaten für 2 Personen

200 g kalter Joghurt (max. 0,5 % Fett) | 10 EL Mangopulp (aus der Dose, Asialaden) | 4 TL Zucker | 2 Tassen starker Espresso (abgekühlt)

1 Den Joghurt mit 100 ml kaltem Wasser aufmixen. Den Mangopulp und den Zucker hinzufügen und gleichmäßig unterrühren. Das Mango-Lassi auf 2 hohe Gläser (ca. 250 ml Inhalt) verteilen.

2 Die Espressi jeweils zum Mango-Lassi geben und mit einem Löffel unterziehen.

Pro Person F 0,5 g | KH 24 g | E 5 g | 130 kcal

SÜSSE ALTERNATIVEN

Bei den Frühstücksrezepten finden Sie ab Seite 133 auch einige süße Gerichte, die sich ebenso als Mittagsmahlzeit oder Nachtisch eignen.

Apfel-Hirse-Creme

Zubereitungszeit: 40 Minuten, danach 30 Minuten abkühlen lassen
Zutaten für 2 Personen

400 ml Ananassaft | 100 g Hirse | 4 Äpfel | 1 Stück frischer Ingwer (ca. 1 cm)

1 Den Ananassaft in einem Topf aufkochen. Die Hirse einstreuen und bei schwacher Hitze mit geschlossenem Deckel ca. 15 Minuten quellen lassen.

2 Inzwischen die Äpfel schälen, halbieren und das Kerngehäuse entfernen. Die Apfelhälften in schmale Spalten schneiden und unter die Hirse heben. 15 Minuten mitgaren. Den Ingwer ebenfalls schälen, fein reiben und vorsichtig unter die Hirse rühren.

3 Die Hirse-Apfel-Mischung im Mixer oder mit dem Pürierstab cremig pürieren. In zwei Dessertgläser füllen und vor dem Verzehr ca. 30 Minuten in den Kühlschrank stellen stellen.

Pro Person F 2 g | KH 50 g | E 5 g | 260 kcal

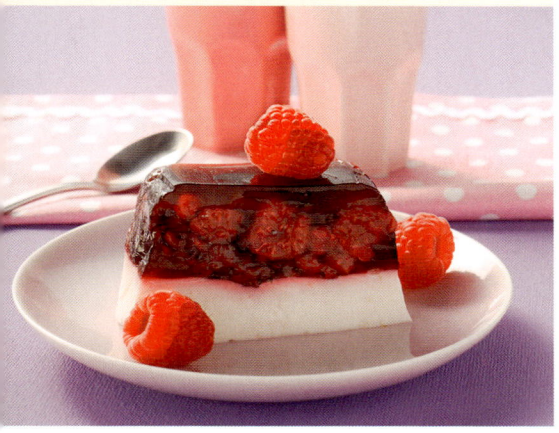

tine nach Packungsangabe zubereiten und unter den Joghurt rühren. Auf das fest gewordene Beerengelee geben und anschließend im Kühlschrank weitere 4 Stunden gelieren lassen.

4 Zum Servieren die Kastenform für kurze Zeit in warmes Wasser stellen, dann vorsichtig die Terrine auf eine Servierplatte stürzen.

Pro Person F 0,4 g | KH 15 g | E 3 g | 80 kcal

Beeren-Joghurt-Terrine

Zubereitungszeit: 45 Minuten plus zweimal 4 Stunden Kühlzeit
Zutaten für 1 Kastenform (10 Portionen)

6 Blatt weiße Gelatine | 500 g gemischte Beeren (TK) | 400 ml Kirsch- oder Johannisbeersaft | 6 Blatt weiße Gelatine | 1 Bio-Zitrone | 500 g Joghurt (max. 0,5 % Fett) | 100 ml Milch (max. 1,5 % Fett) | 4 EL Zucker

1 Für das Beerengelee die Gelatine nach Packungsangabe in kaltem Wasser einweichen. Die Beeren mit dem Saft in einem Topf einmal aufkochen. Vom Herd nehmen. Die Gelatine tropfnass darin auflösen. Etwas abkühlen lassen, dann in die Form umfüllen und im Kühlschrank ca. 4 Stunden gelieren lassen.

2 Die Gelatine für das Joghurtgelee nach Packungsangabe in kaltem Wasser einweichen. Die Zitrone abwaschen, die Schale reiben und den Saft auspressen.

3 Den Zitronensaft und die Schale mit Joghurt, Milch und Zucker verrühren. Gela-

Zimt-Rosinen-Brötchen

Zubereitungszeit: ca. 90 Minuten
Zutaten für 12 Brötchen

450 g Weizenmehl | 50 g Speisestärke | 1 TL Salz | 4 EL Zucker | 2 TL Zimt | 1 TL Honig | 1 Eiweiß | 275 ml warmes Wasser | ½ Würfel Hefe | 2 EL Rosinen

1 Alle Zutaten (außer Rosinen) in einer großen Schüssel vermischen und mit dem Handrührgerät ca. 5 Minuten zu einem Teig verarbeiten. Die Schüssel mit einem Tuch abdecken und an einem warmen Ort gehen lassen (etwa 30 Min).

2 Den Teig nochmals kneten, die Rosinen hinzufügen und alles zu einer gleichmäßig dicken Rolle ausrollen. Diese in zwölf gleich große Stücke teilen. Brötchen formen und erneut 15 Minuten gehen lassen.

3 Den Backofen auf 180–200 °C vorheizen (Umluft 180 °C), die Brötchen auf ein Backblech legen und bei 180 °C ca. 15 Minuten backen.

Pro Brötchen F 0,5 g | KH 35 g | E 4 g | 160 kcal

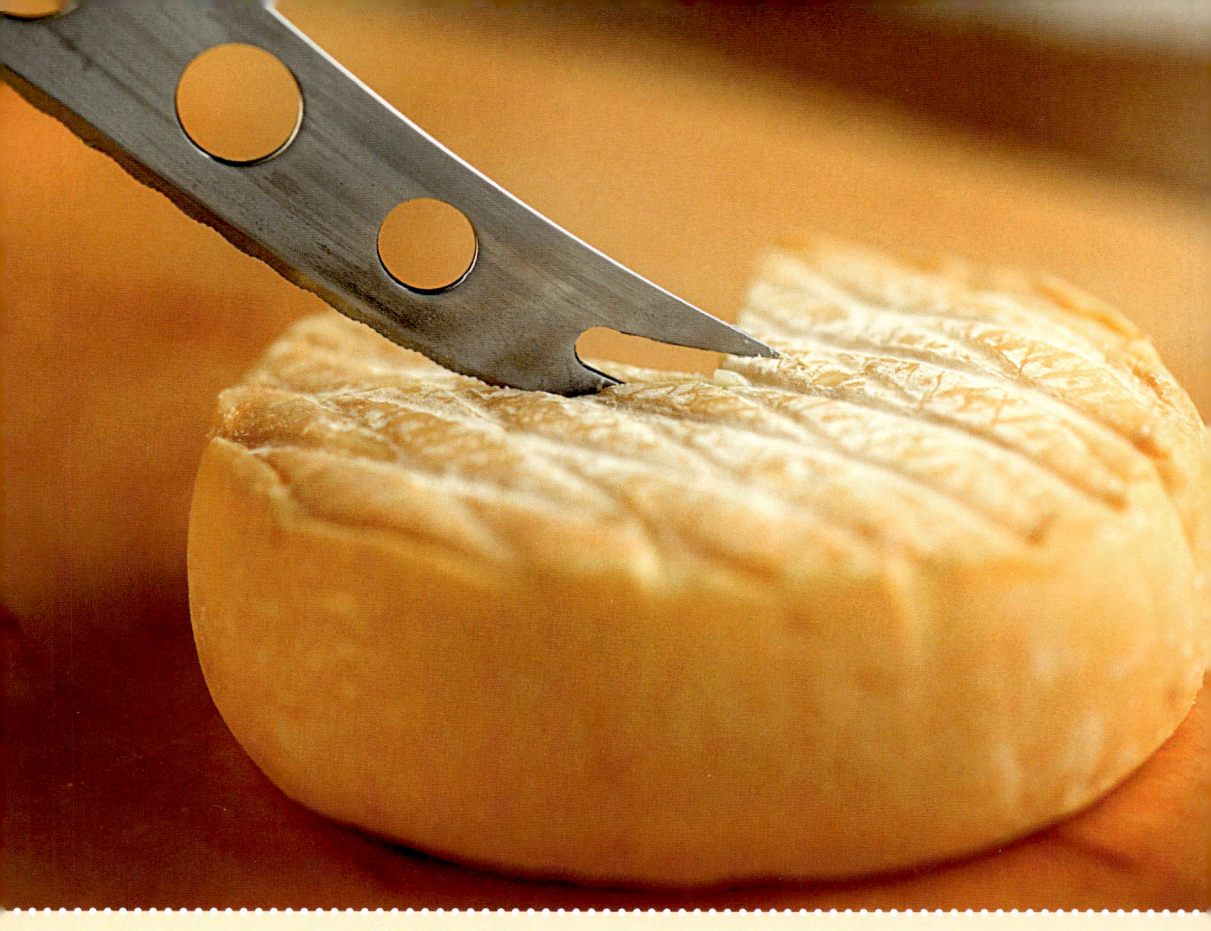

LOW-CARB-MAHLZEITEN: ABENDESSEN

DIE WEIT VERBREITETE BEHAUPTUNG, dass abends beim Essen die Fettspeicher besonders gefüllt werden, ist nicht richtig. Es kommt immer darauf an, was wir essen. Kohlenhydrate am Abend sind tabu, dafür dürfen Sie Fett in Maßen genießen, denn nachts hat Ihr Körper Zeit, das Fett zu verarbeiten, statt es einzulagern. Allerdings funktioniert das nur ohne Kohlenhydrate.

Essen Sie zwei- bis dreimal pro Woche abends Seefisch wie Hering, Lachs oder Makrele. Diese enthalten die wichtigen Omega-3-Fettsäuren (siehe Seite 41). Die Fleischmahlzeiten sollten Sie auf zwei in der Woche reduzieren. Statt Bier, Saft, Schorlen oder Limonaden trinken Sie beim Abendessen lieber Mineralwasser, Wasser, Tee oder ungesüßte Gemüsesäfte.

GEMÜSEGERICHTE MIT EIWEISSKICK

Eine Low-Carb-Mahlzeit zeichnet sich dadurch aus, dass sie keine Kohlenhydrate, also weder Nudeln, Kartoffeln noch Reis etc., enthält. Diese Sattmacher müssen jedoch nicht zwangsweise durch Fisch oder Fleisch ersetzt werden. Auch Eier, Avocados, Käse, Gemüseaufläufe oder ein Salat mit einem ölhaltigen Dressing eignen sich wunderbar für die abendliche Mahlzeit. Auf den folgenden Seiten finden Sie eine leckere Auswahl an fleischlosen Gerichten, die meist sehr schnell zubereitet und gut bekömmlich sind. Natürlich können Sie die Gerichte auch mit einem Stück Fisch oder Fleisch essen. Viele Gerichte eignen sich auch als Beilage zum Grillen oder für ein leckeres Büfett.

Salat mit Parmesan

Zubereitungszeit: 20 Minuten
Zutaten für 2 Personen

½ Bund Rucola | ½ Kopf Radicchio | ½ Bund Petersilie | 1 Bio-Zitrone | 2 EL Olivenöl | 2 EL Rapsöl | Salz | schwarzer Pfeffer aus der Mühle | 1 schön zu hobelndes Stück Parmesan

1 Vom Rucola die dicken Stiele abschneiden. Die Radicchioblätter ablösen und mit dem Rucola waschen, anschließend trocken schütteln. Den Radicchio in kleine Stücke zupfen.

2 Die Petersilie abbrausen, trocken schütteln und die Blättchen vom Stängel abzupfen. Die Zitrone heiß abwaschen, trocken tupfen und die Hälfte der Schale abreiben, dann quer aufschneiden und mit einer Zitronenpresse den Saft einer Hälfte auspressen.

3 Petersilie, Zitronensaft, Olivenöl und Rapsöl im Mixer oder mit dem Pürierstab fein zerkleinern, salzen und pfeffern, die Zitronenschale untermischen.

4 Den Rucola und den Radicchio locker mit der Soße verrühren und auf Teller verteilen. Vom Parmesan mit dem Hobel hauchdünne Späne auf den Salat hobeln. Bald verzehren.

Pro Person F 23 g | KH 1,5 g | E 18 g | 300 kcal

GUT ZU WISSEN: Das Olivenöl gibt dem Gericht ein sonnig-mediterranes Aroma, das Rapsöl steuert wertvolle Omega-3-Fettsäuren bei. Diesen Salat werden auch Ihre Gäste lieben. Soße und Salat können Sie gut vorbereiten und kurz vor dem Servieren mischen.

FEINE FETTE

Ihr Körper braucht Fette (siehe auch Seite 40). Es kommt jedoch darauf an, die richtigen auszuwählen und es auch abends nicht mit dem Fettkonsum zu übertreiben. Verwenden Sie zum Kochen oder Braten hochwertiges pflanzliches Fett wie Rapsöl oder Olivenöl, für Salate zum Beispiel hochwertiges Weizenkeim- oder Walnussöl. Wechseln Sie die Ölsorten öfter einmal ab! Achten Sie bei Ihrer Auswahl an Ölen darauf, welche für die kalte und welche für die warme Küche geeignet sind. Diese Information finden Sie meist auf dem Etikett.

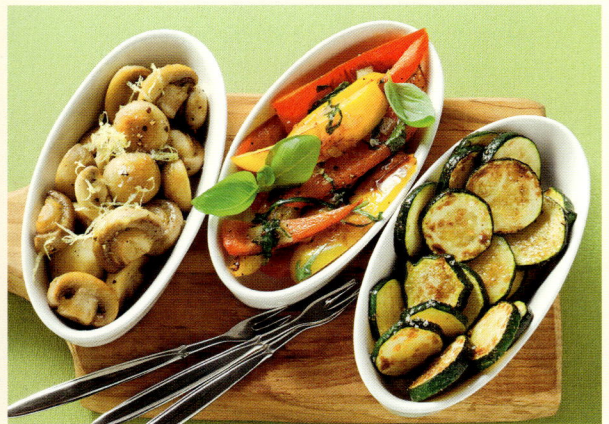

Antipasti aus dem Ofen

Zubereitungszeit: 15 Minuten plus
25 Minuten Garzeit
Zutaten für 2 Personen

je 1 rote und gelbe Paprikaschote | 1 kleiner Zucchino | 200 g Champignons | 1 Knoblauchzehe | ½ TL gemahlener Koriander | abgeriebene Schale von ½ Bio-Zitrone | 3 EL Olivenöl | Salz | weißer Pfeffer | ½ Bund Basilikum | 1 EL Aceto balsamico

1 Die Paprika und den Zucchino waschen und putzen. Die Paprika in breite Streifen, den Zucchino in dicke Scheiben schneiden. Die Champignons putzen, abreiben und vierteln. Den Knoblauch schälen und fein hacken.

2 Den Backofen auf 200 °C vorheizen. In drei Tellern die Paprika mit dem Knoblauch, den Zucchino mit dem Koriander und die Champignons mit der Zitronenschale mischen, jeweils 2 EL Olivenöl unterrühren und mit Salz und Pfeffer kräftig abschmecken. Die Gemüsesorten in drei breiten Streifen auf ein Backblech verteilen. Im Backofen (Mitte, Umluft 180 °C) ca. 10 Minuten garen, wenden und bei gleicher Temperatur ca. weitere 15 Minuten garen.

3 Inzwischen das Basilikum abbrausen, trocken schütteln, die Blättchen abzupfen und in feine Streifen schneiden. Das Gemüse aus dem Ofen nehmen und getrennt anrichten. Das Basilikum unter die Paprika mischen. Den Aceto balsamico über den Zucchino träufeln. Vor dem Servieren noch etwas ziehen lassen.

Pro Person F 15 g | KH 2 g | E 4 g | 160 kcal

GUT ZU WISSEN: Antipasti aus dem Ofen eignen sich im Sommer wunderbar als Beilage zum Grillen. Sie passen außerdem sehr gut als Beilage zu den Mittelmeerröllchen (siehe Seite 169).

ABENDLICHE ESSENSGEWOHNHEITEN

Zeitpunkt und Umfang einer abendlichen Mahlzeit hängen stark von den kulturellen Gepflogenheiten und den Gewohnheiten des Einzelnen ab. Der eine beendet seinen Tag mit einer kleinen Mahlzeit, für den anderen ist das Abendessen die Hauptmahlzeit, bei der sich die ganze Familie trifft. Deswegen: Wählen Sie aus den Low-Carb-Rezepten ab Seite 152 diejenigen aus, die zu Ihrem Tagesablauf passen. Wenn Sie am Abend nur eine Kleinigkeit essen, schmecken Ihnen wahrscheinlich ein Salat, Rührei oder Gemüse. Für die übrigen Familienmitglieder können Sie Kartoffeln, Reis oder Nudeln zum Gemüse reichen.

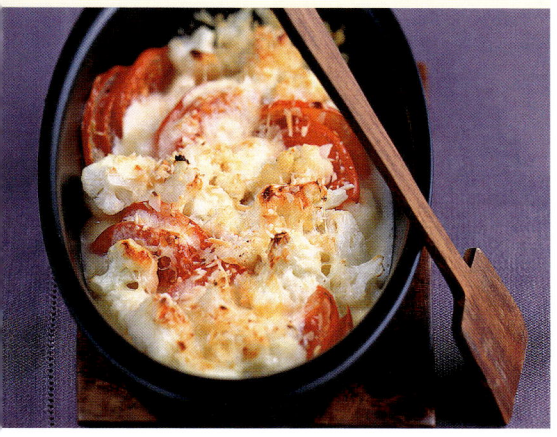

5 Die Blumenkohlröschen nebeneinander in eine Auflaufform setzen. Die Tomatenscheiben zwischen die Blumenkohlröschen stecken.

6 Den Guss über das Gemüse gießen. Den Käse raspeln, die Mandelblättchen nach Belieben hacken. Den Blumenkohl mit Käse und Mandeln bestreuen. Das Gratin im vorgeheizten Ofen (mittlere Schiene) 15 Minuten backen.

Pro Person F 19 g | KH 7 g | E 16 g | 280 kcal

Knuspriges Blumen-kohlgratin

Zubereitungszeit: 30 Minuten plus
15 Minuten Garzeit
Zutaten für 2 Personen

400 g Blumenkohl | 1 Tomate |
150 g saure Sahne (10 % Fett) | 1 Ei |
Salz | Pfeffer | geriebene Muskatnuss |
30 g Emmentaler | 1 EL Mandelblättchen

1 Den Blumenkohl gründlich waschen, putzen und in kleine Röschen teilen. Diese zugedeckt in einem Topf mit Siebeinsatz über Wasserdampf in etwa 7 Minuten bissfest garen.

2 Den Backofen auf 200 °C (Umluft 180 °C) vorheizen.

3 Die Tomate waschen, halbieren, den Stielansatz herausschneiden. Das Fruchtfleisch in dünne Scheiben schneiden.

4 Die saure Sahne und das Ei in ein hohes Gefäß geben. Mit dem Schneebesen glatt rühren, mit Salz, Pfeffer und Muskat kräftig abschmecken.

Geschmorter Fenchel

Zubereitungszeit: 45 Minuten
Zutaten für 2 Personen

2 große Fenchelknollen | 2 Tomaten |
1 Schalotte | 2 Knoblauchzehen | 2 Zweige Thymian | 1 TL Fenchelsamen | 1 EL Olivenöl | 50 ml Gemüsebrühe | Salz |
Pfeffer

1 Fenchelknollen waschen, putzen, der Länge nach achteln und den Strunk entfernen. Das Fenchelgrün aufbewahren. Tomaten kurz überbrühen, häuten und würfeln. Schalotte und Knoblauch schälen, fein hacken. Thymian waschen, die Blättchen abzupfen.

2 Fenchel, Fenchelsamen, Schalotten, Knoblauch und Thymian in Öl anbraten. Tomaten und Gemüsebrühe untermischen. Salzen und pfeffern und zugedeckt bei schwacher Hitze ca. 20 Minuten schmoren. Zum Servieren das Fenchelgrün fein hacken und darüberstreuen.

Pro Person F 5 g | KH 5 g | E 4 g | 90 kcal

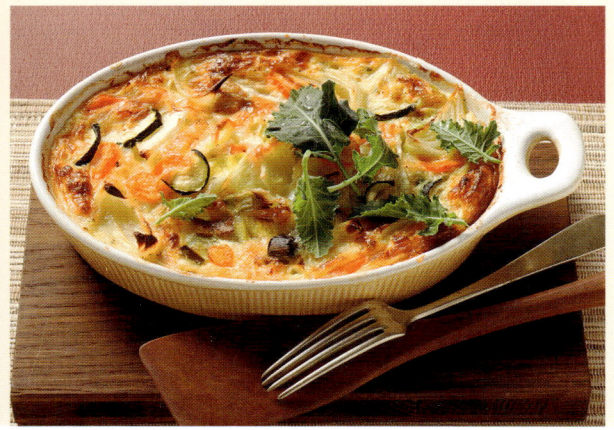

3 Die Soße etwas abkühlen lassen, dann die Eier und den Käse unterrühren. Das Gemüse in eine feuerfeste Form geben, die Soße gleichmäßig darüber verteilen und mit der übrigen Butter in kleinen Flöckchen belegen.

4 Den Auflauf im Ofen (mittlere Schiene) etwa 25 Minuten backen, bis die Oberfläche schön gebräunt ist.

Pro Person F 18 g | KH 10 g | E 15 g | 284 kcal

Bunter Gemüseauflauf

Zubereitungszeit: 30 Minuten plus
25 Minuten Garzeit
Zutaten für 2 Personen

4 Möhren | 1 Kohlrabi | 1 Stange Lauch | 1 Zucchino | 1 Zwiebel | Salz | 2 EL Butter | 150 ml Gemüsebrühe | 200 ml Milch (1,5 % Fett) | Pfeffer | frisch geriebene Muskatnuss | 2 Eier | 100 g frisch geriebener Emmentaler

1 Das Gemüse waschen bzw. schälen, putzen und in etwa 1 cm große Stücke schneiden. Die Zwiebel schälen und achteln. Etwas Salzwasser zum Kochen bringen, alle Gemüsesorten darin 3 Minuten blanchieren, in einem Sieb kalt abschrecken und abtropfen lassen.

2 Den Backofen auf 220 °C (Umluft 200 °C) vorheizen. Für die Soße 1 EL Butter schmelzen. Mit der Brühe und der Milch aufgießen und mit dem Schneebesen sofort gut durchrühren. Mit Salz, Pfeffer und Muskat abschmecken und unter gelegentlichem Rühren offen etwa 5 Minuten köcheln lassen.

Rührei mit Sojabohnen

Zubereitungszeit: 20 Minuten
Zutaten für 2 Personen

100 g Sojabohnensprossen | ½ Bund Schnittlauch | 3 Eier | 1 EL Milch (1,5 % Fett) | 1 Msp. Sambal Oelek | 1 EL helle Sojasoße | Salz | Pfeffer | 1 TL Butter

1 Die Sojabohnensprossen waschen und in einem Sieb gut abtropfen lassen. Den Schnittlauch waschen, trocken schütteln und in feine Röllchen schneiden. 1 EL Schnittlauchröllchen beiseitestellen.

2 Die Eier mit der Milch in einer Schüssel verquirlen, mit dem Sambal Oelek, der Sojasoße, Salz und Pfeffer würzen.

3 Die Butter in einer großen Pfanne zerlassen, die Sprossen darin ca. 1 Minute unter Rühren anbraten. Die Eiermasse darübergießen und bei mittlerer Hitze unter Rühren stocken lassen. Mit Salz und Pfeffer abschmecken, mit den restlichen Schnittlauchröllchen bestreut servieren.

Pro Person F 11 g | KH 4 g | E 15 g | 170 kcal

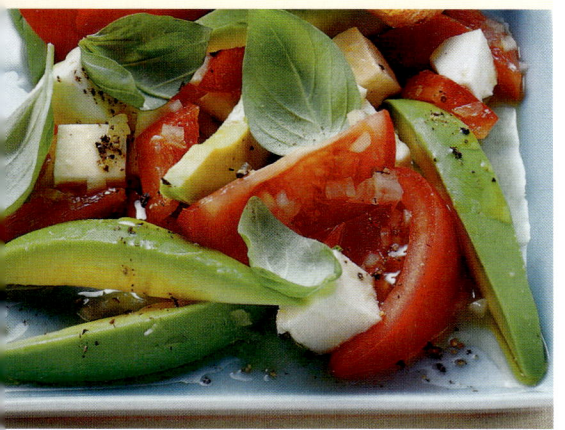

3 Die Avocados auf Salattellern anrichten. Die Tomaten, die Paprika und den Mozzarella mit der Salatsoße mischen und darüber verteilen. Den Salat mit den Basilikumblättchen bestreuen.

Pro Person F 27 g | KH 4 g | E 12 g | 300 kcal

VARIANTE: Mögen Sie's gerne etwas kräftiger? Dann ersetzen Sie den Mozzarella einfach durch einen würzigen Bergkäse, einen Greyerzer oder Appenzeller.

Avocadosalat mit Mozzarella

Zubereitungszeit: 20 Minuten
Zutaten für 2 Personen

1 reife Avocado | 1 EL Zitronensaft |
250 g Tomaten | 1 rote Paprikaschote |
100 g Mozzarella | ½ Zwiebel |
1 TL Aceto balsamico | 1 EL Olivenöl |
Salz | Pfeffer | 1 Prise Chilipulver |
½ Bund Basilikum

1 Die Avocado halbieren, den Kern entfernen und das Fruchtfleisch jeweils in einem Stück mit einem großen Löffel aus der Schale heben. In dünne Spalten schneiden und sofort mit Zitronensaft beträufeln. Die Tomaten waschen und achteln. Die Paprikaschote waschen, halbieren, putzen und fein würfeln. Den Mozzarella in 1 cm große Würfel schneiden.

2 Die Zwiebel schälen, fein würfeln, mit dem Aceto balsamico und dem Olivenöl verrühren und mit Salz, Pfeffer und Chilipulver würzen. Das Basilikum waschen, trocken schütteln, größere Blättchen etwas kleiner zupfen.

DIE AVOCADO: VIELE GUTE FETTE

Die Avocado stammt ursprünglich aus Mittel- und Südamerika und ist eine der ältesten uns bekannten Früchte. Sie wird unreif geerntet, für den Verzehr sollte sie jedoch reif sein. Die reife Avocado erkennen Sie daran, dass die Schale leicht nachgibt, wenn Sie mit dem Finger draufdrücken. Haben Sie einmal eine unreife Avocado erwischt, lagern Sie diese zusammen mit Äpfeln. Äpfel setzen Ethylen frei, das Ihre Avocado schneller reifen lässt.

Avocados enthalten sehr viel Fett, weshalb sie ausschließlich für die Low-Carb-Phase geeignet sind und beim Abnehmen auch nur in Maßen verzehrt werden sollten (pro Woche sollte es nicht mehr als eine halbe Avocado sein). Die in der Avocado enthaltenen guten, mehrfach ungesättigten Fettsäuren beeinflussen den Cholesterinspiegel und das Herz-Kreislauf-System positiv. Zusätzlich stecken in der Avocado reichlich Vitamin A, E und Biotin – ein Plus für gesunde und glänzende Haut und Haare.

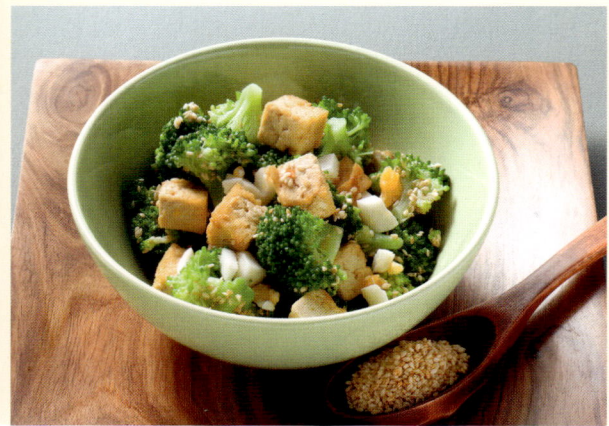

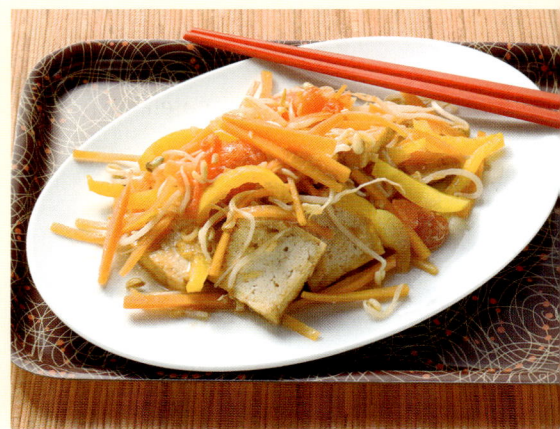

Asiatischer Brokkolisalat mit Tofu

Zubereitungszeit: 30 Minuten
Zutaten für 2 Personen

350 g Brokkoli | Salz | 50 g Tofu | 3 TL Sesamöl | 1 Ei | 1 EL Reisessig | Pfeffer | Cayennepfeffer | etwas flüssiger Süßstoff | 1 TL helle Sojasoße | 20 g geröstete Sesamsamen

1 Den Brokkoli waschen und in kleine Röschen teilen. In Salzwasser ca. 10 Minuten bissfest garen. Den Brokkoli in Eiswasser abschrecken, damit er seine Farbe behält.

2 Den Tofu würfeln und in 1 TL Sesamöl goldbraun braten. Das Ei kochen.

3 Aus Reisessig, restlichem Sesamöl, Salz, Pfeffer, Cayennepfeffer, Sojasauce und Süßstoff eine Salatsoße herstellen. Den Brokkoli zufügen. Den Tofu unter den Brokkoli mischen, das Ei würfeln und mit den Sesamsamen unter den Salat geben.

Pro Person F 23 g | K 6 g | E 12 g | 290 kcal

Bunte Tofu-Gemüsepfanne

Zubereitungszeit: 40 Minuten
Zutaten für 2 Personen

150 g Paprikaschoten, gelb | 150 g Tomaten | 100 g Möhren | 1 kleines Stück Zitronengras | 1 kleines Stück Ingwer | 100 g Sojasprossen | 100 g Tofu | 1 EL Öl | Salz | Pfeffer | etwas Süßstoff | 1 EL Sojasoße

1 Die Paprikaschoten waschen, putzen und in Streifen schneiden. Die Tomaten waschen, häuten und das Fruchtfleisch achteln. Die Möhren schälen und in dünne Stifte schneiden. Das Zitronengras in feine Scheiben schneiden, den Ingwer fein hacken, Sojasprossen waschen.

2 Den Tofu in Scheiben schneiden und mit Öl in einer Pfanne anbraten. Herausnehmen und warm halten.

3 Das Gemüse mit dem Ingwer bissfest braten. Mit Salz, Pfeffer, Süßstoff und Sojasoße abschmecken. Den Tofu wieder zufügen und erneut erwärmen.

Pro Person F 9 g | K 5 g | E 7 g | 150 kcal

Tofu-Steaks

Zubereitungszeit: 30 Minuten, über
Nacht marinieren
Zutaten für 2 Personen

2 Schalotten | 1 Knoblauchzehe |
3 EL Sojasoße | 3 EL Reiswein | 3 EL Se-
samöl | 2 EL frisch geriebener Ingwer |
1 EL Chilisoße (aus dem Asialaden) |
2 Scheiben Tofu (je ca. 150 g) | 1 Ei |
Sesam | Öl zum Braten

1 Die Schalotten und den Knoblauch in
kleine Würfel schneiden. Aus Sojasoße,
Reiswein, Sesamöl, Ingwer, Knoblauch
und Chilisoße eine Marinade herstellen
und die Tofuscheiben über Nacht darin
im Kühlschrank marinieren.

2 Das Ei verquirlen und den Tofu darin
wenden, anschließend in den Sesamsamen wälzen. Etwas Öl erhitzen und den
Tofu bei mittlerer Hitze braten, darauf
achten, dass der Sesam nicht verbrennt.
Als Alternative können die Tofu-Steaks
auch auf einer Alufolie auf dem Grill zubereitet werden. Dazu schmeckt ein ge-
mischter Salat.

Pro Person F 30 g | KH 3 g | E 18 g | 370 kcal

VARIANTE: Auch Suppen gibt Tofu einen
besonderen Eiweiß-Kick. Probieren Sie
ihn einmal in einer asiatischen Gemüsesuppe: Kochen Sie verschiedenes Gemüse in Gemüsebrühe und geben pro
1 l Gemüsebrühe 100 g asiatische Ge-
würzpaste (Miso) hinzu. Zum Schluss
Tofuwürfel in die Suppe geben und kurz
ziehen lassen. Fertig!

TAUSENDSASSA TOFU

*Tofu ist ursprünglich ein asiatisches Le-
bensmittel, das aus Sojabohnen hergestellt wird. Vor allem von Vegetariern
und Veganern wird Tofu gerne anstelle
von Fleisch gegessen. Aber auch in der
kalorienbewussten Fitnessküche wird
Tofu immer beliebter. Dies liegt vor allem
daran, dass Tofu kalorienarm und cho-
lesterinfrei ist, zugleich jedoch ein sehr
hochwertiges Eiweiß liefert. Das Eiweiß
ist für den Körper lebenswichtig, da es
zum Aufbau neuer Zellsubstanz und als
Baustein für Enzyme und Hormone
dient. Zusätzlich enthält Tofu zahlreiche
B-Vitamine und Vitamin E sowie Eisen
und Kalium. B-Vitamine benötigt der
Körper für fast alle Stoffwechselvorgänge,
Vitamin E dient als Radikalfänger und
schützt so vor Krebs. Eisen wird für die
Bildung von roten Blutkörperchen benötigt, und Kalium sorgt für das einwandfreie Funktionieren unserer Körperzellen.
Tofu kann gekocht, gebraten oder als
Suppeneinlage verwendet werden. Er ist
jedoch relativ geschmacksneutral und
sollte gut gewürzt oder mariniert werden.
Da Tofu nur langsam Geschmack an-
nimmt, empfiehlt sich das Marinieren
über Nacht. Bevor Sie den Tofu marinieren, sollten Sie ihn kurz unter kaltem
Wasser abspülen und mit einem Küchenpapier trocken tupfen.
Je nach Geschmack können Sie den Tofu
ganz unterschiedlich marinieren:*
> *asiatisch: in Sojasoße, Reiswein, Sesam-
oder Kürbiskernöl, mit Chili und Ingwer*
> *mediterran: in Olivenöl, mit Knoblauch,
Salz, Pfeffer, Basilikum und Oregano*
> *italienisch: in passierten Tomaten, mit
Knoblauch, Thymian und Rosmarin.*

GERICHTE MIT FISCH

Essen Sie zwei- bis dreimal pro Woche frischen Fisch! Vor allem Seefische wie zum Beispiel Makrele, Hering, Sprotte oder Thunfisch, aber auch Lachs, enthalten viele der gesunden Omega-3-Fettsäuren.

Auberginen-Lachs-Lasagne

Zubereitungszeit: 45 Minuten plus
35 Minuten Garzeit
Zutaten für 2 Personen

1 Aubergine (ca. 300 g) | Salz | 2 Lachssteaks oder -filets (ca. 250 g) | 1 EL Zitronensaft | 1 mittelgroße Zwiebel | 2 Knoblauchzehen | 2 EL Olivenöl | 1 Dose geschälte Tomaten (240 g Abtropfgewicht) | 1 TL getrockneter Thymian | Pfeffer | etwas Öl für die Form | 30 g Parmesan, grob geraspelt | 2 EL gehackte glatte Petersilie

1 Die Aubergine waschen, putzen, längs in 6–8 Scheiben von 3–4 mm Dicke schneiden. Die Scheiben auf der Arbeitsfläche nebeneinander ausbreiten und dünn, aber gleichmäßig mit Salz bestreuen. Die Auberginenscheiben ziehen lassen, damit sich die Bitterstoffe lösen.

2 Inzwischen den Lachs kalt abspülen, trocken tupfen und längs halbieren, sodass vier dünne Filets entstehen. Diese mit Zitronensaft beträufeln und zugedeckt ziehen lassen.

3 Den Backofen auf 200 °C (Umluft 180 °C) vorheizen. Die Zwiebel und den Knoblauch schälen und fein hacken. Beides zusammen in einer tiefen Pfanne oder in einem Topf in heißem Öl goldgelb dünsten. Die Tomaten mitsamt dem Saft hinzugeben und mit einer Gabel zerdrücken. Den Thymian zugeben und alles 10 Minuten bei mittlerer Hitze etwas einkochen lassen. Mit Salz und Pfeffer abschmecken.

4 Eine Auflaufform (ca. 18 x 25 cm) dünn einfetten. Die Auberginenscheiben trocken tupfen, die Hälfte davon in der Form auslegen. Ein Drittel der Tomatensoße darauf verstreichen. Die Lachsfilets trocken tupfen, salzen und pfeffern, daraufgeben. Eine Schicht Tomatensoße darübergeben, die restlichen Auberginen auflegen, die übrige Tomatensoße darauf verstreichen und mit Käse bestreuen.

5 Die Auberginen-Lachs-Lasagne im Ofen (Mitte) 30–35 Minuten backen, bis der Käse Blasen wirft und goldgelb ist. Mit der Petersilie bestreut servieren.

Pro Person F 28,5 g | KH 7,3 g | E 31 g | 410 kcal

TIPP: Für Gäste können Sie frisches Weißbrot zu diesem feinen Gericht reichen – Sie selbst lassen das Brot einfach weg.

AUBERGINEN MIT SALZ GEGEN DIE BITTERSTOFFE

Bestreuen Sie die Auberginenscheiben vor der Verarbeitung mit Salz. Das entzieht ihnen Wasser und die darin enthaltenen Bitterstoffe. Anschließend mit einem Küchentuch abtupfen. Da heute neue Auberginenzüchtungen auf dem Markt sind, die kaum noch Bitterstoffe enthalten, wird eine Vorbehandlung wohl bald nicht mehr notwendig sein.

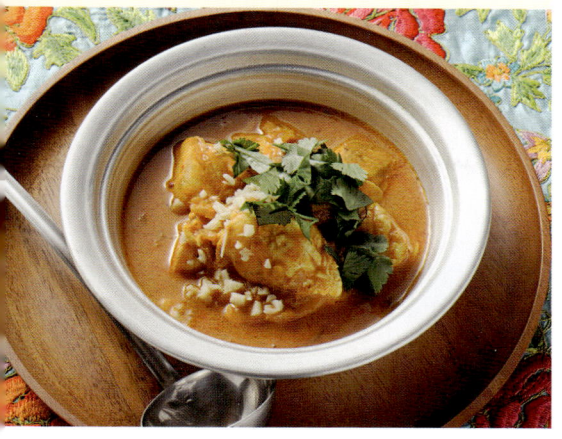

4 In der Zwischenzeit den Ingwer schälen und fein hacken. Das Koriandergrün waschen und trocken schütteln, die Blättchen vorsichtig abzupfen und ebenfalls fein hacken.

5 Die Fischstücke in eine Servierschüssel legen, die Currysoße darübergießen und mit Ingwer und Koriander bestreut sofort servieren.

Pro Person F 8 g | KH 1 g | E 22 g | 173 kcal

Bengalisches Fischcurry

Zubereitungszeit: 45 Minuten
Zutaten für 2 Personen

250 g Fischfilet (z. B. Seehecht) | 1 Knoblauchzehe | 1 EL Zitronensaft | Salz | 1 kleine Zwiebel | 2 EL Öl | ½ TL Kurkuma | ½ TL Chilipulver | 1 EL Tomatenpüree | 1 EL Joghurt | 1,5 cm frischer Ingwer | 1–2 Stiele Koriandergrün

1 Den Fisch waschen, abtrocknen. Den Knoblauch schälen und pressen. Den Fisch in Stücke schneiden und mit Knoblauch, Zitronensaft und Salz würzen. Die Zwiebel schälen und fein hacken.

2 Das Öl in einer Pfanne erhitzen. Die Fischstücke bei mittlerer Hitze 1 Minuten pro Seite braten. Herausnehmen, die Pfanne nicht auswaschen.

3 Die Zwiebel in dem Bratfett 2–3 Minuten anbraten. Kurkuma und Chilipulver hinzufügen, das Tomatenpüree und den Joghurt unterrühren. Mit ¼ l Wasser aufgießen, salzen und 10 Minuten bei starker Hitze kochen lassen.

Fischgulasch

Zubereitungszeit: 15 Minuten plus
50 Minuten Garzeit
Zutaten für 2 Personen

250 g Fischfilet (z. B. Thunfisch, Seelachs) | 1–2 EL Zitronensaft | Salz | Pfeffer | 1 große Zwiebel | 200 g Dosentomaten | 125 ml Gemüsebrühe | 1 EL Butter | außerdem: Römertopf

1 Den Römertopf wässern. Den Fisch waschen und mit Küchenpapier abtrocknen. In Würfel schneiden und mit dem Zitronensaft, Salz und Pfeffer würzen. Den Backofen währenddessen auf 180 °C (Umluft 160 °C) vorheizen.

2 Die Zwiebel schälen und würfeln. Die Tomaten, die Zwiebelstücke und den Fisch im Römertopf – falls nicht vorhanden, in einer normalen Auflaufform mit Deckel – verteilen. Die Gemüsebrühe zugießen und das Fischgulasch mit Butterflöckchen belegen. Im vorgeheizten Ofen zugedeckt 50 Minuten garen.

Pro Person F 28 g | KH 8 g | E 60 g | 530 kcal

. . . .

FRISCHER FISCH – EIN WICHTIGER NÄHRSTOFFLIEFERANT

Fisch schmeckt nicht nur gut, er versorgt den Körper zusätzlich mit vielen wichtigen Nährstoffen wie Eiweiß, Vitaminen und Mineralstoffen sowie Omega-3-Fettsäuren und Jod.

Auch wenn in den Medien immer wieder vor verschmutzten Gewässern, Schadstoffen und Fadenwürmern gewarnt wird, sollten Sie sich den Fischgenuss nicht »madig« machen lassen. Untersuchungen zeigen, dass zwar die Verschmutzung der Gewässer nicht spurlos an den Fischen vorübergeht, der Gehalt an Schwermetallen im essbaren Fischanteil jedoch weit unter den gesetzlich festgelegten Höchstmengen liegt, also der Fischverzehr unbedenklich ist. Auch das Infektionsrisiko mit Fadenwürmern ist für den Menschen sehr gering, da beim Ausnehmen der Fische die eventuell besiedelten Bauchlappen abgeschnitten werden. Trotzdem sollten Sie bei der Zubereitung Ihres Fisches darauf achten, dass dieser entweder gut durcherhitzt oder zuvor tiefgefroren wurde (dadurch sterben Fadenwürmerlarven ab). Dann steht Ihrem Fischgenuss nichts im Wege!

Kaufen Sie immer frische Ware ein! Frischen Fisch erkennen Sie an folgenden Merkmalen:

> *Die Haut glänzt.*
> *Die Augen sind klar und prall.*
> *Die Kiemen haben eine hellrote Farbe.*
> *Das Fleisch ist fest und elastisch, bei leichtem Druck auf das Fleisch bleibt keine Mulde zurück.*
> *Fangfrische Ware riecht nicht auffällig nach Fisch.*

Krabben-Spargel-Salat

Zubereitungszeit: 45 Minuten
Zutaten für 2 Personen

500 g weißer Spargel | Jodsalz | 1 TL Zucker | Essig | 2 Frühlingszwiebeln | 1 Bio-Zitrone | 150 g Krabben (vorgekocht) | Pfeffer | 1 Bund Dill | 4 EL Joghurt (1,5 % Fett) | 1 Prise gemahlener Kurkuma

1 Den Spargel waschen, sorgfältig schälen und die holzigen Enden abschneiden. In reichlich Salzwasser mit 1 TL Zucker und etwas Essig bei schwacher Hitze ca. 20 Minuten garen. Abgießen, abtropfen lassen und in kurze Stücke schneiden.

2 Die Frühlingszwiebeln waschen, putzen und in feine Ringe schneiden. Die Zitrone heiß abwaschen. Die Schale sehr dünn abreiben, den Saft auspressen.

3 Den Spargel mit den Frühlingszwiebeln, der Zitronenschale und den Krabben mischen. Mit Zitronensaft, Salz und Pfeffer würzen.

4 Den Dill abbrausen, trocken schütteln, die Blättchen abzupfen und fein hacken. Mit Joghurt und Kurkuma verrühren. Das Dressing über den Salat träufeln.

Pro Person F 1 g | KH 6 g | E 16 g | 120 kcal

VARIANTE: Wenn Sie den Salat mit Magerjoghurt zubereiten, können Sie ihn auch am Mittag oder als »neutrale« Zwischenmahlzeit verzehren. Das Spargelkochwasser ist eine gute Grundlage für eine Suppe, etwa mit ein wenig Joghurt, Pfeffer und Schnittlauch verfeinert.

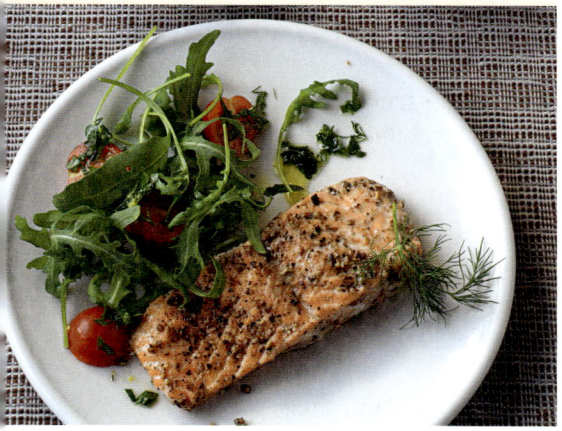

Lachsfilet auf Rucola mit Kräutervinaigrette

Zubereitungszeit: 30 Minuten
Zutaten für 2 Personen

2 Scheiben Lachsfilet (170 g) | 3 EL Olivenöl | ½ TL schwarzer Pfeffer, grob gemahlen | ½ TL gemahlener Koriander | 1 TL Salz | 250 ml Gemüsebrühe | 3–4 Zweige Thymian | 1 Lorbeerblatt | 2 EL Zitronensaft | 1 Msp. fein abgeriebene Bio-Zitronenschale | je 2 Stängel Dill und Petersilie | ½ Bund Rucola | 4 Kirschtomaten | außerdem: 1 Kochtopf mit Siebeinsatz (bzw. Dampfgarer)

1 Das Lachsfilet kalt abspülen und trocken tupfen. Von allen Seiten mit 1 EL Öl einpinseln. Auf einem Dessertteller je ½ TL grob gemahlenen Pfeffer, Koriander und Salz vermischen und die Fischstücke von allen Seiten damit einreiben, in den Siebeinsatz legen.

2 Die Gemüsebrühe in den unteren Teil des Topfes gießen. Den Thymian grob zerschneiden, mit dem Lorbeer hineingeben und alles aufkochen. Den Siebeinsatz mit dem Fisch darübersetzen und den Deckel auflegen. Den Fisch 10 Minuten garen.

3 In der Zwischenzeit das übrige Öl mit dem Zitronensaft und der Zitronenschale, ½ TL Salz und 2 EL Wasser in einem Schüsselchen verrühren.

4 Die Kräuter und den Rucola waschen und trocken schütteln. Die Kräuterblättchen abzupfen, fein hacken und unter die Öl-Zitronen-Marinade mischen.

5 Die Tomaten waschen, halbieren, von den Stielansätzen befreien. Den Fisch vorsichtig aus dem Siebeinsatz nehmen und auf die Teller legen. Die Rucolablätter dazugeben und die Tomaten darauf verteilen. Alles mit der Kräutermarinade beträufeln und servieren.

Pro Person F 8 g | KH 4 g | E 32 g | 230 kcal

GUT ZU WISSEN: Natürlich können Sie dieses Rezept auch mit zahlreichen anderen Fischsorten (siehe Kasten) hervorragend zubereiten.

WIE VIEL FETT IST IM FISCH?

Je nach Fettgehalt werden Fische unterteilt in:
> *Magerfische (Fettgehalt < 1 %),*
z. B.: Flunder, Flussbarsch, Hecht, Kabeljau, Schellfisch, Scholle, Seelachs, Zander.
> *Mittelfette Fische (Fettgehalt 1–10 %),*
z. B.: Forelle, Karpfen, Rotbarsch, Saibling, Sardine, Seehecht, Scholle.
> *Fette Fische (Fettgehalt > 10 %),*
z. B.: Aal, Hering, Lachs, Makrele, Sprotte, Thunfisch.

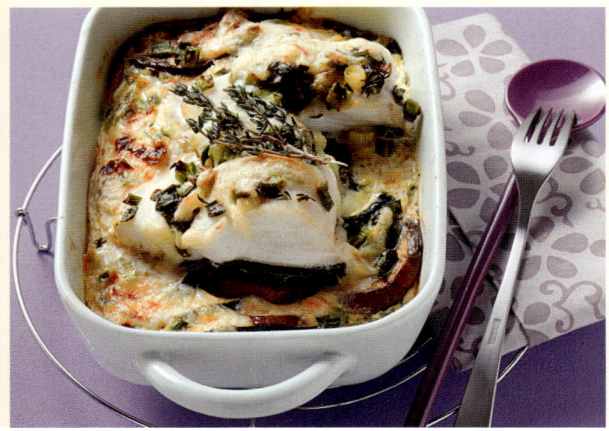

Sommergemüse-Fisch-Auflauf

Zubereitungszeit: 30 Minuten plus
30 Minuten Garzeit
Zutaten für 2 Personen

200 g Kabeljaufilet | Salz | Pfeffer | 1 EL
frisch gepresster Zitronensaft | ½ Bund
Frühlingszwiebeln | 1 Knoblauchzehe |
1 EL Öl | 1–2 Zweige Thymian | 200 g
kleine Zucchini | 200 g schlanke Auber-
ginen | 2 Eier (Größe M) | 125 ml Milch |
1 EL Joghurt | frisch geriebene Muskat-
nuss | etwas geriebener Gouda

1 Das Filet waschen, trocken tupfen und
in 2 Stücke teilen. Mit Salz, Pfeffer und
dem Zitronensaft würzen. Zugedeckt im
Kühlschrank ziehen lassen.

2 Die Frühlingszwiebeln waschen, putzen und in dünne Ringe schneiden. Den
Knoblauch schälen, klein würfeln. 1 EL Öl
erhitzen, die Frühlingszwiebeln und den
Knoblauch darin bei mittlerer Hitze
2–3 Minuten andünsten. Den Thymian
waschen, die Blättchen abzupfen und
unter die Zwiebelmischung rühren.

3 Die Zucchini und die Auberginen waschen und putzen. Die Zucchini längs in
½ cm dicke Scheiben schneiden. Die Auberginen quer in ½ cm dicke Scheiben
schneiden. Die Zucchini in einer Grill-
pfanne auf beiden Seiten bei mittlerer
Hitze 1–2 Minuten anbraten. Die Auberginen von beiden Seiten 3–4 Minuten goldbraun braten. Anschließend das Gemüse
salzen und pfeffern.

4 Den Backofen auf 200 °C (Umluft
180 °C) vorheizen. Eine Auflaufform mit
ein wenig Öl einfetten. Das Fischfilet, die
Zucchini, die Auberginen und die Früh-
lingszwiebelmischung abwechselnd in
die Form schichten.

5 Die Eier mit der Milch und dem Joghurt
verrühren. Mit Salz, Pfeffer und etwas
Muskatnuss kräftig würzen. Die Eiermilch
über die Zutaten in die Form gießen. Den
Auflauf mit geriebenem Käse bestreuen.
Im heißen Ofen (mittlere Schiene) in ca.
30 Minuten goldgelb backen.

Pro Person F 18 g | KH 8 g | E 34 g | 360 kcal

TIPP

*Natürlich können Sie den Auflauf auch
zu anderen Jahreszeiten zubereiten. Verwenden Sie je nach Saison ein anderes
Gemüse. Im Winter schmeckt der Auflauf
mit Porree und im Frühling mit Spargel.
Orientieren Sie sich an den regionalen
Erntezeiten. Sie profitieren vom intensi-
ven Geschmack und Aroma der Lebensmittel, unterstützen die Bauern Ihrer Region und helfen, Energie für weite Transportwege zu sparen, auf denen meist ein
Großteil der Vitamine verloren geht.*

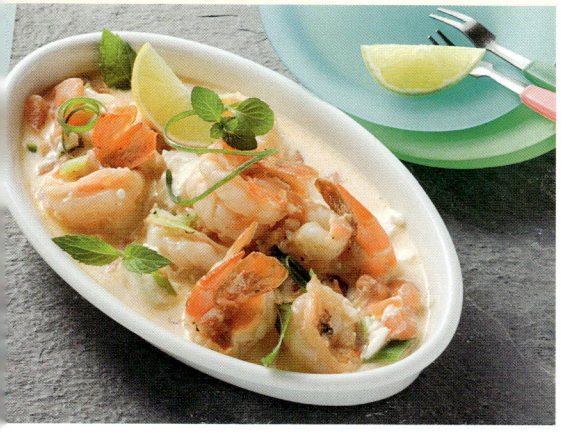

müsebrühe zugießen und offen um ein Drittel einkochen lassen.

3 Den Schafskäse mit einer Gabel fein zerdrücken und mit der Sahne verrühren. Die Käsesahne in die Soße einrühren. Kurz erhitzen, aber nicht mehr kochen lassen. Die Soße mit Minze, Salz und Pfeffer würzig abschmecken und die Garnelen darin erwärmen.

Pro Person F 18 g | KH 2 g | E 10 g | 210 kcal

Garnelen mit Schafskäsesoße

Zubereitungszeit: 30 Minuten
Zutaten für 2 Personen

200 g geschälte Riesengarnelen (frisch oder TK) | 1 große gut reife Tomate | 1 Frühlingszwiebel | 1 EL Olivenöl | 100 ml Gemüsebrühe | 1 EL Zitronensaft | Salz | weißer Pfeffer | 50 g milder Schafskäse (Feta, 46 % Fett) | 150 g Sahne | 1 EL fein geschnittene Minzeblätter

1 Die tiefgekühlten Garnelen auftauen, kalt abspülen und abtropfen lassen. Die Tomate kurz überbrühen, häuten, entkernen und in kleine Würfel schneiden. Die Frühlingszwiebel waschen, putzen und den hellen Teil fein hacken.

2 Das Öl mit 1 EL Gemüsebrühe in einer Pfanne erhitzen. Die Zwiebelwürfel darin bei schwacher bis mittlerer Hitze 2–3 Minuten dünsten. Die Garnelen hineinlegen und von jeder Seite 1 Minute dünsten. Mit Zitronensaft, Salz und Pfeffer würzen, herausnehmen. Die Tomatenwürfel in der Pfanne kurz schwenken. Die restliche Ge-

Kohlrabisuppe mit Makrelenfilets

Zubereitungszeit: 30 Minuten
Zutaten für 2 Personen

250 g Kohlrabi | 1 TL Butter | 250 ml Gemüsebrühe | 100 g Sahne | 50 g geräuchertes Makrelenfilet | Salz | Pfeffer | Muskatnuss | Petersilie

1 Die Kohlrabi schälen, würfeln und in der Butter 2–3 Min. dünsten. Mit der Gemüsebrühe und 50 ml Sahne aufkochen und 15 Min. leise kochen lassen.

2 In der Zwischenzeit das Makrelenfilet mit einer Gabel zerpflücken und die Petersilie waschen, trocken schütteln und fein hacken. Die restlichen 50 g Sahne steif schlagen. Die Kohlrabisuppe fein pürieren, mit Salz, Pfeffer und Muskat abschmecken. Die Sahne unterziehen.

3 Das zerpflückte Makrelenfilet in zwei Suppenteller aufteilen, die Suppe darüber geben und mit Petersilie dekorieren.

Pro Person F 22 g | KH 2 g | E 7 g | 230 kcal

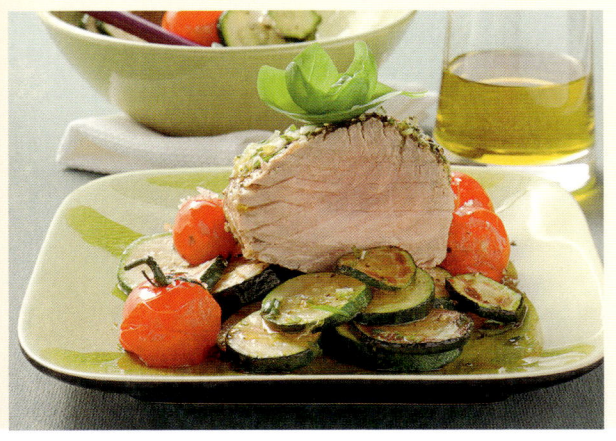

chen Rosmarin würzen und mit der Brühe ablöschen. Die Tomaten einlegen und darin erhitzen.

3 Den Fisch aus der Marinade heben, salzen, pfeffern und auf das Gemüse legen. Zugedeckt bei schwacher Hitze 10 Minuten garen. Das Basilikum abbrausen, trocken schütteln, die Blättchen hacken und über den Fisch streuen.

Pro Person F 24 g | KH 8 g | E 20 g | 330 kcal

Thunfisch auf Tomaten-Zucchini-Gemüse

Zubereitungszeit: 45 Minuten
Zutaten für 2 Personen

150 g Thunfischfilet (frisch oder TK, aufgetaut) | 5 Zweige Rosmarin | 1 Bio-Zitrone | 2 Knoblauchzehen | 2 TL Olivenöl | 500 g junge Zucchini | 200 g Kirschtomaten | Salz | Pfeffer | 100 ml Gemüsebrühe | einige Zweige Basilikum

1 Den Fisch kalt abspülen, trocken tupfen und in 2 Portionen teilen. Den Rosmarin abbrausen und fein hacken. Die Zitrone heiß abwaschen, die Schale abreiben, den Saft auspressen. Beides mit der Hälfte des Rosmarins verrühren. 1 Knoblauchzehe schälen und dazupressen, mit 1 TL Öl unterrühren. Den Fisch darin wenden, 30 Minuten ziehen lassen.

2 Die Zucchini waschen, putzen und in Scheiben schneiden. Die Tomaten waschen. Die zweite Knoblauchzehe schälen und fein würfeln. Die Zucchini und den Knoblauch in einer Pfanne mit Öl anbraten. Mit Salz, Pfeffer und dem restli-

Grünspargel mit Limettenbutter und Forelle

Zubereitungszeit: 30 Minuten
Zutaten für 2 Personen

500 g grüner Spargel | 70 g Butter | ½ TL Thymianblättchen | Saft von 1 Limette | Salz | weißer Pfeffer | Cayennepfeffer | 2 geräucherte Forellenfilets | 2 TL Forellenkaviar

1 Dem Spargel die holzigen Enden abschneiden und das untere Drittel der Stangen schälen. In einem Topf mit Dämpfeinsatz zugedeckt über kochendem Wasser in 8–10 Minuten garen.

2 Die Butter in einem kleinen Topf schmelzen und aufschäumen lassen, den Thymian zufügen, den Limettensaft unterrühren. Mit Salz, Pfeffer und etwas Cayennepfeffer würzen.

3 Den Spargel mit dem Fisch und dem Kaviar anrichten und mit der Limettenbutter begießen.

Pro Person F 32 g | KH 6 g | E 21 g | 400 kcal

GERICHTE MIT FLEISCH

Natürlich ist während der Ernährungsumstellung auch Fleisch erlaubt. Achten Sie jedoch darauf, dass Sie hauptsächlich mageres Fleisch wie Hähnchen und Pute oder Rinder- bzw. Schweinefilet verwenden. Schneiden Sie bei Stücken mit etwas mehr Fett alles sichtbare Fett ab!

Manche der folgenden Rezepte sind etwas aufwendiger, sie eignen sich jedoch sehr gut für die Bewirtung von Gästen.

Gefüllte Putenröllchen

Zubereitungszeit: 50 Minuten plus 35 Minuten Garzeit
Zutaten für 2 Personen

150 g TK-Blattspinat | 4 Putenschnitzel (je ca. 100 g) | 150 g Kürbis (geputzt gewogen) | 300 g vollreife Tomaten | 1 Zwiebel | 2 Knoblauchzehen | 2 EL Butter | 3 EL frisch geriebener Parmesan | Salz | Pfeffer | 1 EL Olivenöl | 2 EL gehacktes Basilikum | und: Holzzahnstocher zum Feststecken

1 Den Spinat auftauen und gut auspressen. Die Schnitzel zwischen zwei Stücken Klarsichtfolie sehr flach klopfen. Den Kürbis fein raspeln. Die Tomaten überbrühen, häuten und würfeln. Die Zwiebel und den Knoblauch schälen und fein hacken.

2 1 EL Butter erhitzen, die Zwiebeln und die Hälfte des Knoblauchs darin glasig dünsten. Den Spinat und den Kürbis hinzugeben und 5 Minuten mitdünsten. Vom Herd nehmen, 2 EL Parmesan untermischen, salzen und pfeffern. Die Spinat-Kürbis-Mischung auf den Schnitzeln verteilen, aufrollen und mit Zahnstochern feststecken. Die restliche Butter erhitzen, die Röllchen darin 4 Minuten von allen Seiten anbraten und beiseitestellen.

3 Den Backofen auf 180 °C (Umluft 160 °C) vorheizen. Den restlichen Knoblauch im Olivenöl andünsten, die Tomaten hinzugeben, 5 Minuten mitdünsten, salzen, pfeffern. Das Basilikum unterrühren. Alles in eine feuerfeste Form füllen und die Röllchen darauf verteilen. Im Ofen (unten) 35 Minuten backen. Mit dem restlichen Parmesan bestreuen.

Pro Person F 25 g | KH 8 g | E 60 g | 500 kcal

VARIANTEN

Dieses Gericht lässt sich je nach Geschmack sehr gut variieren. Anstelle von Putenfleisch dürfen Sie auch anderes Fleisch, etwa Schweine-, Kalb-, Hähnchen- oder Rindfleisch, verwenden. Als Füllung für die Röllchen eignen sich:
› gekochter Schinken und Käse
› Oliven, Schafskäse, Zwiebeln, Paprika und italienische Kräuter
› Pesto, Tomatenmark und Serrano-Schinken
› Baconwürfel, Zwiebelringe, saure Gurken und Hackfleisch mit Senf
› Mozzarella mit Kräutern
› Polenta, Bärlauch und Frischkäse
Sogar eine vegetarische Alternative gibt es für dieses Rezept: Verwenden Sie einfach Kohlblätter anstelle des Fleisches. Die Blätter in Salzwasser kurz blanchieren und den harten Strunk entfernen. Dann immer zwei Blätter entgegengesetzt aufeinander legen, die Füllung darauf legen und einrollen.

Hähnchencurry

Zubereitungszeit: 45 Minuten
Zutaten für 2 Personen

1 Stück frische Ingwerwurzel (daumen-
groß) | 1 kleine Zwiebel | 1 Knoblauch-
zehe | 1 Bio-Zitrone | 1 TL Currypaste
(Asialaden oder gut sortierter Super-
markt) | 2 Hühnerbrustfilets (jeweils
etwa 150 g) | 1 EL Butterschmalz |
2 EL Sojasoße | ½ Dose ungesüßte
Kokosmilch (200 g) | Salz

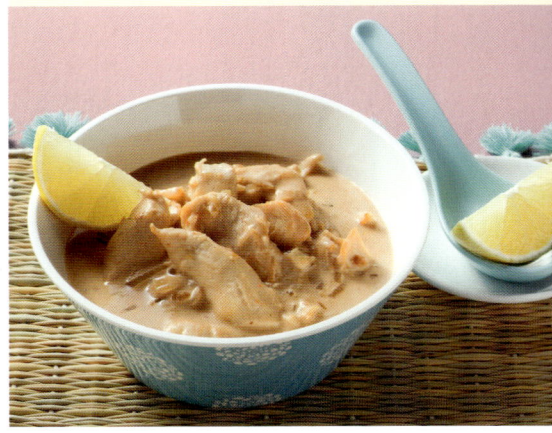

1 Den Ingwer, die Zwiebel und den
Knoblauch schälen und fein hacken. Die
Zitrone heiß abwaschen, die Hälfte der
Schale abreiben und den Saft einer
Hälfte auspressen. Alles mit der Curry-
paste verrühren.

2 Die Hühnerbrustfilets in 1 cm breite
Streifen schneiden. In einer großen
Pfanne oder im Wok das Butterschmalz
heiß werden lassen. Die Hühnerstreifen
dazugeben, rundherum scharf anbraten
und wieder herausnehmen.

3 Das Fett weggießen, einen ganz dün-
nen Film davon in der Pfanne belassen.
Die Sojasoße hinzugießen, kurz aufkö-
cheln und den Bratensatz vom Pfannen-
boden wegkratzen. Von der Kokosmilch
das oben schwimmende dicke »Sahne-
häubchen« abheben und die Hälfte davon einrühren.

4 Die Currypaste in die Pfanne rühren.
Bei schwacher Hitze 1–2 Minuten köcheln lassen, dabei die Paste immer wieder umrühren. Nach und nach die Kokosmilch angießen.

5 Den Zitronensaft untermischen, dann
das Hähnchenfleisch noch einmal in die
Pfanne geben, salzen und richtig heiß
werden lassen.

Pro Person F 9 g | KH 7 g | E 35 g | 250 kcal

WICHTIG: Achten Sie darauf, dass die Kokosmilch ungezuckert ist! Gezuckerte Kokosmilch enthält für die Low-Carb-Mahlzeit zu viele Kohlenhydrate.

CURRYGERICHTE

*Currygerichte zählen zu den klassischen
Gerichten der indischen Küche. Mit einem Hauptbestandteil wie Fleisch, Fisch,
Meeresfrüchten oder Gemüse eignen sie
sich optimal für eine Low-Carb-Mahlzeit.
Sollte Ihnen dieses Curry besser mit Rindfleisch schmecken, tauschen Sie es einfach
gegen das Hähnchenfleisch aus. In der
indischen Küche werden auch keine Kohlenhydrate wie Mehl oder Stärke zum
Binden der Soßen verwendet, sondern
Sahne, Kokosmilch oder Joghurt, aber
auch geriebene Nüsse oder Mandeln.*

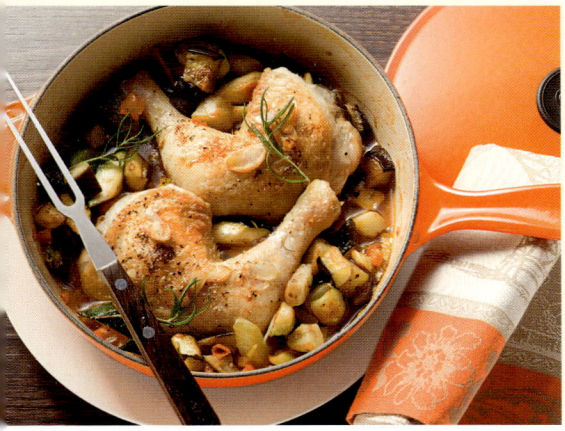 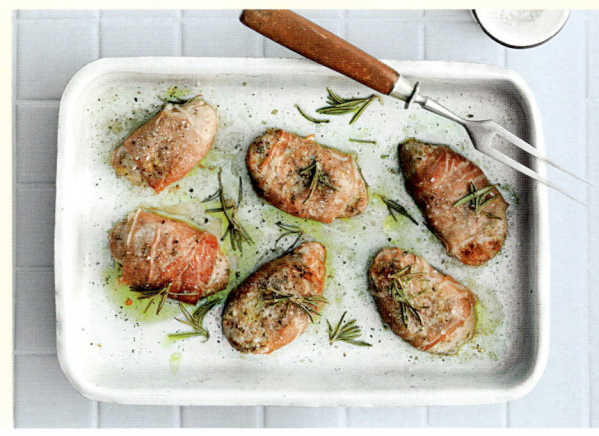

Hühnerbeine auf Gemüse

Zubereitungszeit: 30 Minuten plus
45 Minuten Garzeit
Zutaten für 2 Personen

2 Hühnerschenkel mit Rückenteil | Salz |
Pfeffer | 1 Aubergine | 1 Zucchino |
1 Stange Staudensellerie | 200 g Tomaten |
2 Zweige Rosmarin | 4 Knoblauchzehen |
1 TL Fenchelsamen | 1 EL Olivenöl

1   Den Backofen auf 180 °C (Umluft
160 °C) vorheizen. Die Hühnerschenkel
mit Salz und Pfeffer würzen.

2   Das Gemüse waschen und putzen. Die
Aubergine, Zucchino und Tomaten würfeln, den Sellerie in Scheiben schneiden.
Das zarte Grün hacken. Den Rosmarin waschen, die Nadeln abzupfen. Knoblauch
schälen und in Scheiben schneiden.

3   Alles in einer Backform mit Öl mischen,
salzen und pfeffern. Die Hühnerschenkel
darauflegen und im Backofen 45 Min. backen, die Hühnerschenkel einmal wenden.

Pro Person F 35 g | KH 7 g | E 47 g | 540 kcal

Mittelmeerröllchen

Zubereitungszeit: 30 Minuten
Zutaten für 2 Personen

250 g Schweinefilet (ersatzweise Geflü-
gelfilet) | Salz | Cayennepfeffer | 1 EL ge-
trockneter Oregano | 3 Scheiben (ca.
100 g) Serrano-Schinken | 2 EL Olivenöl

1   Backofen auf 200 °C (Umluft 180 °C)
vorheizen. Das Schweinefilet in 6 gleich
große Stücke schneiden und rundherum
mit Salz, Pfeffer und dem Oregano würzen.

2   Die Schinkenscheiben längs halbieren
und jedes Schweinefiletstück mit einem
Schinkenstreifen umwickeln.

3   Eine ofenfeste Form mit 1 EL Olivenöl
ausstreichen. Die umwickelten Fleisch-
röllchen hineinsetzen, mit dem restlichen
Olivenöl beträufeln.

4   Die Form in den Ofen (mittlere Schiene) schieben und die Röllchen ca. 15 Minuten braten. Gleich servieren.

Pro Person F 16 g | KH 0 g | E 35 g | 290 kcal

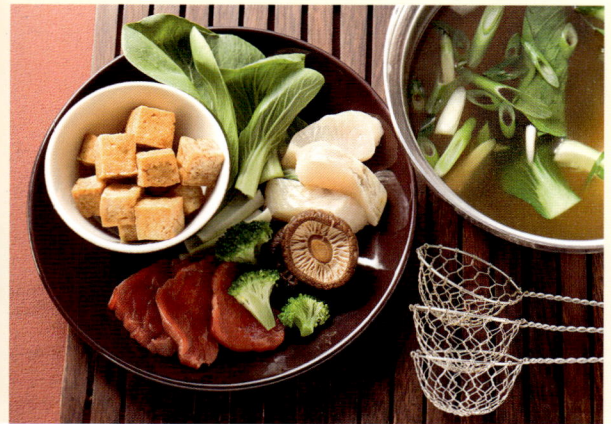

Chinesisches Fondue

Zubereitungszeit: 1½ Stunden
Zutaten für 2 Personen

6–8 getrocknete Shiitakepilze |
100 g fester Tofu | 1 EL Zitronensaft |
1 EL Öl | ½ TL gemahlener Ingwer |
1 EL Sojasoße | 1 kleiner Brokkoli (ca.
250 g) | ½ Bund Frühlingszwiebeln |
80 g Pak Choi | 150 g Zanderfilet |
150 g Rinderfilet | 1 Zwiebel | 1 Knob-
lauchzehe | 1 Stück frischer Ingwer
(ca. 5 cm) | 2–3 l Hühnerbrühe (Instant) |
2 EL Sojasoße | außerdem: Fondueset
mit Sieben

1 Die Pilze mit kochendem Wasser übergießen und 30 Minuten einweichen. Den
Backofen auf 200 °C (Umluft 180 °C) vorheizen. Den Tofu würfeln und mit dem Zitronensaft, dem Öl, dem Ingwerpulver und
der Sojasoße verrühren. Auf ein Blech geben und im heißen Ofen (mittlere Schiene) 10–15 Minuten backen, bis der Tofu
leicht gebräunt ist.

2 Inzwischen den Brokkoli putzen und in
feine Röschen teilen. Über kochendem

Wasser in einem Topf mit Dämpfeinsatz
ca. 8 Minuten dämpfen, bis der Brokkoli
knapp gar ist. Kurz mit eiskaltem Wasser
abschrecken und abtropfen lassen.

3 Die Frühlingszwiebeln waschen, putzen und schräg in Scheiben schneiden.
Den Pak Choi waschen, die Stiele entfernen und die Blätter in mundgerechte Stücke zerteilen.

4 Den Zander kalt abwaschen, trocken
tupfen und ebenfalls in mundgerechte
Stücke schneiden. Das Rinderfilet trocken
tupfen und quer zur Faser in dünne Scheiben schneiden. Die Shiitakepilze abtropfen lassen und die Stiele entfernen. Alle
vorbereiteten Zutaten auf Tellern oder in
Schälchen anrichten.

5 Die Zwiebel, den Knoblauch und den
Ingwer schälen und klein würfeln. Mit
50 ml Brühe mit dem Pürierstab oder im
Mixer fein pürieren. Die Mischung in ein
Sieb gießen und die Flüssigkeit auffangen. Die Flüssigkeit mit der restlichen
Brühe und der Sojasoße im Fonduetopf
auf dem Herd erhitzen. Auf den Rechaud
stellen und heiß halten. Die Zutaten mit
Fonduesieben in die Brühe halten und
garen oder in die Brühe geben und mit
den Sieben herausfischen.

Pro Person F 8 g | KH 2 g | E 38 g | 230 kcal

TIPP

*Dieses Gericht eignet sich besonders für
ein Abendessen mit Freunden. Ihre Gäste
werden begeistert sein und gar nicht
merken, dass Sie Ihre Ernährung umge-
stellt haben!*

BÜCHER, DIE WEITERHELFEN

Adam, O: Omega-3: Fitness durch Fische und Öle. Walter Hädecke Verlag, Weil der Stadt

Adam, O.; Lassnack, B.; Schnurr, C.; Paysen, I.: Essen und abnehmen!
Das KFZ-Prinzip fürs Büro und unterwegs. Walter Hädecke Verlag, Weil der Stadt

Adam, O.; Meier, Ch.; Schächtele, V.: KFZ-Diät. Genussvoll essen und abnehmen. Walter Hädecke Verlag, Weil der Stadt

Gesundheitsbericht des Robert-Koch-Instituts, 2007

Nestlé-Studie, 2009

Bücher aus dem Gräfe und Unzer Verlag

Aign, W.; Elmadfa, I.; Fritzsche, D.; Muskat, E.: GU Kompass Nährwerte

Burger, D.: Sofaworkout

Dusy, T.: Gemüseküche

Engelbrecht, S.: Lass los, was deinem Glück im Weg steht

Frädrich, Dr. S.: Die einfachste Diät der Welt

Lange, E.; Trunz-Carlisi, E.: Die 50 besten GU Tipps. Schlankmacher

Matthaei, B.: 99 federleichte Rezepte für jeden Tag

Proebst, M.: Leichte Salate für unterwegs

Trischberger, C.: Vegetarische Brotaufstriche

Trunz-Carlisi, E.; Lange, E.: Die 50 besten GU Tipps. Straffe Formen

Vormann, J.; Wiedemann, C.: Der Lebensmittel IQ

Wacker, S.: Basenfasten

Wolf, D.: Übergewicht und seine seelischen Ursachen

ADRESSEN UND LINKS, DIE WEITERHELFEN

Deutsche Gesellschaft für Ernährung e.V.
Godesberger Allee 18, 53175 Bonn
www.dge.de

Österreichische Gesellschaft für Ernährung
Zimmermanngasse 3, A-1090 Wien
www.oege.at

Schweizerische Gesellschaft für Ernährung
Schwarztorstr. 87, Postfach 8333
CH-3001 Bern
www.sge-ssn.ch

www.kfzdiaet.de

IMPRESSUM

© 2010 GRÄFE UND UNZER VERLAG GmbH, München
Alle Rechte vorbehalten. Nachdruck, auch auszugsweise, sowie Verbreitung durch Bild, Funk, Fernsehen und Internet, durch fotomechanische Wiedergabe, Tonträger und Datenverarbeitungssysteme jeder Art nur mit schriftlicher Genehmigung des Verlages.

Projektleitung: Sarah Schocke
Lektorat: Irmela Sommer
Layout, Typographie und Umschlaggestaltung: independent Medien-Design, Horst Moser, München
Herstellung: Claudia Labahn
Satz: Liebl Satz+Grafik, Emmering
Reproduktion: Wahl Media GmbH, München
Druck und Bindung: Druckhaus Kaufmann, Lahr

ISBN 978-3-8338-1866-0

1. Auflage 2010

Syndication:
www.jalag-syndication.de

Die GU-Homepage finden Sie im Internet unter www.gu.de

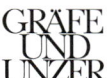

Bildnachweis

Rezepte: Eising Foodphotography/Martina Görlach
Weitere Fotos: Corbis: S. 28, S. 86, S. 93, S. 121; GU: Fotos mit Geschmack: S. 135, S. 140; Getty: S. 25, S. 32, S. 48, S. 50, S. 58, S. 85, S. 115; GU: Barbara Bonisolli: S. 141; GU: Maike Jessen: S. 144; Jump: S. 3, S. 6, S. 19, S. 27; Masterfile: S. 113; Mauritius images: S. 3, S. 124; Plainpicture: S. 4, S. 10, S. 15, S. 62, S. 71, S. 72, S. 79, S. 90, S. 110, S. 138; GU: Jörn Rynio: S. 132, S. 145, S. 163; Stockfood: S. 41, S. 45, S. 54, S. 68, S. 101, S. 105, S. 106, S. 123, S. 126, S. 152, Klappe (li. mitte, re. oben); GU: Studio L'Eveque: S. 131 (re.), S. 155; Ullstein Bild: S. 20, S. 97; Vario Images: S. 16; GU: Michael Wissing: S. 169

Illustrationen

Oliver Melzer S. 116,
Detlef Seidensticker S. 39

Umwelthinweis

Dieses Buch wurde auf chlorfrei gebleichtem Papier gedruckt. Um Rohstoffe zu sparen, haben wir auf Folienverpackung verzichtet.

Wichtiger Hinweis

Die Gedanken, Methoden und Anregungen in diesem Buch stellen die Meinung bzw. Erfahrung der Verfasser dar. Sie wurden von den Autoren nach bestem Wissen erstellt und mit größtmöglicher Sorgfalt geprüft. Sie ersetzen jedoch nicht die ärztliche Beratung bzw. Therapie. Weder Autoren noch Verlag können für eventuelle Nachteile oder Schäden, die aus den im Buch gegebenen praktischen Hinweisen resultieren, eine Haftung übernehmen.

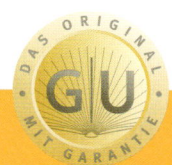

Unsere Garantie

Alle Informationen in diesem Ratgeber sind sorgfältig und gewissenhaft geprüft. Sollte dennoch einmal ein Fehler enthalten sein, schicken Sie uns das Buch mit dem entsprechenden Hinweis an unseren Leserservice zurück. Wir tauschen Ihnen den GU-Ratgeber gegen einen anderen zum gleichen oder ähnlichen Thema um.

Liebe Leserin und lieber Leser,

wir freuen uns, dass Sie sich für ein GU-Buch entschieden haben. Mit Ihrem Kauf setzen Sie auf die Qualität, Kompetenz und Aktualität unserer Ratgeber. Dafür sagen wir Danke! Wir wollen als führender Ratgeberverlag noch besser werden. Daher ist uns Ihre Meinung wichtig. Bitte senden Sie uns Ihre Anregungen, Ihre Kritik oder Ihr Lob zu unseren Büchern. Haben Sie Fragen oder benötigen Sie weiteren Rat zum Thema? Wir freuen uns auf Ihre Nachricht!

Wir sind für Sie da!
Montag – Donnerstag:
8.00 – 18.00 Uhr;
Freitag: 8.00 – 16.00 Uhr
Tel.: 0180-5 00 50 54* *(0,14 €/Min. aus
Fax: 0180-5 01 20 54* dem dt. Festnetz/ Mobilfunkpreise
E-Mail: können abweichen.)
leserservice@graefe-und-unzer.de

P.S.: Wollen Sie noch mehr Aktuelles von GU wissen, dann abonnieren Sie doch unseren kostenlosen GU-Online-Newsletter und/oder unsere kostenlosen Kundenmagazine.

GRÄFE UND UNZER VERLAG
Leserservice
Postfach 86 03 13
81630 München

WIE GEHT ES NACH DEM ABNEHMEN WEITER?

Waren Sie beim Abnehmen erfolgreich und haben Ihr Wunschgewicht erreicht? Na, dann: Herzlichen Glückwunsch! Jetzt gilt es, den Erfolg zu halten.

Der sicherste Weg ist die Beibehaltung der Trennung von Kohlenhydraten und Fett. Dies verhindert zuverlässig, dass Sie zunehmen. Zudem ernähren Sie sich damit vollwertig, gesund und stoffwechselgerecht.

Ab jetzt sind wieder Kompromisse beim Essen erlaubt, denn Sie wollen ja nicht weiter abnehmen, sondern »nur« Ihr Gewicht halten. Probieren Sie deshalb aus, wie viel Fett und Kohlenhydrate Sie zusammen essen können, ohne wieder zuzunehmen. Dafür müssen Sie sich regelmäßig wiegen. Schlägt der Zeiger der Waage plötzlich wieder stärker nach rechts aus, reduzieren Sie die Fettmenge etwas, bis Sie Ihr Gewicht halten. Für jeden Einzelnen gilt hier sein persönliches Maß. Je nachdem, wie ausgeprägt Ihre Neigung zur Fettspeicherung ist, können Sie sich beispielsweise mehr oder weniger Butter auf dem Frühstücksbrot erlauben.

Wenn Sie im Restaurant essen, wählen sie eine Low-Carb-Mahlzeit. Genießen Sie Ihr Steak oder Ihren Fisch, halten Sie sich dafür bei den Beilagen wie Brot, Kartoffeln, Reis und Nudeln zurück. Bestellen Sie sich stattdessen noch eine Portion Gemüse oder Salat und essen sich daran richtig satt.

Kleine Rückschläge sind normal. Sollten Sie wieder in Ihre alten Essgewohnheiten verfallen, tun Sie dies mit Genuss und ohne Schuldgefühle, aber nur für einen Tag oder höchstens zwei! Danach sollten Sie sich wieder an Ihren neuen Speiseplan halten, um Ihren Erfolg nicht zu gefährden.

Wiegen Sie sich regelmäßig. Wann immer Sie merken, dass Sie erneut zunehmen, achten Sie für einige Zeit besonders genau auf die Trennung von Fetten und Kohlenhydraten, bis das Gewicht wieder stimmt. Auf diese Weise erreichen Sie sicher Ihr Ziel: Ihr Wunschgewicht auf Lebenszeit.